北京中医药大学特色教材

# 护理学实验教程

（供护理学专业用）

主　编　苏春香　邓寒羽

全国百佳图书出版单位

中国中医药出版社

·北　京·

**图书在版编目（CIP）数据**

护理学实验教程 / 苏春香，邓寒羽主编. -- 北京：
中国中医药出版社，2025. 3. --（北京中医药大学特色
教材）.
ISBN 978-7-5132-9400-3

Ⅰ. R47-33

中国国家版本馆 CIP 数据核字第 20251A9F57 号

**中国中医药出版社出版**

北京经济技术开发区科创十三街 31 号院二区 8 号楼
邮政编码　100176
传真　010-64405721
三河市同力彩印有限公司印刷
各地新华书店经销

开本 787×1092　1/16　印张 13.75　字数 318 千字
2025 年 3 月第 1 版　2025 年 3 月第 1 次印刷
书号　ISBN 978-7-5132-9400-3

定价　58.00 元

网址　www.cptcm.com

**服 务 热 线　010-64405510**
**购 书 热 线　010-89535836**
**维 权 打 假　010-64405753**

**微信服务号　zgzyycbs**
**微商城网址　https://kdt.im/LIdUGr**
**官 方 微 博　http://e.weibo.com/cptcm**
**天猫旗舰店网址　https://zgzyycbs.tmall.com**

如有印装质量问题请与本社出版部联系（010-64405510）

# 北京中医药大学特色教材

## 《护理学实验教程》编委会

# 前　言

　　为进一步深化教育教学综合改革，依托学校一流学科和一流专业的优势与特色，全面推进适应国家发展战略需求，建设信息技术与教育教学深度融合、多种介质综合运用、表现力丰富的新形态高水平教材，北京中医药大学启动了"特色教材建设项目"。

　　本套特色教材以习近平新时代中国特色社会主义思想为指导，紧密结合高等教育发展和教育教学改革的新形势，按照"立德树人、以文化人"的宗旨，将教材建设与教学、科研相结合，以我校专业建设、课程建设、教育教学改革成果为依托，力争建设一批体现中国立场、中国智慧、中国价值及中医药优秀文化，符合我校人才培养目标和培养模式，代表我校学术水平的高质量精品教材，充分发挥教材在提高人才培养质量中的基础性作用。

　　本套特色教材从最初的立项到书稿的形成都遵循着质量第一、特色突出的原则。每一个申请项目都经过学校教学指导委员会初选，再由校内外专家组成评审委员会对入围项目进行评审，教材书稿形成后又由校内外专家进行审读，严把质量关。根据教学需要，先期推出十余本特色教材，内容涵盖中医学、中药学、中西医临床医学、针灸推拿学、护理学等专业，既有理论阐述，又有临床实践及实验操作。本套特色教材在编写过程中适度融入了课程思政的内容，并在融合出版方面进行了适当探索。

　　本套特色教材的建设凝聚了北京中医药大学多位中医药行业高等教育工作者的集体智慧，体现了他们齐心协力、求真务实、精益求精的工作作风。谨此向全体组织人员和编写人员致以衷心的感谢。尽管所有组织者与编写者竭尽心智，精益求精，本套特色教材仍有进一步提升的空间，敬请广大师生提出宝贵意见和建议，以便不断修订完善。

北京中医药大学

2023 年 11 月

# 编写说明

　　《护理学实验教程》为北京中医药大学特色教材之一。本教材在编写过程中，以"应用性、创新性"为度，以"突出技能，注重人文"为原则，以岗位胜任力和综合素质培养为核心，通过综合型实验项目，将技能操作和临床实践紧密结合，全面提高学生的实践能力和临床思维能力。致力于培养专业知识、实践能力、职业素养"三位一体"的护理应用型人才。

　　本教材共分11章，分别从基础护理学、专科护理学、中医护理学3个方面介绍了《护理学基础》《内科护理学》《外科护理学》《中医护理学基础》等11门课程的74项基础型实验教学项目，同时精心设计、编写了18项综合型实验项目。每项实验按学习目标、实验安排、操作前准备、操作步骤的顺序进行编写，且针对每一项操作编写了考核评价标准。

　　本教材内容全面、结构严谨、形式新颖、实用性强，增加了综合型实验项目，将中医与西医护理实验进行有机融合，以此培养学生的分析判断能力、临床思维能力和解决实际问题的能力，有助于开拓实验思路，丰富实验教学手段。

　　本教材的编写分工如下：第一章由苏春香、杨晓玮、王艳华、孙瑞阳、孙颖、张淑萍编写；第二章由金宁宁编写；第三章由乔雪编写；第四章由张淑萍编写；第五章由刘宇编写；第六章由岳树锦、郭红、刘红霞编写；第七章由邓寒羽、侯小妮编写；第八章由段红梅、张大华编写；第九章由刘宇编写；第十章由王惠峰编写；第十一章由马雪玲、王黎、姜婧、李艳琳、于春光、陈岩编写。

　　本教材供全国高等中医药院校护理学专业的学生和教师使用，同时也可作为中医医院临床护士自学、培训或考核的参考用书。

　　本教材在编写过程中，参考、借鉴了有关教材，在此谨向作者们致以诚挚的谢意。

　　本教材由北京中医药大学护理学院的一线教师和临床护理专家共同协作编写。限于编者的能力和水平，书中不妥之处在所难免，恳请广大师生、读者和护理学界同仁提出宝贵意见，以期日臻完善。

《护理学实验教程》编委会

2024 年 10 月

# 目　录

# 第一章　护理学基础 ▷▷▷▷

## 第一节　基础型实验教学项目

### 一、铺床法

【学习目标】

1.能正确陈述各种铺床法的目的。

2.能正确运用铺床方法为新患者、暂时离床患者、麻醉手术后患者或长期卧床患者准备安全、整洁、舒适的床单位。

3.在铺床过程中，能正确运用人体力学原理，减轻护士工作中力的付出，提高工作效率。

【实验安排】

**1.学时**　6学时，其中备用床、暂空床2学时，麻醉床、卧床患者更换床单位2学时，铺床法综合练习与考核2学时。

**2.学习方法**　讲授法、观看操作视频、示教、模拟练习。

**3.考核方式**　小组合作式课堂考核。

（1）将学生分成若干组，每组3人。

（2）考核小组成员随机抽取各自所需扮演的角色（护士、患者和评价者）。

（3）抽到护士角色的学生从4种床的铺床法（备用床、暂空床、麻醉床和卧床患者更换床单位）中随机抽取一种。

（4）学生实施铺床法。

（5）操作结束后，扮演评价者的学生对整个操作过程进行评价，扮演护士和患者的学生可以进行补充。

（6）教师根据护理技术操作的评分标准进行打分并进行现场点评。

### （一）备用床

【操作前准备】

**1.环境准备**　清洁，通风；无患者接受治疗或进餐。

**2.护士准备**　衣帽整洁，洗手，戴口罩。

**3.用物准备**

（1）基础用物　床、床旁桌、床旁椅、床垫、床褥、枕芯、棉胎（或毛毯）。

（2）清洁用物　治疗车上层：清洁大单、被套、枕套、床刷、湿毛巾套；治疗车下层：盛有消毒液的小桶或盆。

【操作步骤】

**1. 放置用物**　将治疗车推至床尾，按使用顺序备好用物（大单、被套、棉胎、枕套、枕芯），置于床尾。

**2. 移床旁桌椅**　移开床旁桌距床头约 20cm，移床旁椅至床尾正中，距床 15cm，将用物置于椅上。

**3. 翻褥扫褥**　翻转棉褥，平铺于床垫上，将床刷塞进湿毛巾套内，从床头至床尾扫床。

**4. 铺大单**（先床头，后床尾；先近侧，后对侧）

（1）正确放置大单　将床褥十字交叉分成四等份，大单置于第四象限，依次打开大单，正面向上，大单中线和床的中线对齐。

（2）先铺近侧床头　一手托起床垫，另一手将大单折入床垫下。在距床头约 30cm 处提起大单边缘，使其同床沿垂直，呈等边梯形。以床垫上下沿为界，上下各为一个三角形，先将下半三角形平整地折于床垫下，再捏住上半三角形床沿处大单，并将其拉下，另一手协助折成直角，将垂下部分的大单折于床垫下。

（3）再铺床尾　至床尾拉紧大单，同法铺好床尾床角。

（4）塞紧中间　拉紧大单中部边缘，双手将大单平整地塞入床垫下。

（5）铺对侧大单　转至对侧，同法铺好大单。

**5. 套被套**

（1）正确放置被套　将折叠好的被套齐床头和床的竖轴线放置，依次展开，被套中线与床中线对齐。

（2）打开被套尾部开口端　将被套尾部开口端的上层打开至 1/3 处，再将"S"折叠的棉胎放在被尾端的开口处。

（3）展开棉胎　一手拉棉胎上缘，另一手协助将棉胎送至被套封口端，将竖折的棉胎先对侧后近侧铺开，与被套平齐，对好两角。到床尾逐层拉平被套和棉胎，系好被套系带。

（4）折成被筒，塞于床垫下　将套好的棉被两侧边缘向内折叠与床沿平齐（先对侧后近侧），铺成被筒。转至床尾，下拉盖被使其上缘距离床头 15cm，将被筒尾端平整地折于床垫下。

**6. 套枕套**　将枕套套于枕芯上，四角充实，横放于床头中央，开口背门。

**7. 移回桌椅**　将床头桌及床旁椅移回原位。

**8. 整理用物、洗手**

---

**拓展阅读**

　　**大单折叠方法**　以床头（或操作者）为主；大单正面朝上，左手→右手，右手→左手；床头→床尾；床尾→床头。

被套折叠方法　以床头（或操作者）为主；被套正面在外，左手→右手，右手→左手；床尾→床头；床尾→床头。

棉胎"S"折叠方法　将棉胎或毛毯竖折两折成三等份，对侧1/3在上，再"S"形横折三折备用。

卷筒式　将被套正面向内平铺于床上，开口端向床尾。将棉胎平铺于被套上，上缘与被套封口边齐，将棉胎同被套上层一起从床尾至床头，从开口外翻转，拉平，系好被套系带。按"S"形折成被筒。

【考核评价】
铺备用床操作考核评价见表1–1。

表1–1　铺备用床操作考核评价表

| 项目 | 项目总分 | 要求 | 标准分 | 扣分 | 说明 |
|------|---------|------|--------|------|------|
| 素质要求 | 5 | 服装、鞋帽整洁 | 3 | | |
| | | 仪表大方、举止端庄 | 2 | | |
| 操作准备 | 10 | 剪短指甲，洗手，戴口罩 | 3 | | *用物每多一项或少一项均扣2分，最多扣5分 |
| | | 备齐用物，折叠正确，放置合理* | 5 | | |
| | | 环境整洁，无患者进餐或进行治疗 | 2 | | |
| 铺大单 | 30 | 移开床旁桌椅 | 2 | | |
| | | 用物移至椅上 | 2 | | |
| | | 翻转棉褥 | 2 | | |
| | | 扫床方法正确，床刷用后处理正确 | 2 | | |
| | | 大单放置正确（反正面、位置等） | 3 | | |
| | | 中线正（＜3cm扣1分，＞5cm该项无分） | 4 | | |
| | | 铺单顺序、手法正确，床头床尾包紧 | 5 | | |
| | | 床角包法整齐、美观（每角2分） | 8 | | |
| | | 外观平整、美观 | 2 | | |
| 套被套 | 25 | 被套放置、展开正确 | 3 | | |
| | | 棉胎折叠、放置、打开方法正确 | 2 | | |
| | | 棉被套好后内外无皱褶 | 4 | | |
| | | 被头端不虚边（＜3cm扣1分，＞5cm该项无分） | 4 | | |
| | | 系好被尾带子 | 2 | | |
| | | 两侧被筒折叠对称，中线正 | 2 | | |
| | | 两侧被筒齐床沿 | 2 | | |
| | | 被头距床头适宜（15cm） | 2 | | |
| | | 被尾整齐 | 2 | | |
| | | 外观平整、美观 | 2 | | |
| 套枕套 | 5 | 两角充实、中线正、外观美 | 3 | | |
| | | 枕头开口背门放置 | 2 | | |
| 操作后处理 | 5 | 床旁桌椅放置适宜 | 2 | | |
| | | 用后物品处理正确 | 2 | | |
| | | 洗手 | 1 | | |

续表

| 项目 | 项目总分 | 要求 | 标准分 | 扣分 | 说明 |
|------|---------|------|--------|------|------|
| 效果评价 | 10 | 准备用物时间＜5分钟<br>操作熟练<br>动作轻巧、准确、稳重、节力 | 1<br>5<br>4 | | |
| 评价者表现 | 10 | 评价者思路清晰，内容正确、完整 | 10 | | |
| 总分 | 100 | | 100 | | |

考核者：＿＿＿＿＿＿＿　　　　　　　　　　考核时间：＿＿＿年＿＿＿月＿＿＿日

## （二）暂空床

**【操作前准备】**

**1. 环境准备**　清洁，通风；无患者接受治疗或进餐。

**2. 护士准备**　衣帽整洁，洗手，戴口罩。

**3. 用物准备**　同备用床，必要时备橡胶单和中单。

**【操作步骤】**

**1. 放置用物**　同备用床法。

**2. 移开床旁桌椅**　同备用床法。

**3. 翻褥扫褥**　同备用床法。

**4. 铺大单**　同备用床法。

**5. 套被套、折成被筒、塞于床尾垫下**　同备用床法。

**6. 套枕套**　同备用床法。

**7. 盖被四折于床尾**　两手握住被头两侧折叠处向后拉，大约至被尾（1/2）向回折，再握住盖被 1/4 处向被尾内折，整理平整。必要时铺橡胶单和中单，胶单、中单上缘距床头 45~55cm，中线与床中线对齐，将两单边缘下垂部分平整地塞入床垫下。

**8. 移回桌椅**　同备用床法。

**9. 整理用物、洗手**

**【考核评价】**

铺暂空床操作考核评价见表 1-2。

表 1-2　铺暂空床操作考核评价表

| 项目 | 项目总分 | 要求 | 标准分 | 扣分 | 说明 |
|------|---------|------|--------|------|------|
| 素质要求 | 5 | 服装、鞋帽整洁<br>仪表大方，举止端庄 | 3<br>2 | | |
| 操作准备 | 10 | 剪短指甲，洗手，戴口罩<br>备齐用物，折叠正确，放置合理 *<br>环境整洁，无患者进餐或进行治疗 | 3<br>5<br>2 | | *用物每多一项或少一项均扣2分，最多扣5分 |

续表

| 项目 | 项目总分 | 要求 | 标准分 | 扣分 | 说明 |
|---|---|---|---|---|---|
| 铺大单 | 30 | 移开床旁桌椅 | 2 | | |
| | | 用物移至椅上 | 2 | | |
| | | 翻转棉褥 | 2 | | |
| | | 扫床方法正确，床刷用后处理正确 | 2 | | |
| | | 大单放置正确（反正面、位置等） | 3 | | |
| | | 中线正（＜3cm扣1分，＞5cm该项无分） | 4 | | |
| | | 铺单顺序、手法正确，床头床尾包紧 | 5 | | |
| | | 床角包法整齐、美观（每角2分） | 8 | | |
| | | 外观平整、美观 | 2 | | |
| 套被套 | 25 | 被套放置、展开正确 | 3 | | |
| | | 棉胎折叠、放置、打开方法正确 | 2 | | |
| | | 棉被套好后内外无皱褶 | 4 | | |
| | | 被头端不虚边（＜3cm扣1分，＞5cm该项无分） | 4 | | |
| | | 系好被尾带子 | 2 | | |
| | | 两侧被筒折叠对称，中线正 | 2 | | |
| | | 两侧被筒齐床沿 | 2 | | |
| | | 被头距床头适宜（15cm） | 2 | | |
| | | 盖被扇形折于床尾方法正确、整齐 | 2 | | |
| | | 外观平整、美观 | 2 | | |
| 套枕套 | 5 | 两角充实、中线正、外观美 | 3 | | |
| | | 枕头开口背门放置 | 2 | | |
| 操作后处理 | 5 | 床旁桌椅放置适宜 | 2 | | |
| | | 用后物品处理正确 | 2 | | |
| | | 洗手 | 1 | | |
| 效果评价 | 10 | 准备用物时间＜5分钟 | 1 | | |
| | | 操作熟练 | 5 | | |
| | | 动作轻巧、准确、稳重、节力 | 4 | | |
| 评价者表现 | 10 | 评价者思路清晰，内容正确、完整 | 10 | | |
| 总分 | 100 | | 100 | | |

考核者：_____　　　　　　　　考核时间：___年___月___日

## （三）麻醉床

【操作前准备】

**1. 环境准备**　清洁，通风；无患者接受治疗或进餐。

**2. 护士准备**　衣帽整洁，洗手，戴口罩。

**3. 用物准备**

（1）基础用物　床、床旁桌、床旁椅、床垫、床褥、枕芯、棉胎（或毛毯）。

（2）清洁用物　治疗车上层：清洁大单、被套、枕套、床刷、湿毛巾套、橡胶单两条、中单两条、麻醉护理盘；治疗车下层：盛有消毒液的小桶或盆。

**4. 按需另备**　输液架，必要时备吸痰器、胃肠减压器、氧气、热水袋、毛毯。

**5. 麻醉护理盘内准备**　无菌巾内放压舌板、开口器、舌钳、牙垫、通气导管、治疗碗、镊子、输氧导管、吸痰导管、棉签、纱布数块。无菌巾外置血压计、听诊器、治疗巾、弯盘、胶布、手电筒、别针两枚、护理记录单、笔等。

【操作步骤】

**1. 放置用物**　将治疗车推至床尾左侧，按使用顺序备好用物，置于床尾。

**2. 移开床旁桌椅**　移开床旁桌，距床头约 20cm，移床旁椅至床尾正中，距床 15cm，将用物置于椅上。

**3. 翻褥、扫褥**　翻转棉褥，平铺于床垫上，将床刷塞进湿毛巾套内，自床头至床尾扫床。

**4. 铺大单**

（1）打开大单，铺好一侧（方法同备用床）。

（2）将一橡胶单和中单分别对好中线，铺在床中部，上缘距床头 45~55cm，床沿下垂部分平整地塞入床垫下。

（3）为了防止呕吐物污染棉褥，将另一橡胶单和中单分别对好中线，上端与床头齐，下端压在中部橡胶单和中单上，边缘平整地塞入床垫下。

（4）转至对侧，按同法逐层铺好大单、橡胶单和中单。

**5. 套被套**　同备用床法。

**6. 盖被三折于床的一侧**　将棉被对侧边缘向内反折与床沿齐，被尾向内折叠与床尾齐，拉起近侧被子边缘纵向折叠三折于对侧床边，开口向着门。

**7. 套枕套**　套好枕套，将枕头横立于床头，以防患者躁动时，头部碰撞床栏而受伤。

**8. 移回桌椅**　移回床旁桌椅，将麻醉护理盘放于床旁桌上，放好其他用物。必要时增加热水袋和毛毯。

**9. 整理用物、洗手**

【考核评价】

铺麻醉床操作考核评价见表 1-3。

表 1-3　铺麻醉床操作考核评价表

| 项目 | 项目总分 | 要求 | 标准分 | 扣分 | 说明 |
|---|---|---|---|---|---|
| 素质要求 | 5 | 服装、鞋帽整洁<br>仪表大方、举止端庄 | 3<br>2 | | |
| 操作准备 | 10 | 剪短指甲，洗手，戴好口罩<br>备齐用物，折叠正确，放置合理*<br>环境整洁，无患者进餐或进行治疗 | 3<br>5<br>2 | | *用物每多一项或少一项均扣 2分，最多扣 5分 |

| 项目 | 项目总分 | 要求 | 标准分 | 扣分 | 说明 |
|---|---|---|---|---|---|
| 铺大单 | 30 | 移开床旁桌椅 | 2 | | |
| | | 用物移至椅上 | 1 | | |
| | | 翻转棉褥 | 2 | | |
| | | 扫床方法正确，床刷用后处理正确 | 2 | | |
| | | 大单放置正确（反正面、位置等） | 2 | | |
| | | 中线正（＜3cm扣1分，＞5cm该项无分） | 4 | | |
| | | 铺单顺序、手法正确，床头床尾包紧 | 5 | | |
| | | 床角包法整齐、美观（每角2分） | 8 | | |
| | | 中单、胶单放置正确（距床头45~55cm） | 2 | | |
| | | 中单、胶单打开、铺法正确 | 2 | | |
| 套被套 | 25 | 被套放置、展开正确 | 3 | | |
| | | 棉胎折叠、放置、打开方法正确 | 2 | | |
| | | 棉被套好后内外无皱褶 | 4 | | |
| | | 被头端不虚边（＜3cm扣1分，＞5cm该项无分） | 4 | | |
| | | 系好被尾带子 | 2 | | |
| | | 对侧被筒齐床沿 | 2 | | |
| | | 被头距床头适宜（15cm） | 2 | | |
| | | 被尾整齐 | 2 | | |
| | | 近侧被子纵向折于对侧方法正确、整齐 | 2 | | |
| | | 外观平整、紧绷、美观 | 2 | | |
| 套枕套 | 5 | 两角充实、中线正、外观美 | 3 | | |
| | | 枕头横立于床头、开口背门放置 | 2 | | |
| 操作后处理 | 5 | 床旁桌椅、麻醉护理盘等放置适宜 | 2 | | |
| | | 用后物品处理正确 | 2 | | |
| | | 洗手 | 1 | | |
| 效果评价 | 10 | 准备用物时间＜5分钟 | 1 | | |
| | | 操作熟练 | 5 | | |
| | | 动作轻巧、准确、稳重、节力 | 4 | | |
| 评价者表现 | 10 | 评价者思路清晰，内容正确、完整 | 10 | | |
| 总分 | 100 | | 100 | | |

考核者：＿＿＿＿＿＿＿　　　　　　　　　　　　考核时间：＿＿＿年＿＿＿月＿＿＿日

## （四）卧床患者更换床单法

### 【操作前准备】

**1.评估患者并解释**

（1）解释　向患者及家属解释更换床单的目的、操作方法、注意事项和配合要点。

（2）评估　患者的年龄、病情、意识状态、活动能力、配合程度。

**2.患者准备**　患者病情稳定，了解该操作目的、方法、注意事项及配合要点。

**3.环境准备**　清洁，通风；无患者接受治疗或进餐。

**4. 护士准备**　衣帽整洁，洗手，戴口罩。

**5. 用物准备**

（1）基础用物　床、床旁桌、床旁椅、床垫、床褥、枕芯、棉胎（或毛毯）。

（2）清洁用物　治疗车上层：清洁大单、被套、中单、枕套、床刷、湿毛巾套，必要时备清洁衣裤；治疗车下层：盛有消毒液的小桶或盆。

【操作步骤】

**1. 核对**　携用物至患者床旁，核对患者床号、姓名、腕带。

**2. 放平床头和膝下支架**

**3. 移开床旁桌椅**

**4. 协助患者侧卧于对侧**　松开床尾盖被，枕头移向对侧，协助患者翻身侧卧在对侧床边。必要时将对侧床档放好或另一位护士协助保护患者，以防坠床。对于骨折、牵引或有引流管的患者，应加以保护，防止损伤、扭曲引流管或脱管。

**5. 湿扫近侧胶单、棉褥**　松开近侧各层被单，将中单卷入患者身下，扫净橡胶单，搭于患者身上，再将大单卷入患者身下，扫净棉褥上的渣屑，用后的床刷干净面朝下置于床尾椅上。

**6. 更换近侧床单、中单**　将清洁大单的中线与床的中线对齐，对侧一半塞于患者身下；近侧的一半大单，自床头、床尾先后折成直角，中间展平、拉紧塞于床垫下。放下橡胶中单，铺上清洁中单，中线与床中线对齐展开，对侧一半塞于患者身下，近侧中单连同橡胶中单一同塞于床垫下。

**7. 协助患者侧卧于近侧**　放好近侧床档或保护患者的护士转至近侧，协助患者平卧，枕头移向近侧，协助患者侧卧于铺好床单的一侧。

**8. 湿扫对侧胶单、棉褥**　操作的护士转至对侧，拉下床档，将污染中单卷至床尾，放于治疗车下层（或污衣袋中），扫净橡胶中单，搭于患者身上，然后将污染大单卷至床尾，放在治疗车下层（或污衣袋中），扫净棉褥上的渣屑，摘掉毛巾套放入车下桶内，床刷放于治疗车上层。

**9. 更换对侧床单、中单**　按顺序将大单、橡胶单、中单逐层拉平，铺好。枕头移向床正中，协助患者躺平。

**10. 撤出被胎**　松开被筒，解开被尾带子，在被套内将被胎纵向三折后再"S"形折叠，撤出被胎，放在床尾椅上。

**11. 更换被套**　将清洁被套铺于旧被套上，撑开被尾开口处，将被胎放入，套好被套，系好被尾带子。撤去污被套放在治疗车下层（或污衣袋中）。将被子叠成被筒，折好被尾（塞于脚下或床垫下）。

**12. 更换枕套**　一只手托起患者头部，另一只手迅速将枕头取出，更换枕套，协助患者枕好，取舒适卧位。

**13. 移回桌椅**　移回床旁桌椅，与患者进行必要的交流和健康教育。根据病情或患者的要求摇高床头和膝下支架。

**14. 整理用物、洗手**　处理污物，洗手。

【考核评价】

卧床患者更换床单操作考核评价见表 1–4。

表 1–4　卧床患者更换床单操作考核评价表

| 项目 | 项目总分 | 要求 | 标准分 | 扣分 | 说明 |
|---|---|---|---|---|---|
| 素质要求 | 5 | 服装、鞋帽整洁 | 3 | | |
| | | 举止端庄、态度和蔼 | 2 | | |
| 操作准备 | 10 | 核对（床号、姓名、腕带），评估患者（病情、意识、心理合作程度），解释（操作目的、配合方法） | 5 | | *用物每多一项或少一项均扣2分，最多扣6分 |
| | | 剪短指甲，洗手，戴好口罩 | 2 | | |
| | | 备齐用物，折叠正确，放置合理* | 2 | | |
| | | 环境整洁，无患者进餐或进行治疗 | 1 | | |
| 铺大单 | 30 | 移开床旁桌椅 | 2 | | |
| | | 松开被尾后，移枕，移动患者方法正确 | 2 | | |
| | | 动作轻，注意保护患者安全 | 3 | | |
| | | 松开大单，扫床方法正确，床刷用后处理正确 | 2 | | |
| | | 大单放置正确（反正面、位置等） | 2 | | |
| | | 中线正（＜3cm 扣 1 分，＞5cm 该项无分） | 3 | | |
| | | 铺单顺序、手法正确，床头床尾包紧 | 3 | | |
| | | 床角包法整齐、美观（每角 2 分） | 8 | | |
| | | 中单、胶单打开、铺法正确 | 3 | | |
| | | 污单取出方法及处理正确 | 2 | | |
| 套被套 | 25 | 被套放置、展开正确 | 3 | | *被头虚边＜ 3cm 扣 1 分，＞ 5cm 该项无分 |
| | | 棉胎折叠、放置、打开方法正确 | 2 | | |
| | | 棉被套好后内外无皱褶 | 4 | | |
| | | 被头端不虚边* | 4 | | |
| | | 系好被尾带子 | 2 | | |
| | | 两侧被筒齐床沿 | 2 | | |
| | | 被头距床头适宜（15cm） | 2 | | |
| | | 污被套适时撤出，方法正确 | 2 | | |
| | | 关心患者，注意沟通和保暖 | 4 | | |
| 套枕套 | 5 | 两角充实、中线正、外观美 | 2 | | |
| | | 撤出、放回枕头方法正确，患者无不适 | 2 | | |
| | | 开口背门放置 | 1 | | |
| 操作后处理 | 5 | 床旁桌椅放置适宜 | 2 | | |
| | | 用后物品处理正确 | 2 | | |
| | | 洗手 | 1 | | |
| 效果评价 | 10 | 准备用物时间＜ 5 分钟 | 1 | | |
| | | 操作熟练 | 5 | | |
| | | 动作轻巧、准确、稳重、节力 | 4 | | |
| 评价者表现 | 10 | 评价者思路清晰，内容正确、完整 | 10 | | |
| 总分 | 100 | | 100 | | |

考核者：＿＿＿＿＿＿＿＿＿　　　　　　考核时间：＿＿＿年＿＿＿月＿＿＿日

## 二、无菌技术操作

【学习目标】

1.能描述无菌技术操作原则。

2.能遵循无菌技术操作原则完成无菌技术基本操作（包括无菌包、无菌持物钳、无菌容器的使用方法，倒取无菌溶液法，无菌盘的准备和戴脱无菌手套法）。

【实验安排】

**1.学时**　6学时，其中无菌技术操作练习4学时，无菌技术操作考核2学时。

**2.学习方法**　讲授法、观看操作视频、示教、分组练习。

**3.考核方式**　小组合作式视频考核。

（1）将学生分成若干组，每组3人。

（2）由教师随机抽取每个小组中参与考核的学生，在操作视频上交前一天通知学生，并规定视频上交的截止时间。

（3）被抽到的学生进行操作，小组其他成员协助录制操作视频。操作期间，非操作考核成员不得给予指导。

（4）操作者和同一小组其他成员对该操作视频进行评价，找出操作存在的问题。

（5）在规定的时间内上交操作视频和纸质版的操作自评报告。

（6）教师按照护理技术操作的评分标准对学生上交的操作视频进行打分并给予点评，评语中需要指出学生操作中存在的问题。

### （一）无菌包、无菌持物钳、无菌容器的使用方法，倒取无菌溶液法，无菌盘的准备

【操作前准备】

**1.环境准备**　治疗室30分钟内无打扫，减少人员走动，操作台清洁、干燥，环境宽敞明亮。

**2.护士准备**　衣帽整齐，修剪指甲，洗手，戴口罩。

**3.用物准备**

（1）治疗车上层　三叉钳、中长镊一把，分别放于无菌罐内；治疗盘一个；无菌治疗巾包一个（内有两块治疗巾）；贮槽一个（内装治疗碗一个、弯盘一个）；无菌方盒内备血管钳、镊子；无菌罐两个，分装干棉球、纱布；无菌溶液一瓶；另备无菌棉签、消毒液、胶布、小毛巾、弯盘和手消毒液等。

（2）治疗车下层　生活垃圾桶、医用垃圾桶。

【操作步骤】

**1.物品放置合理**　按规定顺序摆放好无菌贮物罐、持物镊罐等，用小毛巾擦净治疗盘。

**2.检查、打开无菌包**　查看无菌包的名称、灭菌日期，以及是否松散、潮湿和破损，化学指示胶带是否变色达标；解开系带卷好，揭开包布外角，再揭左右两角，最后

揭内角，注意手勿触及包布内面。

**3. 夹取治疗巾**　按要求用中长无菌持物镊夹取一块治疗巾，放于治疗盘内，注意勿污染持物镊。

**4. 处置无菌包**　按原折痕顺序折好无菌治疗巾包，系好系带，以保持包内物品无菌，注明开包时间，放于规定位置。

**5. 铺无菌巾**　双手分别捏住无菌巾两边中部折痕处向外拉，横行双折铺于治疗盘上，开口在近身处，两手分别捏住上层治疗巾两角的外面，向远端折叠成扇形，开口边向外。注意打开治疗巾时，不要碰自己的衣服和桌面，双手不可触及无菌巾内面。

**6. 夹取治疗碗和治疗盘**　查看贮槽物品名称、灭菌日期、灭菌标识及密封度，将容器盖完全打开，用三叉钳分别夹取治疗碗和治疗盘放于铺好的治疗盘内；将贮槽盖盖好，注明打开时间，放回原处。

**7. 夹取纱布、棉球**　查看贮物罐物品名称、灭菌日期、灭菌标识；将容器盖打开，内面向上置于稳妥处或拿在手里，用中长镊子夹取两块纱布放于弯盘内一端，夹取 4~5 个干棉球放于治疗碗内；盖上无菌罐盖，注明打开时间，放回原处。

**8. 夹取血管钳、小镊子**　查看无菌容器名称、灭菌日期、灭菌标识，按无菌原则打开容器盖，内面向上置于稳妥处，用中长镊子夹取血管钳、小镊子放于弯盘内；盖好方盒盖，注明打开时间，放回原处。

**9. 检查无菌溶液**　认真核对瓶签上的药名、浓度、剂量、有效期、使用方法，擦净瓶外灰尘，并检查瓶体有无裂缝、瓶盖有无松动，溶液有无沉淀、浑浊、变质等。

**10. 开瓶口**　启开瓶盖，消毒瓶塞，手持无菌纱布打开瓶塞，注意手不可触及瓶口和瓶塞内面。

**11. 冲瓶口、倒液**　一手持瓶塞，另一手持瓶，瓶签朝向掌心，先倒出少量溶液于弯盘内，以冲洗瓶口，再由原处倒出所需溶液量至无菌治疗碗内，立即将瓶塞塞入瓶中。注意倒液时，高度要合适，溶液不可回溅，标签不可浸湿。

**12. 整理无菌盘**　两手分别捏住上层治疗巾两角的外面，拉平扇形折叠层盖于物品上，上下边缘对齐，将开口处向上翻折两次，两侧边缘向下折一次。准备好的无菌盘若不能立即使用，应注明铺盘时间，有效期为 4 小时。

**13. 处置无菌溶液**　注明开瓶日期及时间，放回规定位置。已打开未使用完的溶液有效期为 24 小时，余液只作清洁操作用。

---

**拓展阅读**

　　**治疗巾的折叠法**　①纵折法：将治疗巾纵折两次成 4 折，再横折两次，开口边向外。②横折法：将治疗巾横折后再纵折，成为 4 折，再重复一次。③治疗巾包法：将需灭菌的物品放于包布的中央，用近身侧包布一角盖住物品，左右两角先后盖上，盖上最后一角后用系带扎紧，或用化学指示胶带贴妥，在包布外注明物品名称。

## （二）戴、脱无菌手套法

**【操作前准备】**

**1. 环境准备**　治疗室 30 分钟内无打扫，减少人员走动，操作台清洁、干燥，环境宽敞明亮。

**2. 护士准备**　衣帽整齐，修剪指甲，摘下手表及饰物，洗手，戴口罩。

**3. 用物准备**　无菌手套一副。

**【操作步骤】**

**1. 分次提取法**

（1）检查无菌手套　核对无菌手套包外的号码、灭菌日期及包装是否完整、干燥等。

（2）打开手套袋　将手套袋平放于清洁宽敞、干燥的桌面上，按无菌要求打开手套包包布，摊开手套袋。

（3）戴第一只手套　一手捏起手套袋开口处外面，暴露出手套，另一手捏住一只手套的反折部分（手套内面）取出，对准五指戴上。防止污染手套的外面。

（4）戴第二只手套　未戴手套的手捏起另一只手套袋的开口处外面，再以戴好手套的手指（四指并拢，拇指在外）插入另一只手套的反折部分内（手套外面），取出手套，同法戴上。将手套的翻边套在工作服的衣袖外面。注意戴好手套的手不可碰手套的内面并始终保持在腰部以上水平、视线范围之内。

（5）调整手套　双手对合，交叉检查手套有无漏气，并调整手套位置。必要时用无菌生理盐水冲净手套上的滑石粉。使用过程中，如有污染或有破损，应立即更换。

（6）脱手套　用戴手套的手捏住另一手套腕部的外面翻转脱下，再用已脱下手套的手的拇指插入另一手套内，将其翻转脱下。不可强行拉扯。

（7）处理用物　将手套放入黄色的医疗垃圾袋内。

最后是洗手，摘口罩。

**2. 一次性提取法**

（1）取出手套　两手同时捏起手套袋开口处外面，向外分开，暴露出手套边缘，左手拇指、示指张开分别按住手套袋边缘反起处外面，右手捏住手套的翻折部位，取出手套。

（2）戴手套　将两手套五指相对，一手捏住一只手套和另一只手套的翻折部分，另一手对准五指插入，戴上手套的手拇指外翻，其余四指并拢，插入另一只手套的翻折内面，同法戴好。

其余步骤同上。

**【考核评价】**

无菌技术操作考核评价见表 1-5。

表 1-5 无菌技术操作考核评价表

| 项目 | 项目总分 | 要求 | 标准分 | 扣分 | 说明 |
|---|---|---|---|---|---|
| 素质要求 | 5 | 服装、鞋帽整洁<br>仪表大方、举止端庄 | 3<br>2 | | |
| 操作准备 | 10 | 剪短指甲，洗手，戴口罩<br>备齐用物，放置合理*<br>环境宽敞整洁 | 3<br>5<br>2 | | * 备物不齐，此项无分；使用过期物品，此项操作为不及格 |
| 无菌持物钳镊的使用 | 10 | 取钳、镊方法正确<br>持钳、镊方法正确<br>放钳、镊方法正确<br>使用钳、镊符合无菌原则 | 2<br>2<br>2<br>4 | | |
| 铺无菌盘 | 20 | 治疗盘清洁干燥<br>打开治疗包方法正确（打包前检查，未用完时包好并注明时间）<br>拿取治疗巾方法正确<br>打开治疗巾方法正确<br>铺巾方法正确<br>扇形折叠方法正确<br>物品放置合理，不跨越无菌区<br>边缘反折，外观整齐，美观<br>注明铺盘日期和时间 | 2<br>3<br><br>2<br>2<br>2<br>2<br>3<br>2<br>2 | | |
| 使用无菌容器 | 10 | 检查无菌容器<br>开启无菌容器方法正确<br>取放物品时不跨越无菌区<br>取放物品不触及容器边缘<br>物品取出不可放回<br>盖容器方法正确 | 2<br>1<br>2<br>2<br>2<br>1 | | |
| 使用无菌溶液 | 10 | 擦净药瓶，检查核对<br>开瓶塞不污染<br>冲洗瓶口，倒液时瓶签朝向掌心<br>倒液时勿使瓶口接触容器口边缘<br>倒液时勿使溶液溅出<br>盖瓶塞不污染，初次开瓶溶液记录开瓶时间 | 2<br>2<br>2<br>1<br>1<br>2 | | |
| 戴无菌手套 | 15 | 洗手<br>检查手套号码、灭菌日期、包装是否完整<br>戴手套方法正确*<br>脱手套方法正确 | 1<br>2<br>10<br>2 | | * 手套污染此项无分 |
| 操作后处理 | 5 | 用后物品处理正确<br>洗手 | 3<br>2 | | |
| 效果评价 | 5 | 无菌观念强<br>动作流畅、准确、节力 | 3<br>2 | | |
| 评价者表现 | 10 | 评价者思路清晰，内容正确、完整 | 10 | | |
| 总分 | 100 | | 100 | | |

考核者：_____          考核时间：____年___月___日

## 三、穿脱隔离衣

【学习目标】

能遵循隔离原则正确穿、脱隔离衣。

【实验安排】

**1. 学时** 4学时，其中穿、脱隔离衣练习和考核各2学时。

**2. 学习方法** 讲授法、观看操作视频、示教、分组练习。

**3. 考核方式** 小组合作式视频考核（考核方式同无菌技术操作）。

【操作前准备】

**1. 环境准备** 清洁、宽敞、明亮。

**2. 护士准备** 衣帽整齐，修剪指甲，取下手表，卷袖过肘（冬季卷过前臂中段），洗手，戴口罩。

**3. 用物准备** 隔离衣、挂衣架、手消毒用物、污衣袋等。

【操作步骤】

**1. 穿隔离衣**

（1）手持衣领穿一手 面对隔离衣，手持衣领，取下隔离衣，清洁面朝向自己，将衣领两端向外折齐，露出肩袖内口，一只手持衣领，另一只手伸入袖内，持衣领的手将衣领向上拉，露出左手。

（2）再穿一手齐上抖 换手持衣领，同法穿好衣袖，双手上举，露出手腕。

（3）系好衣领扎袖口 两手持衣领，由前向后沿领边将领扣扣好。扣衣领时，注意衣袖不要污染面及颈部。放下手臂使衣袖落下，扣好袖口或系上袖带（此时手已污染）。

（4）折襟系腰半屈肘 松开腰带，自一侧衣缝顺带下约5cm处将隔离衣后身向前拉，见到衣边则捏住；同法将另一边捏住。两手在背后将隔离衣的后开口对齐，向一侧折叠，一手按住折叠处，另一手将腰带拉至背后，压住折叠处，将腰带在背后交叉，回到前面打一个活结，即可进行护理操作。

**2. 脱隔离衣**

（1）松开腰带解袖口，拉高衣袖消毒手 解开腰带，在前面打一个活结，解开袖带，在肘部将部分衣袖塞入工作服衣袖内，消毒双手。注意不可将隔离衣袖外面塞入工作服衣袖内。

（2）解开领口脱衣袖 解开领扣，一手伸入另一手手腕部衣袖内，拉下衣袖过手，以保护袖内的手，用衣袖遮盖着的手握住另一手隔离衣袖的外面，将袖子拉下。

（3）对好衣领挂衣钩 双手转换，渐从袖管中退出，双手撑起衣肩，使衣领直立，将隔离衣折好，对齐衣边，双手持领，挂在衣钩上。注意隔离衣应长短、大小合适，必须完全遮盖住工作服，有破洞或潮湿不可使用。

【考核评价】

穿脱隔离衣操作考核评价见表1-6。

表 1-6　穿脱隔离衣操作考核评价表

| 项目 | 项目总分 | 要求 | 标准分 | 扣分 | 说明 |
|---|---|---|---|---|---|
| 素质要求 | 5 | 服装、鞋帽整洁<br>仪表大方、举止端庄 | 3<br>2 | | |
| 操作准备 | 10 | 剪短指甲，取下手表，卷袖过肘，洗手，戴口罩<br>备齐用物（检查隔离衣），放置合理*<br>环境宽敞整洁 | 5<br>4<br>1 | | *隔离衣放置错误，此项无分 |
| 操作过程 | 穿 30 | 取隔离衣方法正确<br>穿袖子方法正确<br>系领扣不污染（袖口不可触及衣领、面部等）*<br>扎袖口方法正确<br>松开腰带<br>折襟方法正确<br>后襟对齐，遮盖严实<br>系腰带 | 2<br>4<br>10<br>2<br>2<br>4<br>4<br>2 | | *领口被污染，此项无分 |
| | 脱 30 | 脱隔离衣顺序、方法正确（解腰带，系活结，解袖口，掖衣袖）*<br>消毒双手方法正确<br>解衣领扣<br>脱衣袖方法正确<br>挂隔离衣方法符合隔离原则 | 10<br>8<br>4<br>4<br>4 | | *脱隔离衣顺序、方法错误，此项无分 |
| 操作后处理 | 5 | 用后物品处理正确<br>洗手 | 3<br>2 | | |
| 效果评价 | 10 | 操作熟练，流程清晰<br>动作轻巧、稳重、准确 | 5<br>5 | | |
| 评价者表现 | 10 | 评价者思路清晰，内容正确、完整 | 10 | | |
| 总分 | 100 | | 100 | | |

考核者：_____　　　　考核时间：___年___月___日

## 四、特殊口腔护理

【学习目标】

1. 能正确叙述特殊口腔护理的目的、注意事项。

2. 正确实施特殊口腔护理，在操作中关爱患者。

【实验安排】

**1. 学时**　1学时。

**2. 学习方法**　讲授法、观看操作视频、示教、分组模拟练习。

【操作前准备】

**1. 评估患者并解释**

（1）解释　向患者或家属解释口腔护理的目的、方法、注意事项及配合要点。

（2）评估　患者的年龄、病情、意识、心理状态、自理能力及配合程度；口腔卫生状况。

**2. 患者准备**

（1）了解口腔护理的目的、方法、注意事项及配合要点。

（2）取舒适、安全且易于操作的体位。

**3. 环境准备**　宽敞，光线充足或有足够的照明。

**4. 护士准备**　衣帽整齐，修剪指甲，洗手，戴口罩。

**5. 用物准备**

（1）治疗车上层　治疗盘内备口腔护理包（内有治疗碗或弯盘盛棉球、弯血管钳2把、压舌板）、水杯（可以使用患者水杯）、吸水管、棉签、液体石蜡或润唇膏、手电筒、纱布、治疗巾及口腔护理液。治疗盘外备手消毒液。必要时备开口器和口腔外用药。

（2）治疗车下层　生活垃圾桶、医用垃圾桶。

【操作步骤】

**1. 核对**　备齐用物至床旁，核对患者床号、姓名、腕带。

**2. 体位**　协助患者仰卧头部转向一侧或右侧卧位，面向操作者，铺治疗巾于患者颌下。

**3. 开包检查**　检查口腔护理包并打开，弯盘置于口角旁。湿润并清点棉球数量。

**4. 漱口**　湿润口唇，协助清醒患者温水漱口（昏迷患者禁忌漱口）。

**5. 检查口腔**　嘱患者张口，护士一手打开手电筒，另一手持压舌板，观察口腔。

**6. 擦洗外侧面**　拧干棉球，嘱患者咬合上、下齿，用压舌板轻轻撑开左侧颊部，以弯血管钳夹紧含有漱口液的棉球由内向门齿纵向擦洗。同法擦洗右侧面。

**7. 擦洗内侧面及咬合面**　嘱患者张口，依次擦洗左侧牙齿的左上内侧面、左上咬合面、左下内侧面、左下咬合面，再弧形擦洗同侧颊部。同法擦洗右侧面。

**8. 擦洗硬腭及舌**　擦洗硬腭部、舌面及舌下。

**9. 再次漱口**　擦洗完毕，帮助患者再次漱口，擦去口角的水渍。

**10. 清点棉球**　再次清点棉球数量。

**11. 再次评估口腔状况**　再次观察口腔黏膜有无溃疡，酌情涂药于患处，口唇干裂可涂液状石蜡。

**12. 操作后处理**

（1）撤去弯盘和治疗巾，帮助患者取舒适体位，整理床单位。

（2）整理用物。

（3）洗手，记录口腔异常情况及护理效果。

【考核评价表】

特殊口腔护理操作考核评价见表1-7。

表 1-7　特殊口腔护理操作考核评价表

| 项目 | 项目总分 | 要求 | 标准分 | 扣分 | 说明 |
|---|---|---|---|---|---|
| 素质要求 | 5 | 服装、鞋帽整洁<br>仪表大方、举止端庄 | 3<br>2 | | |
| 操作准备 | 10 | 核对（床号、姓名、腕带），评估患者（病情、意识、心理合作程度），解释（操作目的、配合方法）<br>剪短指甲，洗手，戴好口罩<br>备齐用物，放置合理*<br>环境安全、整洁、光线充足 | 5<br>2<br>2<br>1 | | *备物不齐，此项无分 |
| 操作过程 | 60 | 床旁核对、解释（查对床号、姓名、腕带）<br>取合适卧位<br>颈下铺巾，放弯盘<br>湿润并清点棉球数量<br>湿润口唇<br>漱口，检查口腔情况<br>正确使用压舌板、开口器<br>棉球湿度适宜<br>夹取棉球或纱球方法正确<br>擦洗方法、顺序正确<br>再次漱口<br>操作后清点棉球数量<br>口腔疾患处理正确 | 6<br>2<br>4<br>4<br>2<br>4<br>5<br>4<br>4<br>14<br>4<br>5<br>2 | | |
| 操作后处理 | 5 | 安置患者，告知注意事项<br>用后物品处理正确<br>洗手，正确记录 | 2<br>2<br>1 | | |
| 效果评价 | 10 | 准备用物时间＜5分钟<br>操作熟练，程序清晰<br>动作流畅、准确、节力 | 1<br>4<br>5 | | |
| 评价者表现 | 10 | 评价者思路清晰、内容正确、完整 | 10 | | |
| 总分 | 100 | | 100 | | |

考核者：_____　　　　　　　　　　考核时间：___年___月___日

# 五、床上擦浴

【学习目标】

1. 能正确叙述床上擦浴的目的和注意事项。

2. 正确实施床上擦浴，在操作中注重与患者的沟通，关爱患者。

【实验安排】

1. 学时　2学时。

2. 学习方法　讲授法、观看操作视频、示教、分组模拟练习。

【操作前准备】

**1. 评估患者并解释**

（1）解释　向患者或家属解释床上擦浴的目的、方法、注意事项及配合要点。询问患者是否需要排便。

（2）评估　患者的年龄、病情、意识、心理状态、自理能力及配合程度；皮肤完整性及清洁度；伤口及引流管情况。

**2. 患者准备**

（1）了解床上擦浴的目的、方法、注意事项及配合要点。

（2）病情稳定，全身状况较好。

（3）按需排二便。

**3. 环境准备**　调节室温在24℃以上，关闭门窗，拉上窗帘，必要时用床帘或屏风遮挡。

**4. 护士准备**　衣帽整齐，修剪指甲，洗手，戴口罩。

**5. 用物准备**

（1）治疗车上层　浴巾2条、毛巾2条、浴皂、小剪刀、梳子、护肤用品。脸盆2个、清洁衣裤、手消毒液。

（2）治疗车下层　热水桶1个、污水桶1个、便器、医疗垃圾桶、生活垃圾桶。

【操作步骤】

**1. 核对**　备齐用物至床旁，核对患者床号、姓名、腕带。询问患者有无特殊用物需求。

**2. 体位**　协助患者移近护士侧并取舒适卧位，并保持身体平衡。

**3. 盖浴毯**　根据病情放平床头及床尾支架，松开盖被，移至床尾。将浴毯盖于患者身上。

**4. 备水**　将脸盆和浴皂放于床旁桌上，倒入适量温水。

**5. 擦拭面部和颈部**　将浴巾盖于患者胸部，保护盖被不被弄湿。将浸湿小毛巾，叠成手套状，包于手上。擦拭眼部，由内眦至外眦。按顺序擦拭前额、面颊、鼻翼、耳后、下颌、颈部。根据患者情况和习惯使用浴皂。

**6. 擦拭上肢和手**　在盖被下脱去患者上衣，先脱近侧，后脱远侧。如有肢体外伤或活动障碍，应先脱健侧，后脱患侧。合理使用浴巾。根据需要，涂浴皂在小毛巾上，擦拭上肢，直至腋窝，清水擦净，大浴巾擦干。大浴巾对折，放于床边。置脸盆于浴巾上，洗手并擦干。根据情况修剪指甲。同法擦洗对侧上肢。

**7. 擦拭胸、腹部**　根据需要换水，测试水温。将浴巾盖于患者胸部。一只手掀起浴巾一边，用另一只包有小毛巾的手擦拭胸部。擦洗女性患者乳房时应环形用力，注意擦净乳房下皮肤褶皱处。必要时，可将乳房抬起，擦净。擦拭腹部，擦净肚脐处。

**8. 擦拭背部**　协助患者取侧卧位，背向护士。合理铺盖浴巾，依次擦拭后颈部、背部、臀部。必要时进行背部按摩。协助患者穿好清洁衣服。先穿对侧，后穿近侧。如肢体外伤或活动障碍，先穿患侧，后穿健侧。换盆，换水。

**9. 擦拭下肢、足部、会阴部**　协助患者平卧。合理使用浴巾，依次擦拭踝关节、膝关节、大腿，擦干。由远心端向近心端擦拭，同法擦对侧。移盆至足下，盆下垫浴巾，浸泡并擦洗足部。根据情况修剪趾甲。擦干足部。换水，洗手，按需进行会阴部护理。协助患者穿好清洁裤子。

**10. 操作后处理**

（1）协助患者取舒适体位，为患者梳头。整理床单位，按需更换床单。

（2）用物处理。

（3）洗手，记录时间和效果。

【考核评价】

床上擦浴操作考核评价见表1-8。

表1-8　床上擦浴操作考核评价表

| 项目 | 项目总分 | 要求 | 标准分 | 扣分 | 说明 |
|---|---|---|---|---|---|
| 素质要求 | 5 | 服装、鞋帽整洁<br>仪表大方、举止端庄 | 3<br>2 | | |
| 操作准备 | 10 | 核对（床号、姓名、腕带），评估患者（病情、意识、心理合作程度），解释（操作目的、配合方法）<br>剪短指甲，洗手，戴好口罩<br>备齐用物，放置合理*<br>环境安全、整洁，注意保护隐私，调节室温 | 5<br><br><br>2<br>2<br>1 | | *备物不齐，此项无分 |
| 操作过程 | 60 | 床旁核对、解释（查对腕带、床号、姓名）<br>注意遮挡<br>准备热水，水温适宜，适时换水<br>擦洗顺序合理<br>擦洗时折毛巾方法正确<br>擦洗部位无遗漏（脸耳颈、上肢、手、胸、腹、背、会阴、下肢、脚每项2分）<br>擦洗时手法正确<br>协助患者穿脱衣裤方法正确<br>为患者洗脚后护士应洗手<br>不弄湿大单（必要时更换衣服、大单）<br>协助患者剪指、趾甲，梳头<br>关心患者，注意保暖，观察病情 | 4<br>2<br>4<br>8<br>3<br>18<br><br>2<br>4<br>2<br>5<br>2<br>6 | | |
| 操作后处理 | 5 | 安置患者，告知注意事项<br>用后物品处理正确<br>洗手，记录 | 2<br>2<br>1 | | |
| 效果评价 | 10 | 准备用物时间＜5分钟<br>操作熟练，程序清晰<br>动作流畅、准确、节力 | 1<br>4<br>5 | | |
| 评价者表现 | 10 | 评价者思路清晰、内容正确、完整 | 10 | | |
| 总分 | 100 | | 100 | | |

考核者：_____　　　　考核时间：___年___月___日

## 六、生命体征的测量

【学习目标】

1. 能正确叙述体温、脉搏、呼吸和血压的正常值。

2. 正确测量和记录体温、脉搏、呼吸和血压，在测量过程中能与患者进行良好沟通，并关爱患者。

【实验安排】

**1. 学时**　5 学时，其中生命体征测量练习 3 学时和考核 2 学时。

**2. 学习方法**　讲授法、观看操作视频、示教、分组模拟练习。

**3. 考核方式**　小组合作式课堂考核。

（1）将学生分成若干组，每组 3 人。

（2）考核小组成员随机抽取各自所需扮演的角色（护士、患者和评价者）。

（3）抽到护士角色的学生随机抽取一个临床情景。

（4）学生根据抽到的临床情景实施生命体征测量的操作。

（5）操作结束后，扮演评价者的学生对整个操作过程进行评价，扮演护士和患者的学生可以进行补充。

（6）教师根据护理技术操作的评分标准进行打分并进行现场点评。

### （一）体温测量法

【操作前准备】

**1. 评估患者并解释**

（1）解释　向患者及家属解释体温测量的目的、方法、注意事项及配合要点。

（2）评估　患者的年龄、病情、意识状态、治疗情况、心理状态及合作程度。

**2. 患者准备**

（1）了解体温测量的目的、方法、注意事项及配合要点。

（2）体位舒适，情绪稳定。

（3）测温前 20~30 分钟若有运动、进食、冷热饮、冷热敷、洗澡、坐浴、灌肠等，应休息 30 分钟再测量。

**3. 环境准备**　整洁、安静、舒适、光线充足。

**4. 护士准备**　衣帽整齐，修剪指甲，洗手，戴口罩。

**5. 用物准备**

（1）治疗车上备：容器 2 个（一个为清洁容器，盛放已消毒的体温计；另一个为盛放测温后的体温计）、含消毒液纱布、表（有秒针）、记录本、笔、手消毒液。

（2）若测肛温，另备润滑油、棉签、卫生纸。

【操作步骤】

**1. 核对**　携用物至患者床旁，核对患者床号、姓名、腕带。

**2. 测量**　选择测量体温的方法。

（1）口温　①部位：口表水银端斜放于舌下热窝。②方法：闭口勿咬，用鼻呼吸。③时间：3分钟。

（2）腋温　①部位：体温计水银端放于腋窝正中。②方法：擦干汗液，体温计紧贴皮肤，屈臂过胸，夹紧。③时间：10分钟。

（3）肛温　①体位：侧卧、俯卧、屈膝仰卧位，暴露测温部位。②方法：润滑肛表水银端，插入肛门3~4cm；婴幼儿可取仰卧位，护士一只手握住患儿双踝，提起双腿；另一只手将已润滑的肛表插入肛门（婴儿1.25cm，幼儿2.5cm），并握住肛表用手掌根部和手指将双臀轻轻捏拢，固定。③时间：3分钟。

**3. 取表**　取出体温计，用消毒纱布擦拭。

**4. 读数**　准确读取体温计的度数。

**5. 协助**　协助患者穿衣、裤，取舒适体位。

**6. 消毒**　体温计消毒。

**7. 绘制或录入**　洗手后绘制体温单或录入到移动护理信息系统的终端设备。

## （二）脉搏测量法

**【操作前准备】**

**1. 评估患者并解释**

（1）解释　向患者及家属解释脉搏测量的目的、方法、注意事项及配合要点。

（2）评估　患者的年龄、病情、意识状态、治疗情况、心理状态及合作程度。

**2. 患者准备**

（1）了解脉搏测量的目的、方法、注意事项及配合要点。

（2）体位舒适，情绪稳定。

（3）测量前若有剧烈运动、紧张、恐惧、哭闹等，应休息20~30分钟再测量。

**3. 环境准备**　室温适宜、光线充足、环境安静。

**4. 护士准备**　衣帽整齐，修剪指甲，洗手，戴口罩。

**5. 用物准备**　表（有秒针）、记录本、笔、手消毒液。必要时备听诊器。

**【操作步骤】**

**1. 核对**　携用物至患者床旁，核对患者床号、姓名、腕带。

**2. 体位**　卧位或坐位；手腕伸展，手臂放舒适位置。

**3. 测量**　护士以示指、中指、无名指的指端按压在桡动脉处，按压力量适中，以能清楚测得脉搏搏动为宜。

**4. 计数**　正常脉搏测30秒，乘以2。若发现患者脉搏短绌，应由2名护士同时测量，一人听心率，另一人测脉率，由听心率者发出"起"或"停"口令，计时1分钟。

**5. 记录**　脉搏短绌以分数式记录，记录方式为心率/脉率。如心率为200次/分，脉率为60次/分，则应写成200/60次/分。

**6. 绘制或录入**　洗手后绘制体温单或录入到移动护理信息系统的终端设备。

## （三）血压测量法

**【操作前准备】**

**1. 评估患者并解释**

（1）解释　向患者及家属解释血压测量的目的、方法、注意事项及配合要点。

（2）评估　患者的年龄、病情、治疗情况、既往血压状况、服药情况、心理状态及合作程度。

**2. 患者准备**

（1）了解血压测量的目的、方法、注意事项及配合要点。

（2）体位舒适，情绪稳定。

（3）测量前若有吸烟、运动、情绪变化等，应休息 20~30 分钟再测量。

**3. 环境准备**　室温适宜、光线充足、环境安静。

**4. 护士准备**　衣帽整齐，修剪指甲，洗手，戴口罩。

**5. 用物准备**　治疗盘内备：血压计、听诊器、记录本、笔、手消毒液。

**【操作步骤】**

**1. 核对**　携用物至患者床旁，核对患者床号、姓名、腕带。

**2. 测量血压**

（1）肱动脉　①体位：手臂位置（肱动脉）与心脏呈同一水平。坐位：平第四肋；仰卧位：平腋中线。②手臂：卷袖，露臂，手掌向上，肘部伸直。③血压计：打开，垂直放好，开启水银槽开关。④缠袖带：驱尽袖带内空气，平整置于上臂中部，下缘距肘窝 2~3cm，松紧以能插入一指为宜。⑤充气：触摸肱动脉搏动，将听诊器胸件置肱动脉搏动最明显处，一手固定，另一手握加压气球，关气门，充气至肱动脉搏动消失再升高 20~30mmHg。⑥放气：缓慢放气，速度以水银柱下降 4mmHg/s 为宜，注意水银柱刻度和肱动脉声音的变化。⑦判断：听诊器出现的第一声搏动音，此时水银柱所指的刻度，即为收缩压；当搏动音突然变弱或消失，水银柱所指的刻度即为舒张压。

（2）腘动脉　①体位：仰卧、俯卧、侧卧。②患者：卷裤，卧位舒适。③缠袖带：袖带缠于大腿下部，其下缘距腘窝 3~5cm，听诊器置腘动脉搏动最明显处。其余操作同肱动脉。

**3. 整理血压计**　排尽袖带内余气，扣紧压力活门，整理后放入盒内；血压计盒盖右倾 45°，使水银全部流回槽内，关闭水银槽开关，盖上盒盖，平稳放置。

**4. 恢复体位**

**5. 记录**　将所测血压值按收缩压 / 舒张压 mmHg（kPa）记录在记录本上或录入到移动护理信息系统的终端设备上，如 120/80mmHg。

## （四）呼吸测量法

**【操作前准备】**

**1. 评估患者并解释**

（1）解释　向患者及家属解释呼吸测量的目的、方法、注意事项及配合要点。

（2）评估　患者的年龄、病情、治疗情况、心理状态及合作程度。

**2. 患者准备**

（1）了解呼吸测量的目的、方法、注意事项。

（2）体位舒适，情绪稳定，保持自然呼吸状态。

（3）测量前若有剧烈运动、情绪激动等，应休息20~30分钟再测量。

**3. 环境准备**　室温适宜、光线充足、环境安静。

**4. 护士准备**　衣帽整齐，修剪指甲，洗手，戴口罩。

**5. 用物准备**　治疗盘内备：表（有秒针）、记录本、笔。必要时备棉花。

【操作步骤】

**1. 核对**　携用物至患者床旁，核对患者床号、姓名、腕带。

**2. 体位**　舒适。

**3. 方法**　护士将手放在患者的诊脉部位似诊脉状，眼睛观察患者胸部或腹部的起伏。

**4. 观察**　呼吸频率（一起一伏为一次呼吸）、深度、节律、音响、形态及有无呼吸困难。

**5. 计数**　正常呼吸测30秒，乘以2。

**6. 记录**

【考核评价】

生命体征测量操作考核评价见表1-9。

表1-9　生命体征测量操作考核评价表

| 项目 | 项目总分 | 要求 | 标准分 | 扣分 | 说明 |
|---|---|---|---|---|---|
| 素质要求 | 5 | 服装、鞋帽整洁<br>仪表大方、举止端庄 | 3<br>2 | | |
| 操作准备 | 10 | 核对（床号、姓名、腕带），评估患者（病情、心理合作程度），解释（操作目的、配合方法）<br>修剪指甲、洗手、戴口罩<br>备齐用物并检查，放置合理*<br>环境安全、整洁 | 5<br><br><br>2<br>2<br>1 | | *备物不齐，此项无分 |
| 测体温 | 12 | 擦腋窝（测腋温）<br>体温计放置正确<br>测量时间准确<br>读表准确 | 2<br>4<br>2<br>4 | | |
| 测脉搏 | 12 | 诊脉部位正确<br>测量方法正确<br>测量时间准确（30秒×2）<br>数值误差4次/分，扣1分（最多扣4分） | 2<br>4<br>2<br>4 | | |
| 测呼吸 | 12 | 测量部位正确<br>测量方法正确<br>测量时间准确<br>数值误差2次/分，扣1分（最多扣4分） | 2<br>4<br>2<br>4 | | |

| 项目 | 项目总分 | 要求 | 标准分 | 扣分 | 说明 |
|---|---|---|---|---|---|
| 测血压 | 24 | 体位正确 | 2 | | *误差4mmHg或1次未听清者，扣4分，2次未听清此项无分 |
| | | 血压计放置正确 | 3 | | |
| | | 暴露上臂，患者袖口松紧适宜 | 2 | | |
| | | 系袖带位置正确（距肘窝2~3cm） | 3 | | |
| | | 听诊器使用方法正确，胸件放置正确 | 2 | | |
| | | 充气和放气平稳 | 2 | | |
| | | 测量数值准确* | 8 | | |
| | | 排尽袖带余气，解袖带 | 2 | | |
| 操作后处理 | 5 | 合理安置患者，告知相关注意事项 | 2 | | |
| | | 用后物品处理正确 | 2 | | |
| | | 洗手，正确记录 | 1 | | |
| 效果评价 | 10 | 操作熟练、程序清晰 | 2 | | |
| | | 动作轻巧、准确、稳重 | 2 | | |
| | | 严格查对 | 2 | | |
| | | 正确、灵活处置临床情景 | 4 | | |
| 评价者表现 | 5 | 评价者思路清晰，内容正确、完整 | 5 | | |
| 患者表现 | 5 | 符合角色要求 | 5 | | |
| 总分 | 100 | | 100 | | |

考核者：_____  考核时间：___年___月___日

## 七、吸痰法

【学习目标】

1. 能说出吸痰法的目的、注意事项。

2. 通过中心负压吸引装置正确实施吸痰法，在操作中关爱患者。

【实验安排】

1. **学时**　1学时。

2. **学习方法**　讲授法、观看操作视频、示教、分组模拟练习。

【操作前准备】

1. **评估患者并解释**

（1）解释　向患者及家属解释吸痰的目的、方法、注意事项及配合要点。

（2）评估　患者的年龄、病情、意识状态、治疗情况、排痰能力、血氧饱和度等，患者的口腔、鼻黏膜情况及心理状态、合作程度。

2. **患者准备**　了解吸痰的目的、方法、注意事项及配合要点；取舒适卧位。

3. **环境准备**　整洁、安静、光线充足。

4. **护士准备**　衣帽整齐，修剪指甲，洗手，戴口罩。

5. **用物准备**

（1）负压吸引装置　按需准备。

（2）吸痰盘内备　治疗巾、一次性无菌吸痰管、试吸罐（内盛无菌生理盐水）、冲洗罐（内盛无菌生理盐水）、无菌血管钳或镊子、无菌手套、弯盘、无菌纱布。

（3）其他　必要时备压舌板、开口器、舌钳、手消毒液。

【操作步骤】

**1. 床旁核对**　携用物至患者床旁，核对患者床号、姓名、腕带。

**2. 安装吸痰装置**　将贮液瓶接口插入设备带上负压吸引接口处，打开负压吸引器开关，检查吸引器功能。

**3. 检查**　检查患者口腔、鼻腔，取下活动义齿。

**4. 安置体位**　将患者的头转向操作者一侧。

**5. 连接吸痰管并试吸**　将吸痰管连接负压管，在试吸罐内试吸少量生理盐水，检查管道是否通畅，润滑导管前端。

**6. 吸痰**

（1）一手反折吸痰管末端，另一手持无菌血管钳或戴无菌手套持吸痰管前端从口腔一侧插入口咽部 10~15cm。气管切开处吸痰，应先吸气管切开处，再吸口（鼻）部。

（2）放松导管末端，左右旋转，自深部向上提拉吸净痰液，每次吸痰时间不超过 15 秒，每根吸痰管只用一次。

**7. 冲管**　吸痰管退出后，在冲洗罐内抽吸生理盐水冲洗吸引管。如一次未吸尽痰液，需更换吸痰管后再次吸引。

**8. 观察**　观察患者反应，如面色、呼吸、心率、血压等，吸出痰液的性状、量等，气道是否通畅。

**9. 操作后处理**

（1）分类处理用物（吸痰用物每日更换 1~2 次）。

（2）拭尽患者脸部分泌物，协助患者取舒适卧位，整理床单位，给予健康指导。

（3）洗手，记录痰液的性状和量、患者反应等。

【考核评价】

吸痰法操作考核评价见表 1–10。

表 1–10　吸痰法操作考核评价表

| 项目 | 项目总分 | 要求 | 标准分 | 扣分 | 说明 |
|---|---|---|---|---|---|
| 素质要求 | 5 | 服装、鞋帽整洁<br>仪表大方、举止端庄 | 3<br>2 | | |
| 操作准备 | 10 | 核对（床号、姓名、腕带），评估患者（病情、意识、心理合作程度），解释（操作目的、配合方法）<br>剪短指甲，洗手，戴好口罩<br>备齐用物，放置合理*<br>环境安全、整洁 | 5<br><br><br>2<br>2<br>1 | | *备物不齐，此项无分 |

| 项目 | 项目总分 | 要求 | 标准分 | 扣分 | 说明 |
|---|---|---|---|---|---|
| 操作过程 | 60 | 床旁核对、解释（查对腕带、床号、姓名） | 6 | | *接管错误，此项无分<br>*有负压插管，此项无分 |
| | | 安装并检查吸痰装置 | 6 | | |
| | | 检查患者口腔、鼻腔，取下活动义齿 | 4 | | |
| | | 安置患者体位正确 | 4 | | |
| | | 戴无菌手套 | 5 | | |
| | | 吸痰管与负压管连接正确 * | 5 | | |
| | | 试吸并检查吸痰管是否通畅 | 4 | | |
| | | 插管方法正确（无负压、插管深度适宜）* | 6 | | |
| | | 吸痰方法正确（旋转上提） | 5 | | |
| | | 吸痰时间适宜（每次不超过 15 秒） | 5 | | |
| | | 冲洗吸引管 | 5 | | |
| | | 观察（患者呼吸改善情况、吸出痰液的性状、量等，气道是否通畅等） | 5 | | |
| 操作后处理 | 5 | 用后物品处理正确（对吸痰用物进行终末处理） | 2 | | |
| | | 安置患者，给予健康指导 | 2 | | |
| | | 洗手，正确记录痰液的性状和量、患者反应等 | 1 | | |
| 效果评价 | 10 | 操作熟练，程序清晰 | 2 | | *吸痰中严重污染，此项操作为不及格 |
| | | 动作轻巧、准确、稳重 | 2 | | |
| | | 无菌概念明确，无污染 * | 4 | | |
| | | 正确、灵活处置临床情景 | 2 | | |
| 评价者表现 | 10 | 评价者思路清晰，内容正确、完整 | 10 | | |
| 总分 | 100 | | 100 | | |

考核者：_____  考核时间：____年____月____日

# 八、吸氧法（以双侧鼻氧管吸氧法为例）

## 【学习目标】

1. 能说出氧疗法的目的、注意事项、不良反应。

2. 通过中心供氧装置正确实施双侧鼻氧管吸氧法。

## 【实验安排】

**1. 学时**　1 学时。

**2. 学习方法**　讲授法、观看操作视频、示教、分组模拟练习。

## 【操作前准备】

**1. 评估患者并解释**

（1）解释　向患者及家属解释氧气吸入法的目的、方法、注意事项及配合要点。

（2）评估　患者的年龄、病情、意识状态等，心理状态及合作程度。

**2. 患者准备**　了解氧气吸入法的目的、方法、注意事项及配合要点；取舒适卧位。

**3. 环境准备**　整洁、安静、光线充足、远离火源。

**4. 护士准备**　衣帽整齐，修剪指甲，洗手，戴口罩。

**5. 用物准备**

（1）供氧装置　按需准备。

（2）治疗盘内备　双侧鼻氧管、湿化瓶（内盛 1/3~1/2 灭菌蒸馏水）及流量表、小药杯（内盛冷开水）、棉签、纱布、弯盘。

（3）其他　用氧记录单、手消毒液。

【操作步骤】

**1. 床旁核对**　携用物至患者床旁，核对患者床号、姓名、腕带。

**2. 检查清洁鼻腔**　检查并用湿棉签清洁患者双侧鼻腔。

**3. 安装供氧装置**

（1）清洁中心供氧装置管道氧气流出口处。

（2）将流量表接头插入设备带上的氧气流出口处，向外轻轻下拉接头，证实连接是否紧密，并查看接头处有无漏气，如有氧气流出，应拔出接头后重新插入。

（3）将湿化瓶安装在流量表上，鼻氧管末端与湿化瓶的出口相连。

（4）打开流量开关，检查氧气流出是否通畅、管道有无漏气。

**4. 调节氧流量**　根据病情需要调节至所需氧流量。

**5. 湿润导管**　将鼻氧管前端放入小药杯的冷开水中湿润，并检查鼻氧管是否通畅。

**6. 插管并固定**　将双侧鼻氧管末端轻轻插入患者双侧鼻腔，再将导管环绕患者耳部向下放置，并调节松紧度。

**7. 查看和观察**　查看给氧时间，观察患者病情、缺氧症状改善程度、氧气装置有无漏气、有无氧疗的不良反应等。

**8. 吸氧中调节氧流量**　先分离鼻氧管与湿化瓶连接处，再调节氧流量，连接鼻氧管。

**9. 洗手、记录**　洗手，记录给氧的时间、氧流量、患者反应等。

**10. 停止用氧**　先取下鼻氧管，用纱布擦净鼻腔周围，再关闭流量开关。

**11. 操作后处理**

（1）协助患者取舒适卧位，整理床单位，进行用氧安全指导。

（2）分类处理用物。

（3）洗手，记录停止用氧时间及用氧效果。

【考核评价】

吸氧法操作考核评价见表 1-11。

**表 1-11　吸氧法操作考核评价表**

| 项目 | 项目总分 | 要求 | 标准分 | 扣分 | 说明 |
|---|---|---|---|---|---|
| 素质要求 | 5 | 服装、鞋帽整洁<br>仪表大方、举止端庄 | 3<br>2 | | |
| 操作准备 | 10 | 核对（床号、姓名、腕带），评估患者（病情、意识、心理合作程度），解释（操作目的、配合方法）<br>剪短指甲，洗手，戴好口罩<br>备齐用物，放置合理 *<br>环境安全、整洁 | 5<br><br><br>2<br>2<br>1 | | * 备物不齐，此项无分 |

续表

| 项目 | 项目总分 | 要求 | 标准分 | 扣分 | 说明 |
|---|---|---|---|---|---|
| 操作过程 | 给予用氧 40 | 床旁核对、解释（查对腕带、床号、姓名） | 6 | | *接管错误，此项无分 |
| | | 检查并清洁患者鼻腔 | 2 | | |
| | | 正确连接供氧装置 | 2 | | |
| | | 将鼻氧管与湿化瓶相连并检查 * | 5 | | |
| | | 正确调节氧流量 * | 5 | | *调流量方法错误，此项无分 |
| | | 检查、湿润鼻氧管 | 2 | | |
| | | 插管正确 | 2 | | |
| | | 固定牢固美观 | 1 | | |
| | | 查看给氧时间 | 2 | | |
| | | 观察（患者反应、缺氧状况有无改善等） | 3 | | |
| | | 吸氧中调节氧流量方法正确 * | 8 | | |
| | | 洗手、记录给的时间、氧流量、患者反应等 | 2 | | |
| | 停止用氧 20 | 床旁核对、解释（查对腕带、床号、姓名） | 6 | | *取下鼻氧管方法错误和关流量开关顺序错误，此2项均无分 |
| | | 取下鼻氧管方法正确 * | 8 | | |
| | | 关流量开关，取下流量表 * | 4 | | |
| | | 洗手，记录停止用氧时间及效果 | 2 | | |
| 操作后处理 | 5 | 安置患者，告知注意事项 | 2 | | |
| | | 用后物品处理正确 | 2 | | |
| | | 洗手，正确记录 | 1 | | |
| 效果评价 | 10 | 操作熟练，程序清晰 | 2 | | *违反用氧安全要求，此项操作不及格 |
| | | 动作轻巧、准确、稳重 | 2 | | |
| | | 严格查对，符合用氧安全要求 * | 4 | | |
| | | 正确、灵活处置临床情景 | 2 | | |
| 评价者表现 | 10 | 评价者思路清晰，内容正确、完整 | 10 | | |
| 总分 | 100 | | 100 | | |

考核者：＿＿＿＿＿＿＿＿＿　　　　　　　　　　　考核时间：＿＿＿年＿＿＿月＿＿＿日

## 九、鼻饲法

### 【学习目标】

1. 能正确描述鼻饲法的目的和注意事项。

2. 正确实施鼻饲法，在操作中注重与患者的沟通，关爱患者。

### 【实验安排】

**1. 学时**　2学时。

**2. 学习方法**　讲授法、观看操作视频、示教、分组模拟练习。

### 【操作前准备】

**1. 评估患者并解释**

（1）解释　向患者或家属解释操作目的、方法、注意事项及配合要点。

（2）评估　患者的年龄、病情、意识、心理状态及配合程度；鼻腔的通畅性。

**2. 患者准备**

（1）了解鼻饲饮食的目的、方法、注意事项及配合要点。

（2）鼻孔通畅。

**3. 环境准备**　环境清洁，无异味。

**4. 护士准备**　衣帽整齐，修剪指甲，洗手，戴口罩。

**5. 用物准备**

（1）治疗车上层　无菌鼻饲包（内备：治疗碗、镊子、血管钳、压舌板、纱布、胃管、50mL 注射器、治疗巾）、液体石蜡、棉签、胶布、夹子或橡皮圈、手电筒、听诊器、弯盘、鼻饲流食（38~40℃）、温开水适量、按需准备漱口水或口腔护理用物，手消毒液。

（2）治疗车下层　生活垃圾桶、医用垃圾桶。

【操作步骤】

**1. 核对**　备齐用物至床旁，核对患者床号、姓名、腕带。

**2. 体位**　有义齿者取下义齿，能配合者取半坐位或坐位，无法坐起者取右侧卧位，昏迷患者取去枕平卧位，头向后仰。铺治疗巾于患者颌下，弯盘置于便于取用处。

**3. 鼻腔准备**　检查鼻腔有无阻塞，用湿棉签清洁鼻孔。

**4. 标记胃管**　测量插管深度，一般 45~55cm（相当于鼻尖到耳垂再到剑突的长度或前额发际到胸骨剑突的距离）。

**5. 润滑胃管**　将液体石蜡倒于纱布上，润滑胃管前端。

**6. 插管**　左手用纱布托住胃管，右手持镊子夹住胃管前端，沿鼻孔缓缓插入，插入 10~15cm 时，嘱患者做吞咽动作，同时将胃管送入至 45~55cm 处。若胃管插至口咽部时，患者有作呕感，休息片刻，嘱患者深呼吸；若持续作呕，用手电筒、压舌板检查是否团在口腔后部；患者出现呛咳、紫绀、喘息时，应将胃管拔出，休息片刻再插，动作要轻柔。

对昏迷患者，因吞咽和咳嗽反射消失，不能合作，在插管前应将患者的头后仰，当胃管插至 15cm 时，用左手将患者头部托起，使其下颌靠近胸骨柄，以增大咽喉部通道的弧度，便于管端沿后壁缓缓下行至预定长度。

**7. 检查胃管位置**　有三种检查方法：①用注射器抽出胃液，用试纸检查是否呈酸性。②置听诊器于胃部，用注射器快速注入 10~20mL 空气，听到气过水声。③置胃管末端于水中，无气泡逸出。

**8. 固定胃管**　确定在胃内后，夹闭胃管，用胶布将胃管固定于鼻翼及面颊部。

**9. 注入饮食**　先注入少量温开水，以确定胃管通畅，然后缓缓注入鼻饲饮食，注完后再注入少许温开水，以清洁胃管，避免食物残留变质。注意前后加液时应反折胃管，避免空气进入胃内。

**10. 固定胃管尾端**　将导管末端反折，用纱布包裹管口，用小线系紧，别针固定于患者衣领处。

### 11. 操作后处理

（1）协助患者擦净口、鼻。

（2）整理、清洗用物。

（3）洗手，记录鼻饲时间、量、患者反应等。

---

**拓展阅读**

**拔管** 当停止鼻饲或长期鼻饲需要更换胃管时，末次鼻饲后1小时拔管。

（1）向患者解释后，置弯盘于患者颌下。

（2）揭去胶布，夹紧胃管末端。嘱患者深吸气，再缓慢呼气，当患者呼气时，快速拔出胃管，放在弯盘内。

（3）擦掉胶布痕迹。

（4）协助患者漱口，擦净鼻、脸部。取舒适卧位。整理用物。

（5）洗手、记录。

---

【考核评价】

鼻饲法操作考核评价见表1-12。

表1-12 鼻饲法操作考核评价表

| 项目 | 项目总分 | 要求 | 标准分 | 扣分 | 说明 |
|---|---|---|---|---|---|
| 素质要求 | 5 | 服装、鞋帽整洁 | 3 | | |
| | | 仪表大方、举止端庄 | 2 | | |
| 操作准备 | 10 | 核对（床号、姓名、腕带），评估患者（病情、意识、心理合作程度），解释（操作目的、配合方法） | 5 | | *备物不齐，此项无分 |
| | | 剪短指甲，洗手，戴好口罩 | 2 | | |
| | | 备齐用物，放置合理* | 2 | | |
| | | 环境安全、整洁、光线充足 | 1 | | |
| 操作过程 | 60 | 床旁核对、解释（查对床号、姓名、腕带） | 6 | | |
| | | 体位正确，颌下铺巾，置弯盘 | 4 | | |
| | | 观察并清洁鼻腔 | 4 | | |
| | | 测量插管长度方法正确 | 4 | | |
| | | 润滑胃管 | 2 | | |
| | | 插管方法正确，深度适宜 | 4 | | |
| | | 正确处理插管中出现的情况（恶心、插入不畅、咳呛等） | 6 | | |
| | | 判断胃管在胃内的方法正确 | 6 | | |
| | | 固定胃管（鼻翼、脸颊），牢固美观 | 2 | | |
| | | 核对检查鼻饲流质的量、质及温度 | 2 | | |
| | | 灌注少量温开水 | 4 | | |
| | | 注入鼻饲液（温度和鼻饲量适宜，每次注完随时夹闭胃管末端） | 4 | | |
| | | 温开水冲管 | 4 | | |
| | | 观察患者进食反应并询问患者 | 4 | | |
| | | 灌注完毕正确处理胃管末端（胃管末端反折，纱布包裹） | 4 | | |

续表

| 项目 | 项目总分 | 要求 | 标准分 | 扣分 | 说明 |
|------|---------|------|--------|------|------|
| 操作后处理 | 5 | 安置患者，告知注意事项 | 2 | | |
| | | 用后物品处理正确 | 2 | | |
| | | 洗手，记录 | 1 | | |
| 效果评价 | 10 | 准备用物时间＜5分钟 | 1 | | |
| | | 操作熟练，程序清晰 | 4 | | |
| | | 动作流畅、准确、节力 | 5 | | |
| 评价者表现 | 10 | 评价者思路清晰，内容正确、完整 | 10 | | |
| 总分 | 100 | | 100 | | |

考核者：＿＿＿＿＿＿＿＿＿　　　　　　　　考核时间：＿＿年＿＿月＿＿日

## 十、乙醇拭浴

### 【学习目标】

1. 能正确描述乙醇拭浴的目的和注意事项。

2. 正确实施乙醇拭浴法，在操作中注重与患者的沟通，关爱患者。

### 【实验安排】

**1. 学时**　2 学时。

**2. 学习方法**　讲授法、观看操作视频、示教、分组模拟练习。

### 【操作前准备】

**1. 评估患者并解释**

（1）解释　向患者或家属解释乙醇拭浴的目的、方法、注意事项及配合要点。

（2）评估　患者的年龄、病情、体温、意识、治疗情况、有无乙醇过敏史、皮肤情况、活动能力、合作程度及心理状态。

**2. 患者准备**

（1）了解乙醇拭浴的目的、方法、注意事项及配合要点。

（2）体位舒适、愿意合作，按需排尿。

**3. 环境准备**　调节室温，关闭门窗，必要时用床帘或屏风遮挡。

**4. 护士准备**　衣帽整齐，修剪指甲，洗手，戴口罩。

**5. 用物准备**

（1）治疗车上层　治疗碗内备大毛巾、小毛巾、热水袋及套、冰袋及套；治疗盘外备脸盆（内盛放 30℃、25%~30% 乙醇 200~300mL），手消毒液。必要时备干净衣裤。

（2）治疗车下层　医疗垃圾桶、生活垃圾桶。必要时备便器。

### 【操作步骤】

**1. 核对**　备齐用物至床旁，核对患者床号、姓名、腕带。

**2. 松床尾、脱衣**　松开床尾盖被，协助患者脱去上衣。

**3. 放置冰袋和热水袋**  将冰袋置于患者头部，将热水袋置于患者足底。

**4. 擦拭上肢**  露出一侧上肢，下垫大毛巾，将浸有乙醇的小毛巾拧至半干缠在手上，以离心方向边擦边按摩。擦拭用的小毛巾要经常交替使用，擦拭的顺序：①颈部侧面→肩→上臂外侧→前臂外侧→手背，更换小毛巾。②侧胸→腋窝→上臂内侧→前臂内侧→手心。擦拭时腋窝、肘窝处稍作停留。擦拭完毕，用大毛巾擦干皮肤。同法擦对侧上肢，每侧上肢各擦 3 分钟。

**5. 擦拭背部**  协助患者翻身侧卧，背向护士，下垫大毛巾，分左、中、右三部擦拭背部（自颈下至臀部），再用大毛巾擦干，全背共擦 3 分钟。

**6. 穿衣脱裤**  擦毕，穿好上衣，脱去裤子。

**7. 擦拭下肢**  露出一侧下肢，下垫大毛巾，擦拭的顺序：①髂骨→下肢外侧→足背，更换小毛巾。②腹股沟→下肢内侧→内踝，更换小毛巾。③臀下→大腿后侧→腘窝→足跟。擦拭时，腹股沟、腘窝处稍作停留。擦拭完毕，用大毛巾擦干皮肤。同法擦对侧下肢，每侧下肢各擦 3 分钟。拭浴全过程 20 分钟以内。

**8. 观察**  患者有无出现寒战、面色苍白、脉搏呼吸异常等情况。

**9. 操作后处理**

（1）穿好裤子，撤去热水袋，协助患者取舒适体位，整理床单位，开窗，拉开床帘或撤去屏风。

（2）用物处理。

（3）洗手，记录时间、效果、反应。拭浴后 30 分钟测量体温并记录，若体温降至 39℃ 以下，可取下头部冰袋，并记录降温后的体温。

**【考核评价】**

乙醇拭浴操作考核评价见表 1-13。

表 1-13  乙醇拭浴操作考核评价表

| 项目 | 项目总分 | 要求 | 标准分 | 扣分 | 说明 |
|---|---|---|---|---|---|
| 素质要求 | 5 | 服装、鞋帽整洁<br>仪表大方、举止端庄 | 3<br>2 | | |
| 操作准备 | 10 | 核对（床号、姓名、腕带），评估患者（病情、意识、心理合作程度），解释（操作目的、配合方法）<br>剪短指甲，洗手，戴好口罩<br>备齐用物，放置合理 *<br>环境安全、整洁，注意保护隐私、调节室温 | 5<br><br>2<br>2<br>1 | | *备物不齐，此项无分 |
| 操作过程 | 60 | 床旁核对（床号、姓名、腕带）、解释<br>注意遮挡<br>正确放置热水袋及冰袋<br>上肢擦拭方法、顺序正确<br>擦拭腋窝、肘窝等部位时延长停留时间<br>腰背部擦拭方法、顺序正确<br>脱、穿上衣方法正确<br>下肢擦浴方法、顺序正确<br>擦拭腹股沟、腘窝处延长停留时间<br>脱、穿裤子方法正确<br>使用小毛巾方法正确<br>注意保暖<br>观察患者反应 | 6<br>4<br>6<br>4<br>6<br>4<br>4<br>4<br>6<br>4<br>4<br>4<br>4 | | |

续表

| 项目 | 项目总分 | 要求 | 标准分 | 扣分 | 说明 |
|---|---|---|---|---|---|
| 操作后处理 | 5 | 撤去热水袋（冰袋酌情处理）<br>安置患者，告知注意事项<br>用后物品处理正确<br>洗手，正确记录 | 2<br>1<br>1<br>1 | | |
| 效果评价 | 10 | 准备用物时间＜5分钟<br>操作熟练，程序清晰<br>动作流畅、准确、节力 | 1<br>4<br>5 | | |
| 评价者表现 | 10 | 评价者思路清晰，内容正确、完整 | 10 | | |
| 总分 | 100 | | 100 | | |

考核者：_____　　　　　　　　　　　考核时间：___年___月___日

## 十一、留置导尿术

【学习目标】

1. 正确描述留置导尿术的目的、注意事项，以及留置导尿管患者的护理措施。

2. 正确实施留置导尿术，在导尿过程中注重与患者的沟通，关爱患者，并正确指导患者。

【实验安排】

**1. 学时**　6学时，其中留置导尿术练习4学时，考核2学时。

**2. 学习方法**　讲授法、观看操作视频、示教、分组模拟练习。

**3. 考核方式**　小组合作式视频考核（考核方式同无菌技术操作）。

【操作前准备】

**1. 评估患者并解释**

（1）解释　向患者及家属解释留置导尿的目的、方法、注意事项及配合要点。

（2）评估　患者的年龄、病情、临床诊断、导尿目的、意识状态、生命体征、合作程度、心理状况、生活自理能力、膀胱充盈程度及会阴部皮肤黏膜情况。

**2. 患者准备**　了解留置导尿的目的、方法、注意事项及配合要点。导尿前清洁外阴。

**3. 环境准备**　酌情关闭门窗，用床帘遮挡患者。保持合适的室温。光线充足或有足够的照明。

**4. 护士准备**　衣帽整齐，修剪指甲，洗手，戴口罩。

**5. 用物准备**

（1）治疗车上层　一次性导尿包（初步消毒用物：小方盘、数个消毒液棉球袋、镊子、纱布、手套；再次消毒及导尿用物：手套、孔巾、弯盘、气囊导尿管、4个消毒液棉球袋、镊子2把、自带无菌液体的10mL注射器、润滑油棉球袋、标本瓶、纱布、集尿袋、方盘、外包治疗巾）、手消毒液、弯盘、一次性治疗巾，必要时备便盆。

（2）治疗车下层　生活垃圾桶、医疗垃圾桶。

【操作步骤】

**1. 核对**　携用物至患者床旁，核对患者床号、姓名、腕带。

**2. 摆体位**　松开被尾。协助患者脱去其对侧裤腿盖于近侧腿上，对侧下肢用盖被遮盖，患者取屈膝仰卧位，双腿略外展，露出外阴。将一次性治疗巾垫于患者臀下。

**3. 初步消毒**　消毒双手。核对检查并打开导尿包，取出初步消毒用物，弯盘置于近外阴处。操作者戴上手套，一手持血管钳夹取消毒棉球初步消毒。消毒顺序如下：阴阜→对侧大阴唇→近侧大阴唇→对侧大小阴唇之间→近侧大小阴唇之间→对侧小阴唇→近侧小阴唇→尿道口至肛门。消毒完毕，脱下手套置弯盘内，将弯盘移至治疗车下层。注意：1 个棉球只用 1 次，擦洗的顺序应从上到下，从外到内。

**4. 打开导尿包**　消毒双手。在患者两腿之间，打开导尿包，按无菌技术操作打开治疗巾，形成无菌区。

**5. 戴手套、铺孔巾**　戴无菌手套，铺孔巾。

**6. 摆放用物**　按操作顺序整理好用物，检查导尿管气囊是否漏气，将导尿管末端与集尿袋相连，润滑导尿管。将润滑过的导尿管、血管钳放于一个弯盘内；另一个装有消毒液棉球、镊子的弯盘置于会阴下方。

**7. 再次消毒**　操作者用左手的拇指和示指分开患者的小阴唇，暴露尿道口，用消毒液棉球消毒，顺序如下：尿道口→对侧小阴唇→近侧小阴唇→尿道口。注意：1 个棉球只用 1 次，消毒顺序应从上到下，从内到外，消毒尿道口时稍停片刻。消毒完毕后，将用过的血管钳和棉球放于弯盘内，移出无菌区。

**8. 插尿管**　将无菌盘置于孔巾口旁，嘱患者张口呼吸。用右手持镊子，将导尿管对准尿道口轻轻插入尿道 4~6cm，见尿流出后，再插入 7~10cm。

**9. 固定尿管**　根据导尿管上注明的气囊容积注入等量的无菌溶液，轻拉导尿管有阻力感，即证实导尿管固定于膀胱内。

**10. 固定集尿管**　夹闭导尿管，撤除孔巾，擦净外阴，将集尿袋从大腿下穿出，用安全别针固定在床单上，开放导尿管。

**11. 操作后处理**

（1）分类处理用物，脱下手套。

（2）洗手，协助患者穿好裤子，取舒适卧位，整理床单位。

（3）洗手，做好记录。

【考核评价】

留置导尿术操作考核评价见表 1-14。

表1-14 留置导尿术操作考核评价表（女患者）

| 项目 | 项目总分 | 要求 | 标准分 | 扣分 | 说明 |
|---|---|---|---|---|---|
| 素质要求 | 5 | 服装、鞋帽整洁 | 3 | | |
| | | 仪表大方、举止端庄 | 2 | | |
| 操作准备 | 10 | 核对（床号、姓名、腕带），评估患者（病情、意识、心理合作程度），解释（操作目的、配合方法） | 3 | | *备物不齐，此项无分；使用过期物品，此项操作不及格 |
| | | 剪短指甲、洗手、戴口罩 | 2 | | |
| | | 备齐用物，放置合理* | 3 | | |
| | | 环境（安全、整洁、注意保护隐私、调节室温） | 2 | | |
| 操作过程 | 60 | 床旁核对（腕带、床号、姓名）、解释 | 2 | | *初步消毒的顺序、部位错误，此项无分 |
| | | 注意遮挡 | 2 | | |
| | | 患者体位摆放正确，注意保暖 | 2 | | |
| | | 臀下铺巾 | 1 | | |
| | | 消毒双手 | 2 | | |
| | | 打开导尿包外层方法正确 | 2 | | |
| | | 初步消毒方法正确* | 4 | | |
| | | 消毒双手 | 2 | | |
| | | 遵循无菌原则在患者两腿间打开导尿包* | 5 | | *违反无菌操作原则，导尿包、导尿管、无菌手套等无菌物品被污染，此项操作不及格 |
| | | 戴手套方法正确* | 5 | | |
| | | 铺孔巾方法正确（不暴露肛门） | 2 | | |
| | | 按操作顺序整理好用物，无污染* | 2 | | |
| | | 检查尿管气囊方法正确 | 2 | | |
| | | 将尿管与集尿袋相连 | 2 | | |
| | | 润滑导尿管长度合适 | 2 | | |
| | | 再次消毒小阴唇、尿道口方法、顺序正确* | 4 | | *再次消毒的顺序、部位错误，此项无分 |
| | | 用后的消毒物品处置正确 | 2 | | |
| | | 二次核对患者 | 2 | | |
| | | 插管手法正确 | 2 | | |
| | | 插入深度正确 | 2 | | |
| | | 固定尿管方法正确（打气囊、回拉尿管） | 5 | | |
| | | 留取尿标本方法正确 | 1 | | |
| | | 集尿袋固定方法正确 | 2 | | |
| | | 擦净外阴 | 1 | | |
| | | 再次核对患者 | 2 | | |
| 操作后处理 | 5 | 消毒双手 | 1 | | |
| | | 协助患者穿好裤子，卧位舒适，告知注意事项 | 2 | | |
| | | 用后物品处理正确 | 1 | | |
| | | 洗手，正确记录 | 1 | | |
| 效果评价 | 10 | 操作熟练，流程清晰 | 3 | | |
| | | 严格查对 | 2 | | |
| | | 无菌观念强 | 3 | | |
| | | 动作流畅、准确、节力 | 2 | | |
| 评价者表现 | 10 | 评价者思路清晰，内容正确、完整 | 10 | | |
| 总分 | 100 | | 100 | | |

考核者：_____          考核时间：___年___月___日

## 十二、大量不保留灌肠法

【学习目标】

1. 正确描述大量不保留灌肠的目的、注意事项。

2. 正确实施大量不保留灌肠法，在灌肠过程中注重与患者的沟通，关爱患者，并正确指导患者。

【实验安排】

**1. 学时** 4学时，其中大量不保留灌肠法的练习和考核各2学时。

**2. 学习方法** 讲授法、观看操作视频、示教、分组模拟练习。

**3. 考核方式** 小组合作式视频考核（考核方式同无菌技术操作）。

【操作前准备】

**1. 评估患者并解释**

（1）解释 向患者及家属解释灌肠的目的、操作方法、注意事项和配合要点。

（2）评估 患者的年龄、病情、临床诊断、意识状态、心理状况、排便情况、理解配合能力。

**2. 患者准备** 了解灌肠的目的、方法和注意事项，并配合操作；灌肠前排尿。

**3. 环境准备** 酌情关闭门窗，用床帘遮挡患者。保持合适的室温。光线充足或有足够的照明。

**4. 护士准备** 衣帽整洁，修剪指甲，洗手，戴口罩。

**5. 用物准备**

（1）治疗车上层 一次性灌肠器包（包内有灌肠筒、引流管、肛管一套，孔巾、垫巾、肥皂冻1包、纸巾数张、手套）、医嘱执行本、弯盘、水温计、手消毒液。根据医嘱准备的灌肠液。

（2）治疗车下层 便盆、便盆巾、生活垃圾桶、医疗垃圾桶。

（3）灌肠溶液 常用0.1%~0.2%肥皂液500~1000mL，39~41℃，降温时用28~32℃，中暑用4℃生理盐水。

（4）其他 输液架。

【操作步骤】

**1. 核对** 携用物至患者床旁，核对患者床号、姓名、腕带及灌肠溶液。

**2. 准备体位** 协助患者取左侧卧位，双膝屈曲，褪裤至膝部，臀部移至床沿。

**3. 暴露臀部** 盖好被子，只暴露臀部，消毒双手。

**4. 铺垫巾** 检查灌肠器包并打开，取出垫巾并铺于患者臀下。

**5. 准备灌肠筒** 取出灌肠筒，关闭引流管上的开关，将灌肠液倒入灌肠筒内，测量温度。

**6. 挂灌肠筒** 将灌肠筒挂于输液架上，筒内液面距肛门40~60cm。

**7. 戴手套**

**8. 润滑肛管** 润滑肛管前段，放入弯盘，弯盘置于臀旁。

**9. 连接肛管、排气** 连接肛管，排尽管内空气，关闭开关。

**10. 插管** 左手垫卫生纸分开患者臀部，暴露肛门，嘱患者深呼吸，右手将肛管轻轻插入直肠 7~10cm。固定肛管。

**11. 灌液** 打开开关，使溶液缓缓流入。

**12. 观察** 观察患者的反应及液面下降速度。患者若有便意，嘱患者张口深呼吸，放松腹部肌肉，并降低灌肠筒的高度。若液面下降过慢或停止下降，说明溶液流入受阻，只需稍稍移动肛管，无效时，可更换肛管重新插入；若患者出现脉速、面色苍白、大汗、剧烈疼痛、心慌气促，说明可能发生肠道剧烈痉挛或出血，应立即停止灌肠，与医师联系，及时给予处理。

**13. 拔管** 待液体即将灌完时，夹闭肛管，用卫生纸包住肛管轻轻拔出，分离肛管，放于弯盘内，擦净肛门。脱下手套，消毒双手。

**14. 保留灌肠液** 协助患者取舒适体位。嘱其尽量保留 5~10 分钟后再排便。

**15. 排便** 对不能下床的患者，给予便器，将卫生纸、呼叫器放于易取处。

**16. 操作后处理**

（1）整理用物：排便后及时取出便器，擦净肛门，协助患者穿裤，整理床单位，开窗通风。

（2）采集标本：观察大便性状，必要时留取送标本送检。

（3）分类处理用物。

（4）洗手，记录患者排便情况。

**【考核评价】**

大量不保留灌肠法操作考核评价见表 1-15。

表 1-15 大量不保留灌肠法操作考核评价表（女患者）

| 项目 | 项目总分 | 要求 | 标准分 | 扣分 | 说明 |
|---|---|---|---|---|---|
| 素质要求 | 5 | 服装、鞋帽整洁<br>仪表大方，举止端庄 | 3<br>2 | | |
| 操作准备 | 10 | 核对（床号、姓名、腕带），评估患者（病情、意识、心理合作程度），解释（操作目的、配合方法）<br>剪短指甲、洗手、戴口罩<br>备齐用物，放置合理 *<br>环境（安全、整洁、注意保护隐私、调节室温） | 3<br><br>2<br>3<br>2 | | *备物不齐，此项无分；使用过期物品，此项操作不及格 |
| 操作过程 | 60 | 配制灌肠液方法正确（水温适宜、液量准确、药物浓度换算准确、量取方法准确）<br>床旁核对、解释（查对床号、姓名、腕带）<br>注意遮挡<br>体位正确，臀下铺巾，盖被<br>灌肠筒高度适宜<br>戴手套<br>润滑肛管、润滑长度适宜<br>肛管连接紧密，不沾湿床单<br>排气时，排出液体适宜<br>插管手法正确，深度适宜<br>固定肛管，勿脱出<br>观察溶液灌入情况和患者反应，根据患者反应给予指导<br>拔管时无回流或液体滴出、无污染<br>分离肛管放于弯盘内<br>擦净肛门 | 8<br><br>2<br>2<br>6<br>5<br>2<br>4<br>5<br>5<br>5<br>4<br>6<br>2<br>2<br>2 | | |

续表

| 项目 | 项目总分 | 要求 | 标准分 | 扣分 | 说明 |
|---|---|---|---|---|---|
| 操作后处理 | 5 | 脱手套、消毒双手 | 1 | | |
| | | 协助患者穿好裤子，卧位舒适，告知注意事项（给卧床患者放置便盆正确） | 2 | | |
| | | 用后物品处理正确 | 1 | | |
| | | 洗手，正确记录 | 1 | | |
| 效果评价 | 10 | 准备用物时间＜5分钟 | 1 | | |
| | | 操作熟练，程序清晰 | 5 | | |
| | | 动作流畅、准确、节力 | 4 | | |
| 评价者表现 | 10 | 评价者思路清晰，内容正确、完整 | 10 | | |
| 总分 | 100 | | 100 | | |

考核者：＿＿＿＿＿＿＿＿　　　　　　　　考核时间：＿＿年＿＿月＿＿日

## 十三、药液抽吸法

【学习目标】

1. 正确实施药液抽吸法，做到剂量准确、不浪费，动作熟练。

2. 操作过程中注意严格按照无菌技术执行。

【实验安排】

**1. 学时**　2学时。

**2. 学习方法**　讲授法、观看操作视频、示教、分组模拟练习。

【操作前准备】

**1. 环境准备**　整洁，符合无菌操作要求。

**2. 护士准备**　衣帽整齐，剪短指甲，洗手，戴口罩。

**3. 用物准备**

（1）治疗车上层　大安瓿一只、小安瓿一只、密封瓶一只（按医嘱准备）、治疗盘、无菌治疗巾、注射器一套、75%乙醇、0.5%碘伏、无菌棉签、无菌纱布、砂轮、医嘱单、启瓶器、手消毒液。

（2）治疗车下层　锐器盒、生活垃圾桶、医疗垃圾桶。

【操作步骤】

**1. 自小安瓿中抽吸药液**

（1）铺无菌盘　在治疗盘内铺上无菌治疗巾，将上层扇形折叠，开口边向外，备用。

（2）核对、检查药物　根据医嘱双人核对药物瓶签（药名、浓度、剂量、用法、时间）；检查药液质量。

（3）准备、消毒安瓿　用手指轻弹安瓿颈部，使安瓿颈部的药液完全流至体部，用砂轮在安瓿颈部划一道锯痕，用75%乙醇棉签擦拭锯痕后，垫无菌纱布将其掰断。如安瓿颈部有一标志（蓝点），则无须划痕，用 75% 乙醇棉签消毒后，垫无菌纱布将其掰断。

（4）检查、准备注射器 检查注射器的有效期、密封度等，撕开包装，调整针尖斜面与刻度在同一平面上并拧紧，取下护针帽。

（5）抽吸药液 以左手示指和中指夹持小安瓿体部，右手持注射器，将针头斜面朝下，贴在安瓿壁上，举起安瓿，使瓶口朝下，右手抽动活塞柄，吸取药液。注意手不可触及活塞体部。

（6）排气、核对 抽吸完毕，排尽注射器空气，将空安瓿或护针帽套在针头上，以免污染。再次核对（医嘱和药物）无误后，置于无菌盘中备用。

（7）操作后处理 分类处理用物，洗手。

**2. 自大安瓿中抽吸药液**

（1）～（4） 同上。

（5）抽吸药液 以左手拇指和示指夹持大安瓿体部，右手持注射器，将针头斜面朝下，贴在安瓿壁上，使针头置入安瓿内的药液中，左手中指、无名指与大鱼际相对挟持住针筒，右手抽动活塞柄，吸取药液。注意手不可触及活塞体部。

（6）排气、核对 抽吸完毕，排尽注射器空气，将空安瓿或护针帽套在针头上，以免污染。再次核对（医嘱和药物）无误后，置于无菌盘中备用。

（7）操作后处理 分类处理用物，洗手。

**3. 自密封瓶中抽吸药液**

（1）～（2） 同上。

（3）准备、消毒密封瓶 用启瓶器除去铝盖的中心部分（或直接掰开瓶盖上的保护盖），常规消毒瓶塞，待干。

（4）检查、准备注射器 检查注射器的有效期、密封度等，撕开包装，调整针尖斜面与刻度在一平面上并拧紧，取下护针帽。

（5）抽吸药液 向瓶内注入与所需药液等量的空气，倒转药瓶，使针头在液面以下，吸取药液至所需量，以示指固定针栓，拔出针头。

（6）排气、核对 抽吸完毕，排尽注射器空气，将原密封空药瓶或护针帽套在针头上，以免污染。再次核对（医嘱和药物）无误后，置于无菌盘中备用。

（7）操作后处理 分类处理用物，洗手。

**拓展阅读**

结晶或粉剂注射剂需按要求先用无菌生理盐水、注射用水或专用溶酶充分溶解后再吸取；混悬剂需摇匀后吸取；吸取油剂或混悬剂时，需选用相对较粗的针头。

**【考核评价】**

药液抽吸操作考核评价见表 1–16。

表 1-16　药液抽吸操作考核评价表

| 项目 | 项目总分 | 要求 | 标准分 | 扣分 | 说明 |
|---|---|---|---|---|---|
| 素质要求 | 5 | 服装、鞋帽整洁<br>仪表大方、举止端庄 | 3<br>2 | | |
| 操作准备 | 10 | 剪短指甲，洗手，戴口罩<br>备齐用物，放置合理 * | 4<br>6 | | *备物不齐，此项无分；使用过期物品，此项操作不及格 |
| 小安瓿 | 20 | 双人核对医嘱，检查药液<br>锯痕位置、方法正确<br>消毒、掰断方法正确<br>准备注射器、针头方法正确<br>正确抽吸药液、不污染活塞 *<br>药液抽吸剂量准确，排气方法正确、无浪费 *<br>套空安瓿或护针帽方法正确 | 2<br>2<br>2<br>2<br>5<br>5<br>2 | | *污染活塞，此项无分<br>*剂量不准确，此项无分 |
| 大安瓿 | 20 | 双人核对医嘱，检查药液<br>锯痕位置、方法正确<br>消毒、掰断方法正确<br>准备注射器、针头方法正确<br>正确抽吸药液、不污染活塞 *<br>药液抽吸剂量准确，排气方法正确、无浪费 *<br>套空安瓿或护针帽方法正确 | 2<br>2<br>2<br>2<br>5<br>5<br>2 | | *污染活塞，此项无分<br>*剂量不准确，此项无分 |
| 密封瓶 | 20 | 双人核对医嘱，检查药液<br>开启瓶盖、消毒方法正确<br>准备注射器、针头方法正确<br>结晶或粉剂时，溶液方法正确<br>正确抽吸药液、不污染活塞 *<br>药液抽吸剂量准确，排气方法正确、无浪费 *<br>套空药瓶或护针帽方法正确 | 2<br>2<br>2<br>2<br>5<br>5<br>2 | | *污染活塞，此项无分<br>*剂量不准确，此项无分 |
| 操作后处理 | 5 | 置入治疗盘方法正确<br>治疗巾折叠正确<br>用后物品正确处理<br>洗手 | 1<br>1<br>2<br>1 | | |
| 效果评价 | 10 | 操作熟练，程序清晰<br>动作轻巧、准确、稳重<br>严格查对，无菌观念强 | 2<br>4<br>4 | | |
| 评价者表现 | 10 | 评价者思路清晰，内容正确、完整 | 10 | | |
| 总分 | 100 | | 100 | | |

考核者：_____　　　　　　　　考核时间：___年___月___日

## 十四、皮内注射法

【学习目标】

1. 正确实施皮内注射法，正确选择注射部位，动作熟练。

2.操作过程中注意严格查对并按照无菌技术执行。

【实验安排】

**1. 学时** 2学时。

**2. 学习方法** 讲授法、观看操作视频、示教、分组模拟练习。

**3. 考核方式** 小组合作式课堂考核（考核方式同生命体征的测量）。

【操作前准备】

**1. 评估患者并解释**

（1）解释 向患者及家属解释皮内注射的目的、方法、注意事项及配合要点。

（2）评估 患者的病情、治疗情况、用药史、过敏史、家族史；意识状态、心理状态、对用药的认知及合作程度；注射部位的皮肤状况。

**2. 患者准备** 了解皮内注射的目的、方法、注意事项、配合要点、药物作用及不良反应；协助取舒适体位，暴露注射部位。

**3. 环境准备** 整洁、安静、舒适、安全、光线适宜。

**4. 护士准备** 衣帽整齐，修剪指甲，洗手，戴口罩。

**5. 用物准备**

（1）治疗车上层 注射盘、无菌治疗巾、生理盐水、无菌棉签、1mL注射器一套、药液（按医嘱准备），另备一套2mL注射器、0.1%肾上腺素1支、医嘱本、治疗本、手消毒液等。

（2）治疗车下层 锐器盒、生活垃圾桶、医疗垃圾桶。

【操作步骤】

**1. 核对、检查药物** 根据医嘱双人核对药液瓶签（药名、浓度、剂量、给药方法及时间）；检查药液质量。

**2. 抽吸药液** 正确抽吸药液，置于治疗盘内。

**3. 床旁核对** 携用物至患者床旁，核对患者床号、姓名、腕带，再次询问有无过敏史后，协助患者取合适体位，选择注射部位。

**4. 消毒** 用75%乙醇消毒局部皮肤，待干。

**5. 二次核对、排气** 再次核对患者（床号、姓名、腕带）、药液（药名、浓度、剂量、给药方法及时间），排尽注射器内气体。

**6. 穿刺** 左手绷紧前臂内侧皮肤，右手以平执式持注射器，针尖斜面向上与皮肤成5°角或放平注射器，紧贴皮肤刺入。

**7. 注射** 待针头斜面完全进入皮内后，左手拇指固定针栓，右手推注药液0.1mL，使局部形成一个皮丘，随即拔出针头。

**8. 再次核对，记录** 再次核对患者和药物，记录注射时间，告知患者20分钟后观察结果。嘱咐患者不要按揉注射部位，勿离开病室。

**9. 操作后处理**

（1）协助患者取舒适体位，告知患者注意事项。

（2）分类处理用物。

（3）洗手，记录。

注意：忌用碘类消毒剂消毒皮肤，若患者乙醇过敏，可选用生理盐水进行皮肤清洁；进针深度以针头斜面全部进入皮内即可。

**【考核评价】**

皮内注射法操作考核评价见表1-17。

**表1-17 皮内注射法操作考核评价表**

| 项目 | 项目总分 | 要求 | 标准分 | 扣分 | 说明 |
|------|---------|------|--------|------|------|
| 素质要求 | 5 | 服装、鞋帽整洁<br>仪表大方、举止端庄 | 3<br>2 | | |
| 操作准备 | 10 | 核对（床号、姓名、腕带），评估患者（病情、过敏史及局部皮肤状况），解释（操作目的、配合方法）<br>剪短指甲，洗手，戴口罩<br>备齐用物，放置合理 *<br>环境安全、整洁、光线适宜 | 5<br><br><br>2<br>2<br>1 | | *备物不齐，此项无分；药品准备错误者，未评估过敏史者，此项操作不及格 |
| 操作过程 | 60 | 双人核对医嘱，检查药液<br>锯痕位置、方法正确<br>消毒、掰断方法正确<br>准备注射器、针头方法正确<br>正确抽吸药液、不污染活塞 *<br>药液抽吸剂量准确，排气方法正确、无浪费 *<br>套空安瓿或护针帽方法正确<br>置入治疗盘方法正确<br>治疗巾折叠正确<br>床旁核对、解释（查对腕带、床号、姓名）<br>体位正确<br>注射部位定位正确 *<br>消毒皮肤范围、方法正确<br>二次排气方法正确（不浪费药液，无污染）<br>二次核对（核对患者和药液）<br>进针角度、深度适宜，皮丘符合要求<br>注药剂量准确 *<br>拔针方法正确，不按揉局部<br>再次核对（核对患者和药液）<br>记录皮内注射时间 | 4<br>2<br>2<br>2<br>4<br>2<br>1<br>2<br>1<br>4<br>2<br>4<br>4<br>2<br>4<br>8<br>2<br>4<br>4<br>2 | | *污染活塞，此项无分<br>*剂量不准确，此项无分<br>*定位错误，此项操作不及格<br>*注射剂量不准确，此项操作不及格 |
| 操作后处理 | 5 | 安置患者，告知注意事项<br>用后物品正确处理<br>洗手，正确记录<br>准确适时观察反应（时间、结果、判断） | 1<br>1<br>1<br>2 | | |
| 效果评价 | 10 | 操作熟练，程序清晰<br>动作轻巧、准确、稳重<br>严格查对，无菌观念强<br>正确、灵活处置临床情景 | 2<br>2<br>4<br>2 | | |
| 评价者表现 | 10 | 评价者思路清晰，内容正确、完整 | 10 | | |
| 总分 | 100 | | 100 | | |

考核者：_____          考核时间：____年____月____日

## 十五、皮下注射法

【学习目标】

1. 正确实施皮下注射法，正确选择注射部位，动作熟练。

2. 操作过程中注意严格查对并按照无菌技术执行。

【实验安排】

**1. 学时** 2学时。

**2. 学习方法** 讲授法、观看操作视频、示教、分组模拟练习。

**3. 考核方式** 小组合作式课堂考核（考核方式同生命体征的测量）。

【操作前准备】

**1. 评估患者并解释**

（1）解释 向患者及家属解释皮下注射的目的、方法、注意事项、配合要点、药物作用及不良反应。

（2）评估 患者的病情、治疗情况、用药史、过敏史；意识状态、肢体活动能力、对用药的认知及合作程度；注射部位的皮肤及皮下组织状况。

**2. 患者准备** 了解皮下注射的目的、方法、注意事项、配合要点、药物作用及不良反应；取舒适卧位，暴露注射部位。

**3. 环境准备** 整洁、安静、舒适、安全、光线适宜。

**4. 护士准备** 衣帽整齐，剪短指甲，洗手，戴口罩。

**5. 用物准备**

（1）治疗车上层 注射盘、无菌治疗巾、0.5% 碘伏、无菌棉签、2mL 注射器一套、药液（按医嘱准备）、医嘱本、治疗本、手消毒液等。

（2）治疗车下层 锐器盒、生活垃圾桶、医疗垃圾桶。

【操作步骤】

**1. 核对、检查药物** 根据医嘱双人核对药液瓶签（药名、浓度、剂量、给药方法及时间）；检查药液质量。

**2. 抽吸药液** 正确抽吸药液，置于治疗盘内。

**3. 床旁核对** 携用物至患者床旁，核对患者床号、姓名、腕带。协助患者取合适体位，选择注射部位。

**4. 消毒皮肤** 用 0.5% 碘伏消毒局部皮肤，待干。

**5. 二次核对、排气** 再次核对患者（床号、姓名、腕带）、药液（药名、浓度、剂量、给药方法及时间），排尽注射器内气体。

**6. 注射** 左手夹一支无菌棉签并绷紧注射部位皮肤，右手持注射器，示指固定针栓，针头斜面向上与皮肤成30°~40°，过瘦者可捏起注射部位，迅速刺入皮下，深度为针梗的1/2~2/3；左手抽动活塞柄，确定无回血后，缓慢均匀注入药液。

**7. 拔针** 注射完毕，用无菌棉签轻放针刺处，快速拔针，并用干棉签按压针孔处片刻。

**8.再次核对** 再次核对患者和药物。

**9. 操作后处理**

（1）协助患者取舒适体位，告知患者注意事项。

（2）分类处理用物。

（3）洗手、记录。

**【考核评价】**

皮下注射法操作考核评价见表1-18。

表1-18 皮下注射法操作考核评价表

| 项目 | 项目总分 | 要求 | 标准分 | 扣分 | 说明 |
|---|---|---|---|---|---|
| 素质要求 | 5 | 服装、鞋帽整洁<br>仪表大方、举止端庄 | 3<br>2 | | |
| 操作准备 | 10 | 核对（床号、姓名、腕带），评估患者（病情、局部皮肤及皮下组织状况），解释（操作目的、配合方法）<br>剪短指甲，洗手，戴口罩<br>备齐用物，放置合理*<br>环境安全、整洁、光线适宜 | 5<br><br><br>2<br>2<br>1 | | *备物不齐，此项无分；药品准备错误，此项操作不及格 |
| 操作过程 | 60 | 双人核对医嘱，检查药液<br>锯痕位置、方法正确<br>消毒、掰断方法正确<br>准备注射器、针头方法正确<br>正确抽吸药液、不污染活塞*<br>药液抽吸剂量准确，排气方法正确、无浪费*<br>套空安瓿或护针帽方法正确<br>置入治疗盘方法正确<br>治疗巾折叠正确<br>床旁核对、解释（查对腕带、床号、姓名）<br>体位正确<br>注射部位定位正确*<br>消毒皮肤范围、方法正确<br>二次排气方法正确（不浪费药液，无污染）<br>二次核对（核对患者和药液）<br>进针角度、深度适宜<br>注射前回抽血、注药速度适宜<br>拔针方法正确<br>再次核对（核对患者和药液）<br>注意用药后反应 | 4<br>2<br>2<br>2<br>4<br>2<br>1<br>2<br>1<br>4<br>2<br>4<br>4<br>2<br>4<br>8<br>2<br>4<br>4<br>2 | | *污染活塞，此项无分<br>*剂量不准确，此项无分<br>*定位错误，此项操作不及格 |
| 操作后处理 | 5 | 安置患者，告知注意事项<br>用后物品处理正确<br>洗手，正确记录 | 2<br>2<br>1 | | |
| 效果评价 | 10 | 操作熟练，程序清晰<br>动作轻巧、准确、稳重<br>严格查对，无菌观念强<br>正确、灵活处置临床情景 | 2<br>2<br>4<br>2 | | |
| 评价者表现 | 10 | 评价者思路清晰、内容正确、完整 | 10 | | |
| 总分 | 100 | | 100 | | |

考核者：_____ 考核时间：____年____月____日

## 十六、肌内注射法

【学习目标】

1. 正确实施肌内注射法，正确摆放卧位，正确选择注射部位，动作熟练。

2. 操作过程中注意严格查对并按照无菌技术执行。

【实验安排】

**1. 学时**  4 学时。

**2. 学习方法**  讲授法、观看操作视频、示教、分组模拟练习。

**3. 考核方式**  小组合作式课堂考核（考核方式同生命体征的测量）。

【操作前准备】

**1. 评估患者并解释**

（1）解释  向患者及家属解释肌内注射的目的、方法、注意事项、配合要点、药物作用及不良反应。

（2）评估  患者的病情、治疗情况、用药史、过敏史；意识状态、肢体活动能力、对用药的认知及合作程度；注射部位的皮肤及肌肉组织状况。

**2. 患者准备**  了解肌内注射的目的、方法、注意事项、配合要点、药物作用及不良反应；取舒适卧位，暴露注射部位。

**3. 环境准备**  整洁、安静、舒适、安全、光线适宜，必要时用床帘遮挡。

**4. 护士准备**  衣帽整齐，剪短指甲，洗手，戴口罩。

**5. 用物准备**

（1）治疗车上层  注射盘、无菌治疗巾、0.5% 碘伏、无菌棉签、5mL 注射器一套（或根据药液量、性质准备）、药液（按医嘱准备）、医嘱本、治疗本、手消毒液等。

（2）治疗车下层  锐器盒、生活垃圾桶、医疗垃圾桶。

【操作步骤】

**1. 核对、检查药物**  根据医嘱双人核对药液瓶签（药名、浓度、剂量、给药方法及时间）；检查药液质量。

**2. 抽吸药液**  正确抽吸药液，置于治疗盘内。

**3. 床旁核对**  携用物至患者床旁，核对患者床号、姓名、腕带。协助患者取合适体位，选择注射部位。协助患者取合适体位，选择注射部位（以臀大肌为注射部位），用示指、中指轻按注射部位有无炎症、瘢痕、硬结或压痛。嘱咐患者放松局部。

**4. 消毒皮肤**  用 0.5% 碘伏消毒局部皮肤，待干。

**5. 二次核对、排气**  再次核对患者（床号、姓名、腕带）、药液（药名、浓度、剂量、给药方法及时间），排尽注射器内气体。

**6. 注射**  左手夹一支无菌棉签并绷紧注射部位皮肤，右手持注射器，右手中指或无名指固定针栓，用手臂带动腕部力量，将针头迅速垂直刺入，深度约为针梗的 2/3。左手放松皮肤，回抽活塞柄，确定无回血后，缓慢均匀推注药液。

**7. 拔针**  注射完毕，用无菌棉签轻放针刺处，快速拔针，并用干棉签按压针孔处片刻。

**8.再次核对** 再次核对患者和药物。

**9. 操作后处理**

（1）协助患者取舒适体位，告知患者注意事项。

（2）分类处理用物。

（3）洗手，记录。

【考核评价】

肌内注射法操作考核评价见表1-19。

表1-19 肌内注射法操作考核评价表

| 项目 | 项目总分 | 要求 | 标准分 | 扣分 | 说明 |
|---|---|---|---|---|---|
| 素质要求 | 5 | 服装、鞋帽整洁 | 3 | | |
| | | 仪表大方、举止端庄 | 2 | | |
| 操作准备 | 10 | 核对（床号、姓名、腕带），评估患者（病情、局部皮肤及肌肉组织状况），解释（操作目的、配合方法） | 5 | | *备物不齐，此项无分；药品准备错误，此项操作不及格 |
| | | 剪短指甲，洗手，戴口罩 | 2 | | |
| | | 备齐用物，放置合理* | 2 | | |
| | | 环境安全、整洁、光线适宜，必要时用床帘遮挡 | 1 | | |
| 操作过程 | 60 | 双人核对医嘱，检查药液 | 4 | | *污染活塞，此项无分 *剂量不准确，此项无分 *定位错误，此项操作不及格 |
| | | 手指轻弹安瓿颈部，使药液完全流至体部，方法正确 | 2 | | |
| | | 锯痕位置、方法正确 | 2 | | |
| | | 消毒、掰断方法正确 | 2 | | |
| | | 准备注射器，针头方法正确 | 2 | | |
| | | 正确抽吸药液、不污染活塞* | 4 | | |
| | | 药液抽吸干净，排气方法正确、不浪费药液* | 2 | | |
| | | 套空安瓿或护针帽方法正确 | 1 | | |
| | | 注射器置入治疗盘方法正确 | 2 | | |
| | | 治疗巾折叠正确 | 1 | | |
| | | 床旁核对、解释（查对腕带、床号、姓名） | 4 | | |
| | | 体位正确 | 2 | | |
| | | 注射部位定位正确* | 4 | | |
| | | 消毒皮肤范围、方法正确 | 4 | | |
| | | 二次排气方法正确（不浪费药液，无污染） | 2 | | |
| | | 二次核对（核对患者和药液） | 4 | | |
| | | 进针角度、深度适宜 | 8 | | |
| | | 注射前回抽血、注药速度适宜 | 4 | | |
| | | 拔针方法正确 | 2 | | |
| | | 再次核对（核对患者和药液） | 4 | | |
| | | 注意用药后反应 | 2 | | |
| 操作后处理 | 5 | 安置患者，告知注意事项 | 2 | | |
| | | 用后物品处理正确 | 2 | | |
| | | 洗手，正确记录 | 1 | | |

续表

| 项目 | 项目总分 | 要求 | 标准分 | 扣分 | 说明 |
|------|---------|------|--------|------|------|
| 效果评价 | 10 | 操作熟练，程序清晰<br>动作轻巧、准确、稳重<br>严格查对，无菌观念强<br>正确、灵活处置临床情景 | 2<br>2<br>4<br>2 | | |
| 评价者表现 | 10 | 评价者思路清晰、内容正确、完整 | 10 | | |
| 总分 | 100 | | 100 | | |

考核者：_____　　　　　　　　考核时间：___年___月___日

## 十七、静脉注射法（四肢静脉注射法）

【学习目标】

1.正确实施静脉注射法，正确选择注射部位，动作熟练。

2.操作过程中注意严格查对并按照无菌技术执行。

【实验安排】

**1.学时**　2学时。

**2.学习方法**　讲授法、观看操作视频、示教、分组模拟练习。

【操作前准备】

**1.评估患者并解释**

（1）解释　向患者及家属解释静脉注射的目的、方法、注意事项、配合要点、药物作用及不良反应。

（2）评估　患者的病情、治疗情况、用药史、过敏史；意识状态、肢体活动能力、对用药的认知及合作程度；注射部位的皮肤状况、静脉充盈度及管壁弹性。

**2.患者准备**　了解静脉注射的目的、方法、注意事项、配合要点、药物作用及不良反应；取舒适卧位，暴露注射部位。

**3.环境准备**　整洁、安静、舒适、安全、光线适宜。

**4.护士准备**　衣帽整齐，洗手，戴口罩。

**5.用物准备**

（1）治疗车上层　注射盘、无菌治疗巾、0.5%碘伏、无菌棉签、所需规格的注射器一套（或备型号合适的头皮针）、药液（按医嘱准备）、止血带、垫枕、一次性治疗巾、医嘱本、治疗本、手消毒液等，必要时备无菌手套。

（2）治疗车下层　锐器盒、生活垃圾桶、医疗垃圾桶。

【操作步骤】

**1.核对、检查药物**　根据医嘱双人核对药液瓶签（药名、浓度、剂量、给药方法及时间）；检查药液质量。

**2.抽吸药液**　正确抽吸药液，置于治疗盘内。

**3. 床旁核对** 携用物至患者床旁，核对患者床号、姓名、腕带。

**4. 选择静脉** 选择合适的静脉，用手指探明静脉走向及深浅，在穿刺部位的肢体下方垫小枕，铺一次性治疗巾。

**5. 系止血带** 在穿刺部位上方约 6cm 处扎上止血带。

**6. 消毒皮肤** 用 0.5% 碘伏消毒局部皮肤，待干，嘱患者握拳。

**7. 二次核对、排气** 再次核对患者（床号、姓名、腕带）、药液（药名、浓度、剂量、给药方法及时间），排尽注射器内空气。

**8. 穿刺** 以一手拇指绷紧静脉下方皮肤，使静脉固定，另一手持注射器，示指固定针栓，针尖斜面向上，与皮肤成 15°～30°，在静脉上方或侧方刺入皮下，再沿静脉走向潜行刺入，见回血后再顺静脉进针少许。

**9. 固定针头、推注药液** 松开止血带，同时嘱患者松拳，一手固定针头，另一手缓慢推注药液（如为头皮针，可用胶布固定）。

**10. 拔针** 注射完毕，将无菌棉签放于穿刺点上方，迅速拔出针头按压片刻。

**11. 再次核对** 再次核对患者和药物。

**12. 操作后处理**

（1）协助患者取舒适体位，告知患者注意事项。

（2）分类处理用物。

（3）洗手，记录。

**【考核评价】**

静脉注射法操作考核评价见表 1-20。

表 1-20 静脉注射法操作考核评价表

| 项目 | 项目总分 | 要求 | 标准分 | 扣分 | 说明 |
|---|---|---|---|---|---|
| 素质要求 | 5 | 服装、鞋帽整洁 | 3 | | |
| | | 仪表大方、举止端庄 | 2 | | |
| 操作准备 | 10 | 核对（床号、姓名、腕带），评估患者（病情、局部皮肤及静脉状况），解释（操作目的、配合方法） | 5 | | *备物不齐，此项无分；药品准备错误，此项操作不及格 |
| | | 剪短指甲，洗手，戴口罩 | 2 | | |
| | | 备齐用物，放置合理* | 2 | | |
| | | 环境安全、整洁、光线适宜，必要时用床帘遮挡 | 1 | | |
| 操作过程 | 60 | 双人核对医嘱，检查药液 | 4 | | |
| | | 手指轻弹安瓿颈部，使药液完全流至体部，方法正确 | 2 | | *污染活塞，此项无分 |
| | | 锯痕位置、方法正确 | 2 | | |
| | | 消毒、掰断方法正确 | 2 | | *剂量不准确，此项无分 |
| | | 准备注射器，针头方法正确 | 2 | | |
| | | 正确抽吸药液、不污染活塞* | 4 | | *未二松，此项无分 |
| | | 药液抽吸干净，排气方法正确、不浪费药液* | 2 | | |
| | | 套空安瓿或护针帽方法正确 | 1 | | |
| | | 注射器置入治疗盘方法正确 | 2 | | |
| | | 治疗巾折叠正确 | 1 | | |
| | | 床旁核对、解释（查对腕带、床号、姓名） | 4 | | |

| 项目 | 项目总分 | 要求 | 标准分 | 扣分 | 说明 |
|---|---|---|---|---|---|
| 操作过程 | 60 | 体位正确 | 2 | | |
| | | 正确选择血管，一次性治疗巾铺于穿刺肢体下 | 2 | | |
| | | 系止血带方法正确，松紧适宜 | 2 | | |
| | | 消毒皮肤方法正确 | 4 | | |
| | | 二次排气方法正确（不浪费药液，无污染） | 2 | | |
| | | 二次核对（核对患者和药液） | 4 | | |
| | | 进针角度、深度适宜，一针见血，做好二松*（拳、止血带） | 8 | | |
| | | 注药方法正确 | 2 | | |
| | | 拔针方法正确 | 2 | | |
| | | 再次核对（核对患者和药液） | 4 | | |
| | | 注意用药后反应 | 2 | | |
| 操作后处理 | 5 | 安置患者，告知注意事项 | 2 | | |
| | | 用后物品处理正确 | 2 | | |
| | | 洗手，正确记录 | 1 | | |
| 效果评价 | 10 | 操作熟练，程序清晰 | 2 | | |
| | | 动作轻巧、准确、稳重 | 2 | | |
| | | 严格查对，无菌观念强 | 4 | | |
| | | 正确、灵活处置临床情景 | 2 | | |
| 评价者表现 | 10 | 评价者思路清晰，内容正确、完整 | 10 | | |
| 总分 | 100 | | 100 | | |

考核者：_____                    考核时间：___年___月___日

## 十八、密闭式周围静脉输液法

【学习目标】

1. 能正确判断静脉输液过程中常见的故障，并能正确排除故障。

2. 能正确实施密闭式周围静脉输液技术，在输液中能与患者进行良好沟通，并正确指导患者。

【实验安排】

**1. 学时**　8学时，其中头皮针静脉输液法练习4学时，静脉留置针输液法练习2学时，考核2学时。

**2. 学习方法**　讲授法、观看操作视频、示教、分组模拟练习。

**3. 考核方式**　小组合作式现场考核。

### （一）头皮针静脉输液法

【操作前准备】

**1. 评估患者并解释**

（1）解释　向患者及家属解释静脉输液的目的、方法、注意事项及配合要点。

（2）评估　患者的年龄、病情、意识状态、营养状况等；心理状态及合作程度；患者穿刺部位皮肤、血管情况及肢体活动度。

**2. 患者准备**　了解静脉输液的目的、方法、注意事项及配合要点；输液前排尿或排便；取舒适卧位。

**3. 环境准备**　整洁、安静、舒适、安全。

**4. 护士准备**　衣帽整齐，修剪指甲，洗手，戴口罩。

**5. 用物准备**

（1）治疗车上层　输液巡视卡、输液标签、输液液体及药物（按医嘱准备）、输液器一套、止血带、输液贴、输液垫巾、弯盘、注射盘（内置皮肤消毒液、无菌棉签等）、手消毒液，必要时备瓶套、启瓶器。

（2）治疗车下层　锐器盒、生活垃圾桶、医疗垃圾桶、止血带收集桶。

（3）其他　输液架，必要时备小夹板和绷带。

【操作步骤】

**1. 配制药物**　根据医嘱双人核对药液（药名、浓度、剂量、时间、给药途径）；检查药液质量，常规消毒输液袋出液口，按要求完成药液配制。

**2. 粘贴输液标签**　填写输液标签并贴于输液袋上。

**3. 安装输液器**　检查输液器质量，将输液器顶端针头插入输液袋出液口至根部，关闭调节器。

**4. 再次核对药液**　再次核对输液卡及输液标签（药物名称、浓度、剂量、时间、给药途径），在输液卡配药者处记录时间并签字。

**5. 床旁核对**　携用物至患者床旁，核对患者床号、姓名、腕带。

**6. 排气**　将输液袋挂于输液架上，取出输液器，将头皮针与输液器连接处拧紧，打开调节器，常规排气至输液管与头皮针连接处，关闭调节器。

**7. 选择穿刺部位**　将输液垫巾铺于穿刺肢体下，在穿刺点上方 6cm 处系止血带，嘱患者握拳，选择血管后，松开止血带。

**8. 消毒皮肤**　常规消毒穿刺部位（直径大于 5cm），待干。

**9. 备输液贴**　输液贴棉片勿暴露。

**10. 再次消毒皮肤**　第二次消毒皮肤，待干，再次系止血带，注意勿污染消毒部位。

**11. 二次核对、排气**　再次核对患者、药液（药名、浓度、剂量、时间、给药途径）；再次排气于弯盘中，并确保输液管内空气已排尽，关闭调节器。

**12. 静脉穿刺**　取下护针帽，嘱患者握拳，按静脉注射法穿刺，见回血后，将针头与皮肤平行再进入少许。固定针柄，松止血带，嘱患者松拳，打开调节器。

**13. 固定**　待液体流入通畅，患者无不适后，用输液贴胶布固定针柄，输液敷贴覆盖穿刺处，最后固定输液管。

**14. 调节滴速**　根据患者年龄、病情和药物性质调节输液滴速。一般成人 40~60 滴 / 分，儿童 20~40 滴 / 分。

**15. 再次核对**　核对患者（床号、姓名、腕带）、药液（药名、浓度、剂量、时间、给药方法）。

**16. 操作后处理**

（1）撤除止血带，协助患者取舒适卧位，将呼叫器放于患者易取之处，告知患者输液期间的注意事项，整理床单位。

（2）整理用物，洗手，填写输液巡视卡。

**17. 输液完毕后的处理**

（1）确认全部药液输入完成后，去除输液贴的胶布（保留输液敷贴），关闭调节器，快速拔针，局部按压片刻至无出血为止。

（2）协助患者取舒适卧位，整理床单位。

（3）撤除输液垫巾，分类处理用物。

（4）洗手，记录。

【考核评价】

头皮针静脉输液法操作考核评价见表 1-21。

表 1-21　头皮针静脉输液法操作考核评价表

| 项目 | 项目总分 | 要求 | 标准分 | 扣分 | 说明 |
|---|---|---|---|---|---|
| 素质要求 | 5 | 服装、鞋帽整洁 | 3 | | |
| | | 仪表大方、举止端庄 | 2 | | |
| 操作准备 | 10 | 核对（床号、姓名、腕带），评估患者（病情、意识、心理合作程度），解释（操作目的、配合方法） | 5 | | *备物不齐，此项无分；使用过期物品，此项操作不及格 |
| | | 剪短指甲，洗手，戴好口罩 | 2 | | |
| | | 备齐用物，放置合理* | 2 | | |
| | | 环境安全、整洁 | 1 | | |
| 操作过程 | 60 | 双人核对医嘱及药液，检查药液质量 | 4 | | *排气完全不成功，此项无分；未排气即穿刺，此项操作不及格 |
| | | 消毒输液袋出液口，按要求完成药液配制 | 2 | | |
| | | 填写并粘贴输液标签 | 2 | | |
| | | 检查并正确安装输液器 | 4 | | |
| | | 关闭调节器 | 2 | | |
| | | 再次核对药液 | 2 | | |
| | | 床旁核对（查对床号、姓名、腕带） | 4 | | |
| | | 一次排气成功，不浪费药液，滴管内液面高度合适* | 5 | | *暴露输液敷贴，此项无分 |
| | | 正确选择血管，输液垫巾铺于穿刺肢体下 | 1 | | |
| | | 系止血带方法正确，松紧适宜 | 2 | | |
| | | 消毒皮肤方法正确（松开止血带消毒，且直径大于5cm） | 2 | | *未三松，此项无分 |
| | | 准备输液贴* | 2 | | |
| | | 再次消毒皮肤方法正确 | 2 | | *滴速误差≥10滴/分，此项无分 |
| | | 二次核对（核对患者和药液） | 4 | | |
| | | 二次排气 | 2 | | |
| | | 穿刺方法正确 | 4 | | |
| | | 穿刺后做到松止血带、松拳、松调节器* | 6 | | |
| | | 正确固定针头 | 2 | | |
| | | 调节滴速* | 4 | | |
| | | 再次核对（核对患者和药液） | 4 | | |

| 项目 | 项目总分 | 要求 | 标准分 | 扣分 | 说明 |
|---|---|---|---|---|---|
| 操作后处理 | 5 | 安置患者，告知注意事项<br>用后物品处理正确<br>洗手，正确记录 | 2<br>2<br>1 | | |
| 效果评价 | 10 | 操作熟练，程序清晰<br>动作轻巧、准确、稳重<br>严格查对，无菌观念强<br>正确、灵活处置临床情景 | 2<br>2<br>4<br>2 | | |
| 评价者表现 | 10 | 评价者思路清晰，内容正确、完整 | 10 | | |
| 总分 | 100 | | 100 | | |

考核者：_____　　　　　　　　　　考核时间：____年____月____日

## （二）静脉留置针输液法

### 【操作前准备】

**1. 评估患者并解释**

（1）解释　向患者及家属解释静脉输液的目的、方法、注意事项及配合要点。

（2）评估　患者的年龄、病情、意识状态、营养状况等；心理状态及合作程度；患者穿刺部位皮肤、血管情况及肢体活动度。

**2. 患者准备**　了解静脉输液的目的、方法、注意事项及配合要点；输液前排尿或排便；取舒适卧位。

**3. 环境准备**　整洁、安静、舒适、安全。

**4. 护士准备**　衣帽整齐，修剪指甲，洗手，戴口罩。

**5. 用物准备**

（1）治疗车上层　输液巡视卡、输液标签、输液液体及药物（按医嘱准备）、输液器一套、止血带、静脉留置针一套、无菌生理盐水或稀释肝素溶液、封管液、无菌透明敷贴、输液垫巾、弯盘、注射盘（内置皮肤消毒液、无菌棉签等）、手消毒液，必要时备瓶套、启瓶器。

（2）治疗车下层　锐器盒、生活垃圾桶、医疗垃圾桶、止血带收集桶。

（3）其他　输液架，必要时备小夹板和绷带。

### 【操作步骤】

**1. 配制药物**　根据医嘱双人核对药液（药名、浓度、剂量、时间、给药途径）；检查药液质量，常规消毒输液袋出液口，按要求完成药液配制。

**2. 粘贴输液标签**　填写输液标签并贴于输液袋上。

**3. 安装输液器**　检查输液器质量，将输液器顶端针头插入输液袋出液口至根部，关闭调节器。

**4. 再次核对药液** 再次核对输液卡及输液标签（药物名称、浓度、剂量、时间、给药途径），在输液卡配药者处记录时间并签字。

**5. 床旁核对** 携用物至患者床旁，核对患者床号、姓名、腕带。

**6. 排气** 将输液袋挂于输液架上，取出输液器，将头皮针与输液器连接处拧紧，打开调节器，常规排气至输液管与头皮针连接处，关闭调节器。

**7. 连接输液器与留置针** 打开静脉留置针外包装，取下头皮针护针帽，将头皮针完全插入留置针肝素帽内，排尽留置针内空气，关闭调节器，将留置针放回留置针盒内。

**8. 取体位、选静脉** 协助患者取舒适卧位，选择粗直、富有弹性、血流量丰富的血管。将小垫枕置于穿刺肢体下，铺治疗巾，在穿刺点上方 10cm 处扎止血带。

**9. 消毒皮肤** 常规消毒穿刺部位皮肤，消毒范围直径应 ≥ 8cm，待干。

**10. 备透明敷贴和胶布** 透明敷贴棉片勿暴露，在敷贴上注明日期和时间。

**11. 再次消毒皮肤** 第二次消毒皮肤，待干，再次系止血带，注意勿污染消毒部位。

**12. 二次核对** 再次核对患者床号、姓名及药物名称、浓度、剂量、有效期、给药时间和方法。

**13. 二次排气** 手持留置针的针翼，去掉留置针护针帽，二次排气；旋转、松动针芯。

**14. 静脉穿刺** 取下护针帽，嘱患者握拳，操作者左手绷紧皮肤，右手持留置针针翼，针尖斜面向上，与皮肤成 15°~30° 进针，见回血后，放平针翼再送入少许，左手持 Y 接口，右手持针翼将针芯撤出 0.5cm，再持针座将外套管与针芯一同送入静脉，左手固定 Y 接口，右手撤出针芯。松开止血带及调节器，嘱患者松拳。

**15. 固定** 待液体流入通畅，患者无不适后，用无菌透明敷贴对留置针进行密闭式固定，再用胶布固定插入肝素帽的针头及输液管。

**16. 调节滴速** 根据患者年龄、病情和药物性质调节输液滴速。一般成人 40~60 滴 / 分，儿童 20~40 滴 / 分。

**17. 再次核对** 核对患者（床号、姓名、腕带）、药液（药名、浓度、剂量、时间、给药方法）。

**18. 操作后处理**

（1）撤除止血带，协助患者取舒适卧位，将呼叫器放于患者易取之处，告知患者输液期间的注意事项，整理床单位。

（2）整理用物，洗手，填写输液巡视卡。

**19. 输液完毕后的处理**

（1）封管：拔出输液器针头，常规消毒静脉帽上的胶塞，将注射器针头刺入该胶塞，用注射器向静脉帽内注入封管液。

（2）再次输液：常规消毒静脉帽胶塞，将静脉输液针头插入静脉帽内即可。

（3）停止输液：输液完毕需拔针，先轻轻撕下小胶布，再揭开无菌透明敷贴，将无菌棉签轻压穿刺点上方，快速拔出套管针，局部按压至无出血为止。

（4）协助患者取舒适卧位，整理床单位。

（5）撤除输液垫巾，分类处理用物。

（6）洗手，记录。

【考核评价】

静脉留置针输液法操作考核评价见表1-22。

**表1-22 静脉留置针输液法操作考核评价表**

| 项目 | 项目总分 | 要求 | 标准分 | 扣分 | 说明 |
|---|---|---|---|---|---|
| 素质要求 | 5 | 服装、鞋帽整洁<br>仪表大方、举止端庄 | 3<br>2 | | |
| 操作准备 | 10 | 核对（床号、姓名、腕带），评估患者（病情、意识、心理合作程度），解释（操作目的、配合方法）<br>剪短指甲，洗手，戴好口罩<br>备齐用物，放置合理 *<br>环境安全、整洁 | 5<br><br>2<br>2<br>1 | | *备物不齐，此项无分；使用过期物品，此项操作不及格 |
| 操作过程 | 60 | 双人核对医嘱及药液，检查药液质量<br>消毒输液袋出液口，按要求完成药液配制<br>填写并粘贴输液标签<br>检查并正确安装输液器<br>关闭调节器<br>再次核对药液<br>床旁核对（查对床号、姓名、腕带）<br>一次排气成功，不浪费药液，滴管内液面高度合适 *<br>正确连接输液器与留置针<br>正确选择血管，输液垫巾铺于穿刺肢体下<br>系止血带方法正确，松紧适宜<br>消毒皮肤方法正确（松开止血带消毒，且直径大于8cm）<br>准备透明敷贴，并注明日期和时间 *<br>再次消毒皮肤方法正确<br>二次核对（核对患者和药液）<br>二次排气<br>穿刺方法正确<br>穿刺后做到松止血带、松拳、松调节器 *<br>正确固定针头<br>调节滴速 *<br>再次核对（核对患者和药液） | 4<br>2<br>2<br>4<br>2<br>2<br>4<br>5<br>2<br>1<br>2<br>2<br>2<br>2<br>4<br>2<br>4<br>4<br>2<br>4<br>4 | | *排气完全不成功，此项无分；未排气即穿刺，此项操作不及格<br><br>*暴露透明敷贴，此项无分<br>*未三松，此项无分<br>*滴速误差≥10滴/分，此项无分 |
| 操作后处理 | 5 | 安置患者，告知注意事项<br>用后物品处理正确<br>洗手，正确记录 | 2<br>2<br>1 | | |
| 效果评价 | 10 | 操作熟练，程序清晰<br>动作轻巧、准确、稳重<br>严格查对，无菌观念强<br>正确、灵活处置临床情景 | 2<br>2<br>4<br>2 | | |
| 评价者表现 | 10 | 评价者思路清晰、内容正确、完整 | 10 | | |
| 总分 | 100 | | 100 | | |

考核者：_____          考核时间：____年____月____日

# 第二节　综合型实验教学项目

## 一、腰椎骨折患者的入院护理及生命体征的测量

【学习目标】

1. 能正确完成患者入病区后的初步护理。

2. 能正确运用铺床法为新入院患者准备安全、整洁、舒适的床单位。

3. 能正确使用平车运送不能行走的患者入院。

4. 能根据患者病情的实际需要，为其安置舒适卧位。

5. 正确实施生命体征的测量，并正确记录。

6. 有效地与患者沟通及安抚。

7. 表现出团队合作精神。

【实验安排】

**1. 学时**　2 学时，其中练习 1 学时，评价反馈 1 学时。

**2. 学习方法**　情景模拟教学。

**3. 考核方式**　小组作业流程设计、评价表。

【情景模拟前期课程】

解剖学、生理学、护理学导论、护理学基础等。

【建议训练对象】

二年级护理本科生。

【操作前准备】

**1. 学生准备**　患者入院护理的相关知识；铺床法、生命体征测量与记录等技术操作；沟通交流技巧。

**2. 用物准备**　床单位用物一套、平车一辆、体温计、血压计、听诊器、护理评估单等。

**3. 环境准备**　骨科病房、清洁、宽敞、通风。

【高仿真模拟人场景】

腰椎骨折患者高仿真模拟人场景设置见表 1–23。

表 1–23　腰椎骨折患者高仿真模拟人场景设置

| 病情变化流程 | 考核要点 |
| --- | --- |
| 改变 / 事件（1）<br>患者，男性，35 岁，从高处坠落致腰椎骨折入院<br>模拟人反应（患者和家属）<br>疼痛，焦虑，询问治疗方案及预后等情况 | 考核要点：（入病区后的初步护理，包括生命体征的测量和记录）<br>1. 迎接新患者<br>2. 负责接诊医师诊查患者<br>3. 协助患者佩戴腕带标识，实施入院护理评估，为患者测量生命体征并记录<br>4. 填写住院病历和有关护理表格 |

续表

| 病情变化流程 | 考核要点 |
|---|---|

⬇

| 改变/事件（2）<br>接诊医师诊查患者后，下达医嘱：立即手术，平车将患者运送入手术室<br>**家属**<br>担心患者会出现生命危险 | **考核要点：（平车运送患者、床单位的准备）**<br>1. 使用平车运送患者入手术室<br>2. 运送过程中注重与患者的沟通交流<br>3. 患者入手术室后，病房护士应为患者准备麻醉床 |

⬇

| 改变/事件（3）<br>患者手术顺利，术后送至病房。入病房时全身麻醉尚未完全清醒 | **考核要点：（搬运法、卧位摆放）**<br>正确搬运患者，并协助患者采取正确舒适的卧位 |

【考核评价】

腰椎骨折患者入院护理及生命体征测量操作考核评价见表 1-24。

**表 1-24 腰椎骨折患者入院护理及生命体征测量操作考核评价表**

| 项目编号 | 内容归类 | 具体名称 | 执行正确 | 执行错误 | 得分 | 说明 |
|---|---|---|---|---|---|---|
| 1 | 知识类（15%） | 入病区后的初步护理（15 分） | | | | |
| 2 | 临床思维类（15%） | 全面收集主客观资料（15 分） | | | | |
| 3 | | 生命体征的测量及记录（25 分） | | | | |
| 4 | | 平车运送法（5 分） | | | | |
| 5 | | 搬运患者（5 分） | | | | |
| 6 | 操作技术类（55%） | 麻醉床的准备（15 分） | | | | |
| 7 | | 卧位摆放（5 分） | | | | |
| 8 | | | | | | |
| 9 | | | | | | |
| 10 | 沟通类（10%） | 有效地与患者及家属沟通、安抚；联系相关医疗人员（10 分） | | | | |
| 11 | 团队分工（5%） | 有分工有合作（5 分） | | | | |
| 总分 | | | | | | |
| 总评语 | | | | | | |

考核者：_____ 考核时间：___年___月___日

## 二、腹部外伤患者的给药护理

【学习目标】

1. 能正确说出常用过敏试验液的配制浓度、注射剂量和试验结果判断。

2. 能正确识别青霉素过敏性休克的临床表现，并正确应对。

3. 正确实施皮内注射法、静脉输液、留置导尿术和鼻氧管吸氧法。

4. 有效地与患者沟通及安抚。

5. 表现出团队合作精神。

【实验安排】

**1. 学时**　2 学时，其中练习 1 学时，评价反馈 1 学时。

**2. 学习方法**　情景模拟教学。

**3. 考核方式**　小组作业流程设计、评价表。

【情景模拟前期课程】

解剖学、生理学、护理学导论、护理学基础等。

【建议训练对象】

二年级护理本科生。

【操作前准备】

**1. 学生准备**　给药法及静脉输液的相关知识；皮内注射、静脉输液、留置导尿术、吸氧法等技术操作。

**2. 用物准备**　皮内注射法、静脉输液、留置导尿术和吸氧法的整套用物。

**3. 环境准备**　外科病房、清洁、宽敞、通风。

【高仿真模拟人场景】

腹部外伤患者高仿真模拟人场景设置见表 1–25。

表 1–25　腹部外伤患者高仿真模拟人场景设置

| 病情变化流程 | 考核要点 |
| --- | --- |
| **改变 / 事件（1）**<br>患者，女性，30 岁，腹部外伤急诊入院。拟进行硬膜外麻醉下行剖腹探查术。术前医嘱：吸氧、开通静脉通路、留置尿管<br>**模拟人反应（患者和家属）**<br>疼痛，焦虑，询问治疗方案及预后等情况<br>**家属**<br>担心手术存在风险 | **考核要点：（吸氧法、静脉输液法、留置导尿术）**<br>1. 为患者实施鼻氧管吸氧，调整氧流量<br>2. 为患者实施静脉输液<br>3. 为患者实施留置导尿术<br>4. 注重与患者及其家属的沟通 |
| ⬇ | |
| **变 / 事件（2）**<br>术后第二天，患者体温 39.5℃，脉搏 116 次 /min<br>医嘱：青霉素皮试<br>**模拟人反应**<br>担心术后感染 | **考核要点：（青霉素皮试液的配制、皮内注射法）**<br>1. 青霉素皮试液的配制<br>2. 为患者实施皮内注射法<br>3. 注重与患者的沟通交流 |

续表

| 病情变化流程 | 考核要点 |
|---|---|
| ⬇ | |
| **改变 / 事件（3）**<br>患者皮试后 5 分钟，出现胸闷、气急并伴有濒危感，皮肤瘙痒，面色苍白，出冷汗，脉细速，血压：70/50mmHg，烦躁不安 | **考核要点：（青霉素过敏性休克的处理）**<br>正确识别青霉素过敏性休克的临床表现，并正确处理 |

【考核评价】

腹部外伤患者给药护理操作考核评价见表 1–26。

表 1–26　腹部外伤患者给药护理操作考核评价表

| 项目编号 | 内容归类 | 具体名称 | 执行正确 | 执行错误 | 得分 | 说明 |
|---|---|---|---|---|---|---|
| 1 | 知识类（15%） | 青霉素皮试液的配制和试验结果判断（15 分） | | | | |
| 2 | 临床思维类（15%） | 正确识别青霉素过敏性休克的临床表现（15 分） | | | | |
| 3 | | 鼻氧管吸氧法（10 分） | | | | |
| 4 | | 静脉输液（15 分） | | | | |
| 5 | | 留置导尿术（15 分） | | | | |
| 6 | 操作技术类（55%） | 皮内注射法（15 分） | | | | |
| 7 | | | | | | |
| 8 | | | | | | |
| 9 | | | | | | |
| 10 | 沟通类（10%） | 有效地与患者及其家属沟通、安抚；联系相关医疗人员（10 分） | | | | |
| 11 | 团队分工（5%） | 有分工有合作（5 分） | | | | |
| 总分 | | | | | | |
| 总评语 | | | | | | |

考核者：_____　　　　　　　　　考核时间：____ 年 ____ 月 ____ 日

# 第二章 健康评估 ▷▷▷▷

# 第一节 基础型实验教学项目

## 一、身体评估

**【学习目标】**

1.能应用视诊、触诊、听诊、叩诊等检查方法完成掌握一般检查、头部、颈部、胸部、腹部常用身体评估内容。在评估中选择的检查方法与评估内容相适宜,检查操作手法正确熟练,器械使用正确,定位准确,检查顺序合理,检查项目完整,结果可靠。

2.能准确汇报体格检查所得的结果。

3.在评估过程中,能体现出与评估对象充分交流,手法轻柔,语气温和,注意保护患者隐私等人文关怀的态度。

**【实验安排】**

**1.学时** 8学时。其中头颈部、胸部、腹部,以及心肺听诊共3次课,6学时;考核2学时。

**2.学习方法** 观看老师示教,后分组练习体格检查,带教教师发现学生操作中的问题及时予以指导。在健康评估模拟人上练习心肺听诊。

**3.考核方式** 单人所有体格检查(头颈、胸、腹等)内容学习完之后,由教师抽取体格检查考核项目(某一部位的评估)及心肺听诊项目进行考核。

**【操作前准备】**

**1.向患者解释**

(1)进行自我介绍。

(2)与患者良好沟通,向患者解释身体评估的目的、方法、注意事项及配合要点,获得各项操作检查的配合。

**2.患者准备** 了解身体评估的目的、方法、注意事项及配合要点;评估前排尿或排便;根据安排取适宜的体位。

**3.环境准备** 整洁、安静、温暖舒适、安全、光线充足、保护隐私。

**4.护士准备** 着装整齐、修剪指甲、洗手、戴口罩。

**5.用物准备** 根据评估目的及部位,准备硬板检查床、听诊器、血压计、身高测量仪、体重计、手电筒、压舌板、皮尺、棉签、叩诊锤等。

**【体格检查示教及练习内容】**

（以下为教师示教内容，其中带"下划线"的内容为学生重点练习内容）

**第一次课：**

**1. 一般状态评估**　视诊：全身状态、性别、年龄、发育与体形、营养状态、意识状态、面容与表情、体位、步态。

**2. 全身皮肤黏膜评估**　视诊：皮肤颜色、黏膜的颜色、完整性、有无皮疹、色素、皮肤的温湿度、弹性、皮下出血等。

**3. 全身浅表淋巴结评估**　触诊：耳后、颌下、颈部、腋窝、腹股沟淋巴结，有无肿大、压痛、活动度。

**4. 头面部评估**

（1）头部　评估头发（颜色、疏密、质地、分布、脱发）、头皮、头颅大小、形状。

（2）面部　眉毛、眼外形、<u>眼睑</u>、结膜、巩膜、角膜、眼球和眼球运动、<u>瞳孔</u>；外耳、耳郭、外耳道；鼻外形、鼻腔黏膜、鼻腔分泌物、<u>鼻窦压痛（鼻窦位置）</u>；口唇、口腔黏膜、牙齿、牙龈、舌；咽和扁桃体、口腔气味；<u>颌下、颏下淋巴结评估</u>。

**5. 颈部评估**　视诊：颈部的外形和运动、<u>颈部血管</u>、<u>颈静脉怒张</u>；甲状腺观察其大小、对称性。触诊：<u>颈动脉搏动</u>；触摸<u>甲状腺大小</u>、表面情况、有无压痛、震颤；<u>气管位置是否居中</u>。

**第二次课：**

**6. 胸肺部评估**

（1）如何找体表标志及人工划线，包括胸骨角、胸骨上窝、锁骨上窝、腹上角、第7颈椎棘突、肩胛下角、前正中线、锁骨中线、腋前线、腋中线、腋后线。

（2）视诊胸壁皮肤情况、静脉有无曲张、胸廓外形、呼吸运动；心前区外形及心尖搏动。

（3）触诊胸壁压痛及皮下气肿、<u>胸廓扩张度</u>、<u>语音震颤</u>、<u>胸膜摩擦感</u>。

（4）叩诊（重点）：建议按<u>前胸（平卧位叩前胸肺部正常叩诊音、锁骨中线肺下界）</u>、侧胸（腋中线肺下界）和背部（<u>坐起，叩背部正常叩诊音，然后双侧肩胛线肺下界</u>）叩诊的顺序进行。内容包括<u>肺部正常叩诊音叩诊</u>及肺下界。（其中肺下界叩诊仅示教，学生不练习）。

（5）听诊（重点，在健康评估模拟人上练习）：肺部听诊建议按前胸、侧胸和背部的顺序进行，内容包括<u>肺部正常呼吸音及有无干湿啰音</u>。

注意：为了避免受检者反复变换体位，可以先把前胸部和侧胸的叩诊与听诊都示教完，让受检者坐起再示教背部的叩诊与听诊。

**7. 心脏评估**

（1）视诊　心前区外形及心尖搏动。

（2）触诊　心尖搏动、震颤、<u>心包摩擦感</u>。

（3）叩诊　心脏叩诊。

（4）听诊（重点）　<u>找5个瓣膜听诊区的位置，逐个听诊</u>。

**8. 血管评估**　毛细血管搏动征、枪击音及水冲脉的评估（这仅示教，不要求学生练习）。

第三次课：

**9. 腹部检查**（注意腹部查体顺序：视诊、听诊、叩诊、触诊）

（1）腹部视诊　腹部体表标志及分区、腹部外形、呼吸运动、腹壁静脉、胃肠型和蠕动波。

（2）腹部听诊　肠鸣音。

（3）腹部叩诊　腹部正常叩诊音、肝上界叩诊、肝脏叩击痛、胆囊叩击痛、肾脏叩击痛、移动性浊音叩诊。

（4）腹部触诊　腹部紧张度、压痛及反跳痛、腹部包块、肝脏触诊、脾脏触诊、Murphy 征检查。

注意：腹部查体顺序依次为视诊、听诊、叩诊、触诊。

**10. 神经系统检查**

（1）浅反射（腹壁反射）。

（2）深反射（肱二头肌、膝反射）。

【考核评价】

身体评估操作考核评价见表 2-1。

表 2-1　身体评估操作考核评价表

| 项目 | 项目总分 | 要求 | 标准分 | 扣分 | 说明 |
|---|---|---|---|---|---|
| 素质要求 | 5 | 服装整洁、剪短指甲、长头发扎束好 | 3 | | |
| | | 仪表大方、举止端庄 | 2 | | |
| 评估准备 | 5 | 核对（床号、姓名、腕带），自我介绍，与患者沟通解释（评估目的、配合方法） | 2 | | |
| | | 洗手，戴好口罩 | 1 | | |
| | | 备齐用物，环境安全、整洁、明亮、保护隐私 | 2 | | |
| 评估过程 | 90 | 评估项目完整、无遗漏 | 20 | | |
| | | 评估过程中注意与患者沟通，指导患者配合得当，并随时观察患者的反应 | 10 | | |
| | | 评估部位准确 | 20 | | |
| | | 评估手法正确、器械使用得当 | 30 | | |
| | | 评估结果表述规范准确 | 5 | | |
| | | 整个评估过程体现对患者的尊重、关心、爱心、耐心和保护隐私 | 5 | | |
| 总分 | 100 | | 100 | | |

考核者：_____　　　　　　　　考核时间：____年____月____日

## 二、心电图检查

**【学习目标】**

1. 掌握十二导联心电图的连接方法。

2. 熟悉基本的心电图图形。

**【实验安排】**

**1. 学时** 1学时。

**2. 学习方法** 讲授法、示教、分组模拟练习。

**【操作前准备】**

**1. 向患者解释**

（1）进行自我介绍。

（2）与患者良好沟通，向患者解释心电图检查的目的、方法、注意事项及配合要点，获得患者的配合。

**2. 患者准备** 了解心电图检查的目的、方法、注意事项及配合要点；仰卧于检查床上，并暴露相应部位的皮肤。

**3. 环境准备** 整洁、安静、温暖舒适、安全、光线充足、保护隐私。

**4. 护士准备** 着装整齐、洗手、戴口罩。

**5. 用物准备** 准备心电图机、纱布、导电液等物品。接好电源线，打开心电图机的电源开关，进行机器预热，检查心电图机各项工作性能是否正常，各附件是否齐全，调节走纸速度的电压于标准状态。

**【操作步骤】**

**1. 连接电极** 按规定正确连接心电图导联电极。

（1）连接肢体导联 先将受检者的双侧腕部及两侧内踝上部暴露，然后用导电液湿润的纱布块擦拭，保持皮肤与电极良好接触。将电极板按照右腕部→红色、左腕部→黄线、左下肢→绿线、右下肢→黑线的规则连接。

（2）连接胸导联电极 先将患者前胸部暴露，在前胸 $V_1$~$V_6$ 部位用导电液湿润的纱布块擦拭。各胸前导联的位置分别为 $V_1$（红）——胸骨右缘第4肋间；$V_2$（黄）——胸骨左缘第4肋间；$V_3$（绿）——$V_2$ 与 $V_4$ 两点连线的中点；$V_4$（棕）——左锁骨中线与第5肋间相交处；$V_5$（黑）——左腋前线 $V_4$ 水平；$V_6$（紫）——左腋中线 $V_4$ 水平。

**2. 启动心电图机** 记录并打印心电图。

**3. 检查心电图报告** 确认心电图记录清晰完整后，取下各心电导联电极，协助患者整理衣物，整理好电极线。

**4. 阅读心电图报告** 阅读并解释心电图报告，与患者沟通。

**【考核评价】**

心电图测量操作考核评价见表2-2。

表 2-2　心电图测量操作考核评价表

| 项目 | 项目总分 | 要求 | 标准分 | 扣分 | 说明 |
|---|---|---|---|---|---|
| 素质要求 | 5 | 服装整洁、剪短指甲、长头发扎束好 | 3 | | |
| | | 仪表大方、举止端庄 | 2 | | |
| 评估准备 | 10 | 核对（床号、姓名、腕带），自我介绍，与患者沟通解释（评估目的、配合方法） | 2 | | |
| | | 洗手、戴好口罩 | 1 | | |
| | | 准备心电图机、纱布、导电液等物品。接好电源线，打开心电图机的电源开关，进行机器预热，检查心电图机各项工作性能是否正常，各附件是否齐全，调节走纸速度的电压于标准状态 | 5 | | |
| | | 环境安全、整洁、明亮、保护隐私 | 2 | | |
| 评估过程 | 85 | 正确连接心电图肢体导联电极（1个电极放置错误扣5分） | 20 | | |
| | | 正确连接心电图胸导联电极（1个电极放置错误扣5分） | 30 | | |
| | | 正确描述各胸部导联的放置位置（1个电极位置错误扣2分） | 12 | | |
| | | 心电图描记清晰有效 | 8 | | |
| | | 注意与患者沟通，指导患者配合，观察患者反应 | 5 | | |
| | | 整个评估过程体现对患者的尊重、关心、爱心、耐心和保护隐私 | 10 | | |
| 总分 | 100 | | 100 | | |

考核者：_____　　　　　考核时间：___年___月___日

## 三、快速血糖测量

【学习目标】

1. 掌握末梢血糖的测定方法。

2. 掌握血糖仪的使用方法。

【实验安排】

**1. 学时**　1学时。

**2. 学习方法**　讲授法、示教、分组练习。

【操作前准备】

**1. 向患者解释**

（1）进行自我介绍。

（2）与患者良好沟通，向患者解释测血糖的目的、方法、注意事项及配合要点，获得患者的配合。

**2. 患者准备**　了解测血糖的目的、方法、注意事项及配合要点。

**3. 环境准备**　整洁、安静、舒适、安全、光线充足。

**4. 护士准备**　着装整齐、修剪指甲、洗手、戴口罩。

**5. 用物准备**　快速血糖测量仪、一次性使用采血针、75%乙醇、棉签、血糖仪试纸。

**【操作步骤】**

**1.检查血糖仪和试纸**　打开血糖仪开关按钮，检查屏幕显示是否正常。检查试纸是否在有效期内，试纸是否变色受潮等。核对血糖仪屏幕显示的代码型号与试纸瓶上的代码是否一致。

**2.选择采血部位**　选择合适的采血部位，一般选择示指、中指、无名指指腹两侧部位。

**3.消毒**　用乙醇棉签消毒采血部位，待干。

**4.取出试纸**　取出试纸后立即盖紧试纸瓶盖，将试纸插入血糖测量仪中，取出一根干棉签备用。

**5.采血**　按压被采血手指两侧，使用一次性采血针采血。

**6.血滴至试纸上**　轻轻挤压手指，将血滴一次性抹吸在试纸的相应区域内。

**7.按压采血部位**　指导患者按压采血部位 1~2 分钟。

**8.读取结果**　读取血糖测试结果，并记录。

**9.处理用物**　正确处理用后的物品。

**【考核评价】**

末梢血糖检测操作考核评价见表 2-3。

**表 2-3　末梢血糖检测操作考核评价表**

| 项目 | 项目总分 | 要求 | 标准分 | 扣分 | 说明 |
|---|---|---|---|---|---|
| 素质要求 | 5 | 服装整洁、剪短指甲、长头发扎束好 | 3 | | |
| | | 仪表大方、举止端庄 | 2 | | |
| 评估准备 | 10 | 核对（床号、姓名、腕带），自我介绍，与患者沟通解释（评估目的、配合方法） | 2 | | |
| | | 洗手，戴好口罩 | 1 | | |
| | | 快速血糖测量仪、一次性使用采血针、75% 的乙醇、棉签、血糖仪试纸 | 5 | | |
| | | 环境安全、整洁、明亮 | 2 | | |
| 评估过程 | 85 | 检查血糖仪屏幕显示是否正常 | 2 | | |
| | | 检查试纸是否在有效期内，试纸是否变色受潮 | 3 | | |
| | | 核对血糖仪屏幕显示的代码型号与试纸瓶上的代码是否一致 | 5 | | |
| | | 选择合适采血部位 | 2 | | |
| | | 用乙醇棉签消毒采血部位，待干 | 2 | | |
| | | 将试纸插入血糖测量仪中（后立即盖紧试纸瓶盖） | 2 | | |
| | | 按压被采血手指两侧，使用一次性采血针采血 | 25 | | |
| | | 轻轻挤压手指，将血滴一次性抹吸在试纸的相应区域内 | 25 | | |
| | | 指导患者按压采血部位 1~2 分钟 | 2 | | |
| | | 读取血糖测试结果，并记录 | 5 | | |
| | | 正确处理用后的物品 | 2 | | |
| | | 注意与患者沟通，指导患者配合得当，并随时观察患者的反应 | 5 | | |
| | | 整个评估过程体现对患者的尊重、关心、爱心、耐心 | 5 | | |
| 总分 | 100 | | 100 | | |

考核者：_____　　　　　　　　　考核时间：____年____月____日

# 第二节 综合型实验教学项目

## 急诊室接诊急性上腹痛患者的健康评估实践练习

### 【学习目标】

1. 能实施问诊收集患者主观资料，问诊顺序合理流畅、内容全面、重点突出、语言得当。

2. 能正确实施体格检查操作（包括生命体征测量），评估内容重点突出、手法正确。

3. 能正确实施心电图描记。

4. 能明确患者需要完善的必要的辅助检查项目。

5. 整个评估过程中，具备关爱患者的意识，注意安慰患者，并及时联系相关医师。

### 【实验安排】

**1. 学时** 2学时。

**2. 学习方法** 以小组为单位，针对病例进行讨论和评估模拟练习。

**3. 考核方式** 撰写综合实验报告。

### 【操作前准备】

**1. 学生准备** 有关病历采集的相关知识（问诊、视诊、触诊、听诊）；沟通交流技巧、心电图机操作技术；实验室检查知识；影像学检查知识。

**2. 用物准备** 体温计、血压计、听诊器、心电图机等。

**3. 环境准备** 明亮、温暖、清洁、通风。

### 【病例资料】

患者，男性，68岁，干部，退休在家，高中文化程度。

就诊当日午餐约半小时后，患者感到胃部疼痛，逐渐加重，疼得出冷汗，遂被家人送来急诊就诊。

患者疼痛位置在上腹部，剑突下，像针扎一样疼，无其他部位疼痛。疼痛为持续性，已持续了约1个小时，且感到越来越重，出现恶心，出冷汗症状。患者中午吃的是炸酱面，喝了1两白酒。自己觉得有可能是中午没吃合适，所以导致了胃疼。家人给找了胃疼宁片吃了，不管用。自己很紧张，不知道怎么回事，以前胃没有这么疼过。遂来医院就诊。

患者既往高血压病史10年，间断口服贝那普利治疗，血压多在150~160/80~95mmHg。无其他慢性病史。吸烟史40年，每日1包。每日饮1两白酒。

患者自动体位，神志清楚，表述清晰，疼痛面容，面色稍苍白，额有微汗，手足微冷，口唇不发绀，呼吸稍急促。

请学生针对上述病例进行有针对性的问诊、评估。

### 【实验报告】

健康评估综合实验实验报告空白模板见表2-4。

表 2-4　健康评估综合实验实验报告空白模板

年　　月　　日

| 班级： |
| --- |
| 姓名：　　　　　　　　　　　　　　　　　学号： |
| **一、案例评估内容**<br>1. 问诊（写明具体询问的语言，必要时注明评估目的） |
| 2. 身体评估、器械检查等（按顺序描述需评估的项目和评估内容，并注明该项评估的目的） |
| 3. 建议进一步完成实验室检查或影像学检查项目（注明该项评估的目的） |
| **二、此次综合实验课后的收获和体会** |
| **三、意见和建议** |

（注：根据内容多少，表格可自由拓展。）

【考核评价】

健康评估综合实验病例评估报告评分标准见表 2-5。

表 2-5　健康评估综合实验病例评估报告评分标准

（满分 100 分）

| 项目 | 分值 | 评分标准 |
| --- | --- | --- |
| 病例收集 | 40 | 能围绕症状的表现询问症状发作时间、性质、特点、伴随症状、服药情况、症状加重与减轻的情况、一般生活史和既往史。完全没有问诊减 40 分；问诊项目不全、问诊项目缺乏细节内容，酌情减 5~30 分 |
| 身体评估 / 器械检查 | 20 | 能正确描述需进行的相关身体评估和检查项目，能描述进行某项检查项目的目的。完全没有身体评估减 20 分，检查项目有遗漏或目的不清晰，减 2~10 分 |
| 相关检查、进一步评估（实验室检查或影像学检查）与沟通联系 | 40 | 正确选择与病例相关的器械检查、实验室检查项目或影像学检查项目，并且能够给出所选择的项目的目的和意义。完全没有其他进一步检查项目的减 40 分；选择的检查项目不正确、不全面、给出的检查项目与病例之间缺少逻辑意义的，减 5~30 分 |

# 第三章　护理心理学 ▷▷▷▷

# 第一节　基础型实验教学项目

## 一、注意广度实验

【学习目标】
1. 能够熟练使用注意广度测试仪。
2. 能够对随机分布目标点的注意广度进行测量。

【实验安排】
1. **学时**　0.2 学时。
2. **学习方法**　讲授法、分组练习。
3. **考核方式**　按考勤计入平时成绩。

【实验准备】
1. **用物准备**　注意广度测试仪。
2. **环境准备**　安静、光线充足。

【操作步骤】
1. **打开电源**　接好键盘线插头。接 220V 电源，打开电源开关。
2. **条件设定**　实验次数与速示时间的实验条件设定。按"显示"键，相应显示值变化。显示窗右侧点亮的指示灯表示其值为设定次数或速示时间的设定秒数。按"+"或"−"键，可以增加或减少设定的对应条件值。长时间按住，其值快速变化。
3. **实验开始**　按"开始"键或者按被试应答键盘的"*"键，实验开始。预备后，点阵随机呈现红色圆点，被试应迅速判断圆点的点数。显示完成后，被试用键盘输入判断的点数，其值范围是 5~16。回答错误有声音提示。预备时，数码管显示实验次数（倒计次）；点阵显示时，数码管显示倒计时。注意键盘应答时，必须圆点呈现完毕，键盘上指示灯亮起，抢先输入的数字无效，短声提示，需重新输入。输入值完成后，键盘上指示灯会熄灭。
4. **实验结束**　到达设定的实验次数后，实验结束，长声响。显示注意广度值，即有 50% 的可能性估计对的那个圆点数目。对应数码管右侧的 2 个指示灯皆灭。按"显示"键，可显示实验条件——设定次数与速示时间，对应指示灯亮。
5. **打印**　如接有微型打印机，按"打印"键，可以打印出实验结果，包括每个圆点（D）的应答平均点数（AV）、正确次数（r）、正确率（r%）及注意广度值（r＞50%Dot）。

**6. 自检**　按"自检"键，检测仪器是否正常。点阵屏全屏、逐行、逐列显示。点阵全屏显示时，数码管显示 1.23，并有声响。点阵屏逐行、逐列显示时，数码管显示相应的行或列数。按被试键盘相应键，三个数码管显示相应值，检测键盘的键是否正常。

## 二、空间位置记忆广度实验

【学习目标】

1. 能够熟练使用空间位置记忆广度测试仪。
2. 能够对空间位置记忆能力进行测量。

【实验安排】

**1. 学时**　0.2 学时。

**2. 学习方法**　讲授法、分组练习。

【实验准备】

**1. 用物准备**　空间位置记忆广度测试仪。

**2. 环境准备**　安静、光线充足。

【操作步骤】

### （一）主试操作

**1. 打开电源**　插上 220V 电源插头，打开电源开关。仪器自动选择实验Ⅰ，使实验Ⅰ灯亮，四位数码管显示基础分 02.00，如被试按下启动键，仪器自动进入"实验Ⅰ"的测试。

**2. 功能选择**　按"功能"选择键来选择工作方式，仪器的相应功能指示灯亮，其变化规律是"实验Ⅰ""实验Ⅱ""检测"三个功能循环。

**3. 显示选择**　为了使四位数码管既能显示计分，又能显示计错、计位，故设置了"显示"键。加点或复位后仪器显示的是"计分"。在实验过程中或停机蜂鸣后，若想看被试出错次数及记忆位长，只要按一下"显示"键，此时数码管小数点灭，高两位显示错误次数，低两位显示记忆位长。如再按一下显示键，数码管又显示计分。

**4. 复位**　开机、改变仪器功能、换新被试时使用此键。

**5. 自检**　先按"功能选择"键，使自检灯亮，再按"启动"键，仪器进入自检状态。

自检方式如下：

（1）主试面板的三个功能指示灯和小数点每秒变化一次；四位数码显示器从 0000~9999 每秒变化一次；被试面板 4×4 方阵的灯每秒显示一排；当数码管从 0000~9999 变化完毕称为一次大循环，检测共有两次大循环。两次大循环后数码管显示为 88.88，功能指示灯及 4×4 方阵灯全亮。

（2）检查被试面板上的方键：当 4×4 方阵的灯全亮时，用手指去按方键，按一个灭一个，否则有故障。灯全按灭后，检测完毕。

（3）检测完一遍后，再按启动键，又重新开始检测。如要停止检测，可按复位键。

## （二）被试操作

**1. 实验Ⅰ**

（1）当主试选择好"实验Ⅰ"后，让被试注意4×4方阵，并按下启动键，测试开始。

（2）每一组空间位置刺激组按随机数顺序点亮对应方灯，各方灯亮间隔一秒，同一刺激组呈现完后，仪器会发出"嘟"的蜂鸣声。

（3）被试听到"嘟"声，立即按照灯亮顺序按灭方灯，被试反应正确，仪器自动计0.33分。被试必须等此刺激组的方灯全部点亮后才能按键回答，否则按键无效，而且待应该应答时会出错。

（4）被试再按下启动键，仪器马上又提取下一个刺激组，被试再次回答。如三个刺激组都答对，计1分，位长+1。

（5）再按启动键，仪器提取下一个刺激组。如果被试反应错误，仪器响一下蜂鸣，方灯全灭，并计错一次。

（6）再按启动键，仪器马上提取下一个刺激组。如此循环，直到仪器出现停机长蜂鸣，测试结束。

（7）在每一位组的三次反应中，有一次以上反应正确，实验继续。三次反应都错或14个位组全部测试完，实验结束，仪器响长蜂鸣，并显示被试成绩。

（8）主试此时可按动显示键观察记录被试成绩，安排下一个测试内容。

**2. 实验Ⅱ**

（1）当主试选择好"实验Ⅱ"后，让被试注意4×4方阵，并按下启动键。

（2）一秒钟后，每一空间位置刺激组按随机数同时点亮对应方灯。两秒钟后方灯全灭，并发出"嘟"声。

（3）被试按照记住的刺激组灯亮位置去按亮对应方灯，按键时无顺序要求，反应正确，对应灯亮。当按该刺激组全部灯一秒钟后，被按亮的灯全灭，仪器自动计0.33分。被试必须等点亮的灯全灭后才能按键回答，否则按键无效。

（4）被试看到灯全灭后再按下启动键，仪器马上又提取下一个刺激组，被试再次回答。如三个刺激组都答对，计1分，位长+1。

（5）再按启动键，仪器提取下一位组的第一个刺激组。如果被试反应错误，16个方灯全亮，响一下蜂鸣，一秒钟后灯全灭，计错一次。

（6）再按启动键，仪器马上提取下一个刺激组。如此循环，直到仪器出现停机长蜂鸣，测试结束。

（7）在每一位组的三次反应中，有一次以上反应正确，实验继续。三次反应都错或10个位组全部测试完，实验结束，仪器响长蜂鸣，并显示被试成绩。

（8）主试此时可按动显示键观察记录被试成绩，安排下一个测试内容。

## 三、注意分配实验

【学习目标】

1. 能够熟练使用注意分配测试仪。

2. 能够对不同刺激的注意分配能力进行测量。

【实验安排】

**1. 学时** 0.2 学时。

**2. 学习方法** 讲授法、分组练习。

【实验准备】

**1. 用物准备** 注意分配测试仪。

**2. 环境准备** 安静、光线充足。

【操作步骤】

**1. 打开电源** 接通主机电源，打开"电源"开关。

**2. 设定时间** 按"定时"键设定工作时间。

**3. 设定方式** 按"方式"键设定工作方式。

**4. 自检（试音、试光）** 主试设定方式"0"，按"启动"键，开始"自检"，被试者分别按压 3 个声音按键，细心辨别 3 种不同音调；分别按压 8 个光按键，对应发光的二极管亮。每按下一键，数码管相应显示一组数值。检测仪器是否正常。

**5. 注意分配实验** 主试设定方式"1~7"。

（1）被试按启动键，工作指示灯亮，测试开始。

（2）二声反应（方式 1）：出声后，被试依声调用左手示指和中指分别对高、中二音尽快正确反应。

（3）三声反应（方式 2）：出声后，被试依声调用左手示指、中指、无名指分别对高、中、低三音尽快正确反应。

（4）光反应（方式 3）：出光后，被试用右手示指尽快按下与所亮发光管相对应的按键。

（5）二/三声与光同时反应（方式 4/5）：左右手依上述方法同时反应。

（6）测定 $Q$ 值（方式 6/7）：二/三声反应、光反应、二/三声与光同时反应三项实验连续进行，最后自动计算出注意分配量 $Q$ 值；每项实验完成后，中间将休息，启动灯闪烁，按"启动"键，实验继续。

（7）当工作指示灯灭，表示规定测试时间到。

（8）测试过程中，将实时显示正确或错误次数，显示正确次数，相应"正确"指示灯亮；显示错误次数，相应"错误"指示灯亮。"方式 4 或 5"声光组合实验，显示正确或错误次数时，声为显示方式"4 或 5"，光为显示方式"4. 或 5."，即光有小数点以示区别。

**6. 查看被试测试成绩** 每次实验完成后，按"次数"及"方式"键，可查看被试测试成绩。

（1）声或光单独实验（方式1、2、3）　按"次数"键，查看正确或错误次数。

（2）声或光组合实验（方式4、5）　按"方式"键，查看声或光的数据，声方式显示"4或5"，光方式显示"4.或5."。按"次数"键，查看对应的正确或错误次数。

（3）测定 $Q$ 值实验（方式6、7）　按"方式"键，可以查看每项的实验数据，对应方式显示为1/2（声）→3.（光）→4/5（声光组合中声）→4./5.（声光组合中光）→6/7（$Q$ 值），一次循环。按"次数"键无效，相应指示灯全灭；当 $Q$ 值＞1.0，注意分配值无效，显示"–.--"。

**7. 打印输出**　测试结束后，如接好微型打印机或数据采集软件或专用U盘数据采集器，按"打印"键，可以输出测试结果。打印输出格式如例：

BD–Ⅱ–314

Attention　　　　　　　　注意分配

Distribution

Mode:3S,L,3S+L　　　　　实验方式：三声（S），光（L），三声＋光

Time:1min　　　　　　　　定时时间（分）

| N | True | Fault | 次数 | 正确 | 错误 |
|---|---|---|---|---|---|
| S–1 | 50 | 5 | 单声 | | |
| L–1 | 89 | 1 | 单光 | | |
| S–2 | 29 | 9 | 声＋光测试中的声 | | |
| L–2 | 61 | 2 | 声＋光测试中的光 | | |
| $Q$=0.63 | | | 注意分配的 $Q$ 值 | | |

**8. 复位**　每组实验完成后，重新开始，必须按"复位"键。

## 四、注意力集中能力实验

【学习目标】

1. 能够熟练使用注意力集中能力测试仪。

2. 能够对注意力集中能力进行测量。

【实验安排】

**1. 学时**　0.2学时。

**2. 学习方法**　讲授法、分组练习。

【实验准备】

**1. 用物准备**　注意力集中能力测试仪。

**2. 环境准备**　安静、光线充足。

【操作步骤】

**1. 仪器上下二层结构**　下层为控制电器部分，上层为光源及测试转盘部分。上层可以打开，拧开测试板中央四个螺丝调换所选择的测试板，三角形、正方形图案板，通常用于测定注意力，圆点板通常用于测定动作跟踪能力。

**2. 打开电源**　测试棒插头插入后面板的插座中。如用耳机，则耳机插头插入后面板

的相应插座中。接通电源，打开电源开关。

**3. 前后面板**　控制前面板，主要由定时时间设定按键组合、控制转盘速度、方向按键、开始键、打印键、复位及转速、成功时间、失败次数显示数码管组成。后面板主要有电源开关、声音大小调节旋钮及耳机、测试棒、打印机插座。

**4. 选择转盘转速**　按下"转速"键一次，其转速显示就加1，即转速增加10转/分，超过90转/分，自动回零。测定注意力集中能力，则应选择慢速档（不宜超过40rpm），减少动作协调能力对于注意力集中测试结果的影响。如测定动作追踪能力，可以适当选用较高的转速。

**5. 选择转盘转动方向**　按下"转向"键一次，其键右侧"正""反"指示灯亮灭变化一次，"正"亮表示转盘顺时针转动，"反"亮表示转盘逆时针转动。如转盘正在转动中，每按一次"转向"键，转盘变化一次转动方向，经一定时间后，转盘达到指定的转速。

**6. 选择定时时间**　按"定时设定"的组合的按键"+""–"键确定实验时间，其时间值实时显示于"成功时间"显示窗上，测定注意力集中能力，定时时间不宜过小（应在2分钟以上），否则难以测定出被试注意力不集中的状况。

**7. 噪声发出设置**　插入耳机插头，选择噪声由耳机发出，否则由喇叭发出。其噪声音量可以由后面板的音量旋钮调节。噪声用于干扰被试的注意力，可以进行对比测试，测试其意志力等。

**8. 测试**　被试用测试棒追踪光斑目标，当被试准备好后，主试按"测试"键，这时此键左上角指示灯亮，同时喇叭或耳机发出噪声，表示实验开始。被试追踪时要尽量将测试棒停留在运动的光斑目标上，以测试棒停留时间作为注意力集中能力的指标。实时显示其时间，即成功时间。同时实时记录下追踪过程中测试棒离开光斑目标的次数，即失败次数。

**9. 结束**　到了选定的测试定时时间，"测试"键左上角指示灯熄灭，同时噪声结束，表示追踪实验结束。

**10. 打印输出**　如接好微型打印机或数据采集软件或用专用U盘数据采集器，一次测试结束后，按"打印"键，可以输出测试结果：实验条件、成功与失败时间（全部0.001秒位）及失败次数。打印格式如下：

BD– Ⅱ –310

| | |
|---|---|
| Attention | 注意力 |
| Target | 目标 |
| Speed:50rpm | 转速（转/分） |
| Direction：→ | 转向（→正，←反） |
| Test Duration： | 定时时间 |
| 0060 sec | 秒 |
| Success time： | 成功时间 |
| 0047.248 sec | 秒 |

Failure time：　　　　　　失败时间

0012.752 sec　　　　　　秒

Failure No：006　　　　　失败次数

**11. 复位**　测试过程中，要中断实验必须按"复位"键；一次测试结束后要重新开始新的实验，也必须按"复位"键。按下后，成功时间显示定时时间，失败次数清零，回到第 5 步。

## 五、学习迁移能力测试实验

【学习目标】

1. 能够熟练使用学习迁移测试仪。

2. 能够对不同学习迁移能力进行测量。

【实验安排】

**1. 学时**　0.2 学时。

**2. 学习方法**　讲授法、分组练习。

【实验准备】

**1. 用物准备**　学习迁移测试仪。

**2. 环境准备**　安静、光线充足。

【操作步骤】

**1. 打开电源**　将键盘插头与被试面板上的插座连接好，接通 220V 电源。

**2. 学习材料选择**　按"学习材料"键，选择实验采用"图形"还是"文字"，相应键上指示灯亮，并且液晶屏上"编码表"随之变化。

**3. 编码选择**　按"编码"键，选择采用编码Ⅰ或编码Ⅱ，相应键上指示灯亮，并且液晶屏上"编码表"随之变化。

**4. 显示选择**　按"显示"键，选择数码管显示"计时"或"计错计分"，相应键上指示灯亮，并且数码管显示随之变化。

**5. 实验方式选择**　按"实验方式"键，分别选择"学习"过程与"保存量"测定两个实验，相应键上指示灯亮，如连续进行，其在键上方相应指示灯全亮。

**6. 检测**　实验开始前，按被试键盘的数字键，可以检测键盘是否正常。"图形"方式下，按着数字键，数码管相应显示 1~5，"汉字"方式下，按着字母键，数码管相应显示 6~0，同时键盘指示灯亮，蜂鸣声响。松开按键，恢复原状态。

**7. 按开始键**　按被试键盘"*"键，实验开始。

**8. 学习过程实验**

（1）计时开始，液晶中央区并列呈现 5 个不同的图形或汉字符号。液晶上方呈现编码表。

（2）键盘指示灯亮，被试参照对应的编码表尽快地按相应的键回答。所回答的图形或汉字显示于相应符号的下方，如任一位回答错误，蜂鸣声响，本组测试中止，计 1 次错误次数，并且连续正确次数（计分）清零。

（3）本组测试完成后，键盘指示灯灭，液晶屏重新显示编码表，被试按"＊"键，开始下一组的测试。

（4）被试连续回答正确次数 10 次（即计 10 分），表示被试已学会了这个编码方法。学习结束，计时停止。

（5）测试过程中，可以按"显示"键，选择数码管显示"计时"或"计错计分"，相应键上指示灯亮，并且数码管显示随之变化。

**9. 测定保存量**

（1）编码表不显示，被试凭学习掌握的编码表进行回答，回答采用全部报告法。

（2）液晶中央区呈现 5 个图形或汉字后，键盘指示灯亮，被试按记忆的编码表，顺序连续回答，所回答的图形或汉字显示于相应符号的下方，每组回答正确 1 位，保存量累计加 1。回答错误会有蜂鸣声响，不计错误次数，继续下一个回答。

（3）本组测试完成后，键盘指示灯灭，被试按"＊"键，开始下一组的测试。连续进行 10 次，得出平均的保存量（最大值 5.0）。

（4）测试过程不计时。显示键上相应指示灯全灭。

**10. 实验结果显示**　按实验方式设定的实验结束时，长蜂鸣声响。液晶板显示计时、计错值及平均保存量。也可按"显示"键，数码管转换显示计时、计错计分值及平均保存量。

换另一组被试实验，按"复位"键，重新开始。中断实验，也可按"复位"键。

# 六、认知方式测试实验

【学习目标】
1. 能够熟练使用棒框仪。
2. 能够对不同认知方式进行测量。

【实验安排】
**1. 学时**　0.2 学时。
**2. 学习方法**　讲授法、分组练习。

【实验准备】
**1. 用物准备**　棒框仪。
**2. 环境准备**　安静、光线充足。

【操作步骤】
**1. 调水平**　将平台调到水平位置。
**2. 调倾斜度**　根据实验的要求，主试将框和棒调到一定的倾斜度。
**3. 观察**　要求被试通过观察筒进行观察，并根据自己的感觉将棒调整得与地面垂直。
**4. 读数**　从刻度上读出的棒的倾斜度，即记录下误差的度数和方向。
**5. 重复试验**　主试调节不同的方框的倾斜度，即不同的场条件下，重复试验。由被试调整出的棒倾斜度总结出框对棒的影响，从而研究被试的场依存性。

## 七、追踪仪实验

【学习目标】

1. 能够熟练使用追踪仪。

2. 了解对一个人的视—动协调能力的训练方法。

【实验安排】

**1. 学时**　0.2 学时。

**2. 学习方法**　讲授法、分组练习。

【实验准备】

**1. 用物准备**　追踪仪。

**2. 环境准备**　安静、光线充足。

【操作步骤】

**1. 打开电源**　接通电源，打开电源开关。

**2. 检验**　测试棒插头插入后面板的插座中，拨旁边开关，选择接触靶是否有声响。

**3. 选择转盘转速**　按下"转速"键一次，其转速显示加 1，即转速增加 10 转 / 分，超过 90 转 / 分，自动回零。如转速显示为 0，则电机停止转动。

**4. 选择转盘转动方向**　按下"转向"键一次，其键右侧"正""反"指示灯亮灭变化一次，"正"亮表示转盘顺时针转动，"反"亮表示转盘逆时针转动。如转盘正在转动中，每按一次"转向"键，转盘变化一次转动方向，经一定时间后，转盘达到指定的转速。

**5. 选择定时时间**　按下"定时"键一次，其定时显示加 1，即定时时间增加 1 分钟。超过 9 分钟，自动回到 1 分钟。

**6. 选择靶**　用尖针或笔拨转盘中心的"靶子选择开关"，选择一个靶作为实验用靶，拨通其开关，其他三个拨至关。

**7. 测试**　当被试准备好后，主试按"测试"键，这时此键左上角指示灯亮，同时有蜂鸣器发出声响，表示追踪实验开始，被试应立即用测试棒追踪选定的靶子。被试追踪时要尽量将测试棒停留在指定的靶上，以测试棒停留在靶上的时间作为被试视—动协调能力的指标，实时显示其时间，即成功时间。同时实时记录下追踪过程中测试棒离开靶子的次数，即失败次数。

**8. 结束**　到了选定的测试定时时间，"测试"键左上角指示灯熄灭，同时有蜂鸣器发出声响，表示追踪实验结束。

**9. 打印输出**　先将打印电缆连接于主机左面板的打印插座与打印机的打印插座，接通打印机专用电源。一次测试结束后，按下"打印"键，打印机可以将实验条件、追踪成功与失败时间及失败次数打印出来。

**10. 复位**　测试过程中，要中断实验必须按"复位"键；一次测试结束后要重新开始新的实验，也必须按"复位"键。按下后，成功时间与失败次数清零，回到第 2 步。

【注意事项】

1. 测试棒不宜接触超过 +5V 的电源。

2. 测试棒接触靶不宜用力过大。

3. 按"转速"键升速度，如按动过快，会不响应；按"转向"或"复位"键，如正在转动过程中，转盘需慢慢达到指定的转速，在这过程中按其他键都不响应。

4. 如转盘由于接触阻力过大等原因，中途停止转动，可用劲顺势推动一下，或者按"转向"或"复位"键。中途停止转动时间切勿过长，以免电机烧坏。

5. 工作时显示窗不宜有强光直接照射。

6. 实验完毕必须切断电源。

## 八、空间知觉测试仪实验

【学习目标】

1. 能够熟练使用空间知觉测试仪。

2. 能够初步掌握辨别复杂图形反应时的测定方法。

【实验安排】

**1. 学时**　0.2 学时。

**2. 学习方法**　讲授法、分组练习。

【实验准备】

**1. 用物准备**　空间知觉测试仪。

**2. 环境准备**　安静、光线充足。

【操作步骤】

**1. 打开电源**　支好折叠的灯光显示器。将被试键盘的五芯插头插入仪器侧面的相应插座中。接通并打开电源。被试手握键盘，坐在灯光显示器前。

**2. 选择图案类型**　主试按面板的"图案"键，选择实验采用的灯光刺激图案类型。每按一下，对应键上方的指示灯将变化一个，亮灯的位置表示选择的那一行灯光刺激图案类型。

**3. 设置**　仪器初始设定的实验次数为 10 次。按"次数 / 打印"键，可以增加相应设定的次数，每按键一下，增加 10 次，最大 90 次。次数显示窗相应显示设定值。如设定值 00，则表明设定的实验次数不限，实验结束由手动控制。

**4. 开始**　按开始键，实验开始。仪器将自动随机确定一组被试键对应灯光图案的方式，即键 1/2/3/4 与图案 A/B/C/D 的对应关系。例如 3–A 4–B 2–C 1–D，或者 1–A 3–B 4–C 2–D 等，并非固定的 1–A 2–B 3–C 4–D 关系。

**5. 正确与错误显示**　每次实验时，被试面上方的灯先亮黄色，提示预备。灯灭后，图案刺激呈现，开始计时，被试应迅速按下被试键的某一个，如符合确定的反应方式，反应正确，被试面上方灯将亮绿色，计时停止。如不符合确定的反应方式，反应错误，被试面上方灯将亮红色，被试应马上按其他键，直到反应正确，亮绿色为止，计时这时才停止。反应错误将计一次错误次数。被试应该确定并记住此次显示图案的正确反应键，即判断第 5 步所述的被试键 1/2/3/4 对应灯光图案的关系。

**6. 再次测试** 稍休息，又将亮黄灯预备后，出现图案，被试再进行判别与反应。如果是已出现过的图案，被试应按照已判断的被试键与图案关系，快速正确按下相应的反应键。仪器显示实验的次数。

**7. 打印** 如设定的次数不为 00，则实验次数达到相应次数后，实验自动结束；如设定为 00，则按"次数 / 打印"键，实验结束。如选配微型打印机，应连接好打印电缆，并打开打印机专用电源。实验结束将自动打印出实验结果。按"次数 / 打印"键，可再次打印。

**8. 显示错误次数** 仪器将显示最后出现错误的次数及此次后的平均反应时间。通常，至少连续 3 次反应正确才能表明被试对这类图案的空间位置与结构已经掌握。最后一次错误表示被试从不清楚结构特点到发现结构特点的"临界点"，这与图案的复杂程度有关。

**9. 图案与复位键** 按"图案"键，可进行新的实验设定。按"复位"键可以在任何时候中断实验，并清除数据，重新进行实验设定。

**10. 自检** 实验开始前，按着被试键盘的数字键，数码管显示相应的数字，并且依图案方式，灯光显示器显示相应的图案。特别提示，测试时，键 1/2/3/4 并非与图案固定 1-A 2-B 3-C 4-D 对应关系，但自检时是此对应关系。

## 九、皮肤电测试仪实验

【学习目标】

1. 能够熟练使用皮肤电测试仪。

2. 能够对情绪紧张和唤醒水平的强度进行测量。

【实验安排】

**1. 学时** 0.2 学时。

**2. 学习方法** 讲授法、分组练习。

【实验准备】

**1. 用物准备** 皮肤电测试仪。

**2. 环境准备** 安静、光线充足。

【操作步骤】

**1. 打开电源** 连接交流 220V 电源。电极夹连线接头接入后面板相应插孔中。打开电源开关。

**2. 连接电极** 两个电极夹分别固定在被试的两个手指上，通常是固定在同一个手上。电极金属体应与皮肤接触紧密，可以在皮肤接触处涂上薄薄一层导电膏（液），确保最佳测试效果。测试过程中，固定有电极的手，轻松舒展，勿动。

**3. 开始** 主试按前面板的"开始"键，计时开始并记录皮肤电示意值及图示线。待被试情绪放松稳定后，主试调节"调零"旋钮，使皮肤电示意值在 500 左右，图示线在显示界面的中间位置（有虚标线）。这确定为情绪稳定的参考点。

**4.刺激与情绪变化** 随后主试可对被试进行相关刺激，如颜色卡片、易难心算题、回答有关问题、惊吓、痛阈刺激等。被试应答时会产生不同的情绪变化，相应皮肤电能反映出这种变化的程度。情绪紧张，皮肤电示意值会相对增大。在显示图形上，能判断出开始紧张或放松的时间点及程度。结合刺激方式，间接测定出被试发生情绪变化原因。

**5.采样** 每1秒实时采样，显示120秒内的皮肤电变化图形。按"停止/暂停"键，能暂停计时与采样。再按"停止/暂停"键，重新开始。

**6.纵向调节** 如皮肤电显示图形起伏较小，可以按前面板的"纵向"调节按键，进行图形的纵向放大，更明显地监测到情绪的变化。

**7.零位调节** 如实验过程中，情绪变化激烈，图示线超过上、下限范围。应适时调整"零位"。

**8.复位** 按"复位"键，可使时间清零，显示屏清屏。再按"开始"键开始新的实验。实验完成后，如用了导电膏，电极夹应及时清洗。

# 第二节 综合型实验教学项目

## 一、"我是谁"团体心理辅导

【学习目标】

1. 全面认识个性的含义、特点及培养方式。

2. 协助学生认识自己眼中的我及他人眼中的我。

3. 增强学生的自我认同感和自信心。

4. 运用沟通技巧进行自我表达及与团队成员进行沟通。

5. 表现出团队合作精神。

【实验安排】

**1.学时** 1学时。

**2.学习方法** 体验式学习。

【建议训练对象】

二年级护理本科生。

【操作前准备】

**1.学生准备** 复习课堂个性章节相关知识。

**2.用物准备** 每人一张A4白纸，一支黑色签字笔，活动桌椅。

**3.环境准备** 宽敞、安静的团体辅导室或教室。

【实验步骤】

具体活动安排见表3-1。

表 3–1　"我是谁"团体心理辅导活动安排

| 活动 | 过程 | 分享 |
|---|---|---|
| 活动准备 | 教师发给每位同学一张 A4 白纸，让学生把纸对折 3 次，纸上出现 8 等分的折痕 | |
| 2 人小组活动 | 1. 学生两两分组，甲和乙分别在自己白纸的左上角写上自己的名字，并用 5 句以内的话形容自己的个性特点，包括优点和缺点，规定时间 5 分钟<br>2. 甲乙互换白纸，在第二个空白折痕里用 5 句以内的话形容对方的个性特点，包括优点和缺点，规定时间 5 分钟，写完后还给对方 | 本人读过自己和对方形容的自己后，彼此分享活动感受 |
| 6 人大组活动 | 1. 学生相邻三小组合并为一大组，每组 6 个人<br>2. 教师请每位同学将自己的 A4 纸传给右手边的同学，拿到纸的同学根据对此同学的了解，在第三个空白折痕上写出"我欣赏你……因为……"时间 2 分钟，写完后继续传给下一位，以此类推，直到纸又传回到原同学手中 | 大组内成员依次在组内分享感受 |
| 活动结束 | | 活动结束后，请若干位同学自愿在全班同学面前分享活动感受 |
| 教师总结 | | 教师总结，讲解了解真实自我与接纳真实自我的重要性 |

## 二、"做情绪的主人"团体心理辅导

【学习目标】

1. 帮助学生梳理自己的情绪，全面了解影响情绪的因素。

2. 让学生认识到自己的情绪，能辨认各种情况并了解它发生的原因。

3. 学生学会调整自己的情绪，学会释放压力的方式，做情绪的主人。

4. 学生在掌握调节自身情绪策略的基础上，能够指导临床患者调节情绪的方法。

5. 在活动中积极自如地表达自己的情绪，能够表现出团队合作精神。

【实验安排】

**1. 学时**　1 学时。

**2. 学习方法**　体验式学习。

【建议训练对象】

二年级护理本科生。

【操作前准备】

**1. 学生准备**　熟悉护理心理学情绪情感相关知识。

**2. 用物准备**　音频：幸福拍手歌，每人一张 A4 白纸。视频：会传染的笑容。

**3. 环境准备**　宽敞、安静的团体辅导室或教室。

【实验步骤】

具体活动安排见表 3–2。

表 3-2  "做情绪的主人"团体心理辅导活动安排

| 活动 | 过程 | 分享 |
|---|---|---|
| 活动准备 | 放松心情，为团体辅导进行良好的情绪铺垫<br>大家跟唱《幸福拍手歌》，并做相应的动作 | 简单交流唱歌时的心情 |
| 梳理自己的情绪 | 冥想放松：伴随舒缓的音乐，回想近一时期生活中发生的事情，填写卡片<br>1. 最近让我感觉高兴的事情是_____；当时我的心情是_____；现在回想起这些事，我的心情是_____<br>2. 最近让我感觉不高兴的事情是_____；当时我的心情是_____；现在回想起这些事，我的心情是_____<br>3. 每当心情好的时候，我会觉得_____<br>4. 每当心情糟的时候，我会觉得_____。<br>5. 我的心情总是_____ | 引导学生进行交流、讨论，帮助学生了解相互之间的主导情绪，感受不同的情绪对生活、行为、健康的影响，使其认识到积极情绪的重要，应学会构建快乐心情 |
| 学会控制自己的情绪 | 1. 现场表演：由两位同学分角色扮演进教学楼时不小心相撞，但互不相让，发生争吵，导致双方情绪激动，最后乃至发生肢体冲突的情景<br>反思：是什么导致了这场冲突？你认为该如何避免？<br>2. 我也有愤怒：学生回忆最近发生的最令自己愤怒的事情，试着把自己的情绪引发出来，写在纸上<br>要求：描写自己当时愤怒的表情、动作和表现，如：心跳加速、呼吸急促、头皮发紧、眼睛圆睁等；描写出自己愤怒时的内心感受，如"我被愚弄了！""他太过分了！""这简直是厚颜无耻的做法！"；描写出自己愤怒时的行为反应，如摔东西、骂人、强迫冷静、咬紧牙关等 | 学生讨论交流，提出自己控制愤怒等不良情绪的策略，并整理归纳控制情绪的有效政策 |
| 快乐很简单 | 1. 照镜子：两人一组，一人扮演照镜子的人，要做出各种快乐的表情。一人扮演镜子中的对方，模仿对方的样子，然后互换<br>2. 观看视频：会传染的笑容 | 说出自己感觉快乐的几件事情，分享快乐 |

# 第四章　精神科护理学 ▷▷▷

# 第一节　基础型实验教学项目

## 噎食的观察与处理

【学习目标】

1. 能够对精神障碍患者噎食行为正确观察。

2. 能够对高风险噎食患者采取针对性的预防措施。

3. 能够对噎食后患者采取正确的处理措施。

【实验安排】

**1. 学时**　2 学时。

**2. 学习方法**　讲授法、观看操作视频、示教、分组角色扮演模拟练习。

【实验内容】

### （一）观察要点

1. 观察有无吞咽困难。

2. 观察进食速度，进食时是否有抢食行为。

3. 观察有无噎食的表现：轻者表现为呛咳，呼吸困难，面色紫绀，双眼直瞪，双手乱抓，四肢抽搐；重者意识丧失，全身瘫软，四肢发凉，大小便失禁，呼吸和心跳停止。

### （二）预防措施

1. 做好噎食风险评估，加强巡视，掌握病情动态变化，做好交接班。

2. 对于有药物不良反应，吞咽反射迟钝的患者，给予软食，必要时给予半流质或流质，避免带骨、刺的食物。

3. 对吞咽困难的患者，专人守护进食或喂食。

4. 对抢食、暴饮暴食的患者，安排单独进餐，劝其放慢进食速度，适当控制其食量。

### （三）噎食发生后的处理

1. 立即启动噎食应急预案，就地急救，分秒必争。

2. 迅速用手指掏出口咽部食团。若患者牙关紧闭可用筷子或开口器等撬开口腔掏取食物，解开患者领口，尽快使其呼吸道通畅，用海氏急救法抢救。其他护士应立即通知医师，同时维护好患者的进餐秩序。

海氏急救法分为以下两种：

一种为立位腹部冲击法（用于意识清晰的患者）：①护士站在患者身后，用双臂环绕患者腰部，令患者弯腰，头部前倾。②一手握空心拳，拳眼顶住患者腹部正中线脐上方两横指处。③另一手紧握此拳，快速向内、向上冲击五次。挤压动作要迅速，压后随即放松。④患者应配合救护，低头张口，便于异物排出。

另一种为仰卧位腹部冲击法（用于意识不清的患者）：①将患者置于仰卧位，救护者骑跨在患者髋部两侧。②一只手的掌根置于患者腹部正中线、脐上方两横指处，不要触及剑突。另一只手直接放在第一只手的手背上，两手掌根重叠。③两手合力快速向内、向上有节奏冲击患者的腹部，连续五次，重复若干次。④检查口腔，如异物被冲出，迅速用手将异物取出。⑤检查呼吸、心跳，如果没有，立即实施心肺复苏。

3. 若使用以上急救法不能奏效，可采用环甲膜穿刺术，将患者取仰卧位，头后仰，颈部伸直，摸清甲状软骨下缘和软骨环状的上缘之间的凹陷处，左手固定此部位，右手持环甲膜穿刺针刺入气管内，可有空气排出，暂缓通气。应尽早行气管插管术。

4. 若心脏停博，应立即做胸外心脏按压。

5. 若自主呼吸恢复，应立即氧气吸入，专人持续监护，直至完全恢复。

# 第二节　综合型实验教学项目

## 精神分裂症患者的护理

【学习目标】

1. 全面收集主客观资料，识别精神分裂症偏执型患者的临床表现。

2. 识别精神疾病患者攻击行为的风险及征兆。

3. 运用精神患者攻击行为的应对技能与原则正确处理患者的攻击行为。

4. 正确实施新入院患者的安全检查。

5. 正确进行肌内注射等护理操作，能够识别氟哌啶醇快速治疗后的疗效及不良反应。

6. 运用沟通技巧与精神患者及家属有效沟通。

7. 表现出团队合作精神。

【实验安排】

**1. 学时**　2 学时。

**2. 学习方法**　情景模拟教学。

**3. 考核方式**　小组作业流程设计、评价表。

【情景模拟前期课程】

护理学基础、护理心理学、精神科护理学等。

【建议训练对象】

三年级护理本科生。

【情景模拟描述】

普通精神科病房，周日下午2点，4名护士（3男1女）在岗，收治一名由警察及家属扭送来的中年男性。患者被害妄想和暴力倾向1个月，既往曾经对其父母大打出手，近两天症状加重。患者入院时情绪激动，手足挥舞，双手被警察控制，并大声呼叫："我没病，你们就这样害我吧！没有天理！"

【操作前准备】

**1.学生准备**　精神分裂症患者的护理（评估、诊断、治疗及护理措施、效果评价）知识；攻击行为的识别与处理；沟通交流技巧。

**2.用物准备**　一次性纸杯、白开水、病号服、体温计、血压计、约束带2~4根、治疗盘、治疗车、一次性注射器、氟哌啶醇注射液5mg两支、安尔碘、棉签、约束带知情同意书、贵重物品清点登记本、约束保护观察记录单。

**3.环境准备**　普通精神病房，病床，座椅，床头桌。

【高仿真模拟人场景】

精神分裂症患者高仿真模拟人场景设置见表4-1。

表4-1　精神分裂症患者高仿真模拟人场景设置

| 病情变化流程 | 考核要点 |
|---|---|
| **初始状况**<br>患者情绪激动，否认有病，不合作<br>**患者反应**<br>患者情绪激动，否认有病，不合作，面红耳赤，恶言相向，步步紧逼，语音语调高，手足挥舞，大声呼叫："我没病，你们就这样害我吧！没有天理！"<br>患者父母表现为焦虑、忧心忡忡、哭泣 | 1.综合运用各种途径全面评估患者，系统收集病情资料并分析<br>2.能发现患者现存或潜在的暴力风险，识别患者攻击行为的征兆，评估攻击行为风险等级<br>3.运用治疗性沟通技术对患者及其家属进行安抚<br>4.签署知情同意书 |
| **改变/事件（1）**<br>患者出现言语性幻听："他们要害你，打他！打他！"<br>**患者反应**<br>突然从座椅上站起来，目露凶光，情绪激动，双拳紧握，欲挥拳向护士攻击 | 1.治疗性沟通：汇报病情，执行医嘱保护性约束4小时，遵医嘱肌内注射氟哌啶醇10mg，st<br>2.约束后的病情观察，以及用药后疗效与药物不良反应的观察<br>3.团队合作<br>4.正确实施保护性约束 |
| **改变/事件（2）**<br>患者情绪逐渐稳定，出现锥体外系反应——急性肌张力障碍<br>**患者反应**<br>患者出现痛苦的表情，后背扭转 | 1.病情观察及进展判断，解除患者的保护性约束。<br>2.治疗性沟通：汇报病情，按医嘱肌内注射东莨菪碱2mg，st<br>3.药物疗效与不良反应观察 |

【考核评价】

精神分裂症患者护理操作考核评价见表4-2。

表 4-2　精神分裂症患者护理操作考核评价表

| 项目编号 | 内容归类 | 具体名称 | 执行正确 | 执行错误 | 未执行 | 得分 |
|---|---|---|---|---|---|---|
| 1 | 知识类（20%） | 识别攻击行为征兆（10分） | | | | |
| 2 | | 攻击行为征兆的风险评估（10分） | | | | |
| 3 | 临床思维类（40%） | 全面收集主客观资料（10分） | | | | |
| 4 | | 缓和攻击行为的处理原则（10分） | | | | |
| 5 | | 精神障碍患者入院安全检查（10分） | | | | |
| 6 | | 针对家属的入院宣教（5分） | | | | |
| 7 | | 病情评估与护理问题的确定（5分） | | | | |
| 8 | 操作技术类（20%） | 保护性约束（10分） | | | | |
| 9 | | 肌内注射（10分） | | | | |
| 10 | 沟通类（10%） | 有效地与患者及家属沟通及安抚（10分） | | | | |
| 11 | 团队合作（10%） | 有分工有合作（10分） | | | | |
| 总分 | | | | | | |
| 总评语 | | | | | | |

考核者：＿＿＿＿＿＿＿＿　　　　　　　　　考核时间：＿＿年＿＿月＿＿日

# 第五章　内科护理学 ▷▷▷

# 第一节　基础型实验教学项目

## 一、缩唇 – 腹式呼吸

【学习目标】

1. 演示缩唇—腹式呼吸的操作过程。

2. 复述缩唇—腹式呼吸的注意事项。

【实验安排】

1. **学时**　1 学时。

2. **学习方法**　演示法，两人为一个小组相互练习。

3. **考核方式**　评价表。

【操作前准备】

1. **护士准备**　着装整齐。

2. **用物准备**　治疗盘内放弯盘、记录单、签字笔。

3. **环境准备**　安静，光线明亮，减少人员走动。

【操作步骤】

1. **体位**　取坐位或站立位。

2. **呼气**　放松肩背，经鼻吸气，用口呼气，呼气时口唇缩成吹口哨状。

3. **吸气**　用手固定前胸部，做腹壁上下移动的腹式呼吸。呼气时轻轻收腹，吸气时胸腹部放松，让腹部自然隆起。

4. **呼吸频率**　采用深而慢的呼吸，8~10 次 / 分，呼气与吸气之比为 2 ∶ 1 或 3 ∶ 1。

5. **处理**　整理用物。

【考核评价】

缩唇—腹式呼吸操作考核评价见表 5–1。

表 5–1　缩唇—腹式呼吸操作考核评价表

| 项目 | 项目总分 | 要求 | 标准分 | 扣分 | 说明 |
|---|---|---|---|---|---|
| 素质要求 | 10 | 服装、鞋帽整洁<br>仪表大方、举止端庄<br>语言柔和恰当，态度和蔼可亲<br>其他 | 2<br>3<br>5 | | |

| 项目 | 项目总分 | 要求 | 标准分 | 扣分 | 说明 |
|---|---|---|---|---|---|
| 操作准备 | 10 | 洗手<br>备齐用物，放置合理<br>其他 | 5<br>5 | | |
| 操作过程 | 50 | 体位正确<br>经鼻吸气<br>用口呼气，呼气时口唇缩成口哨状<br>腹式呼吸动作正确<br>呼气与吸气之比正确 | 10<br>10<br>10<br>10<br>10 | | |
| 操作后处理 | 10 | 整理用物<br>其他 | 10 | | |
| 熟练程度 | 10 | 动作准确、稳重<br>注意节力原则<br>其他 | 6<br>4 | | |
| 理论提问 | 10 | | 10 | | |

考核者：_____　　　　　　　　考核时间：___年___月___日

## 二、胸部叩击

【学习目标】

1. 演示胸部叩击的操作过程。
2. 复述胸部叩击的注意事项。

【实验安排】

**1. 学时**　1 学时。

**2. 学习方法**　演示法，两人为一个小组相互练习。

**3. 考核方式**　评价表。

【操作前准备】

**1. 护士准备**　着装整齐，戴口罩，洗手。

**2. 用物准备**　治疗盘内放弯盘、治疗巾、水杯、面巾纸、听诊器、记录单、签字笔。

**3. 环境准备**　安静，光线明亮，减少人员走动。

【操作步骤】

**1. 核对**　携用物至床旁，核对床号、姓名、腕带、医嘱。

**2. 告知**　告知患者操作目的及过程，指导患者配合。

**3. 评估**　评估患者呼吸道及肺部情况。

**4. 体位**　协助患者取坐位或仰卧位，护士站在患者的后方或侧后方。

**5. 叩击**　用治疗巾覆盖叩击部位。护士手指并拢，掌心呈杯状，用手腕的力量从肺底自下而上，由外向内，力量均匀地叩击患者胸背部，每一肺叶叩击 1~3 分钟，频率

120 次 / 分。叩击时观察患者的反应。叩击后询问患者的感受，观察咳痰情况，协助患者漱口。

**6. 检查** 复查肺部呼吸音及啰音变化。

**7. 处理** 整理用物、洗手。

【考核评价】

胸部叩击操作考核评价见表 5-2。

表 5-2 胸部叩击操作考核评价表

| 项目 | 项目总分 | 要求 | 标准分 | 扣分 | 说明 |
|---|---|---|---|---|---|
| 素质要求 | 10 | 服装、鞋帽整洁<br>仪表大方、举止端庄<br>语言柔和恰当，态度和蔼可亲<br>其他 | 2<br>3<br>5 | | |
| 操作准备 | 10 | 洗手、戴口罩<br>备齐用物，放置合理<br>了解病情，做好解释<br>其他 | 2<br>5<br>3 | | |
| 操作过程 | 50 | 核对床号、姓名、腕带、医嘱<br>告知患者操作目的及过程<br>评估患者情况<br>体位正确<br>用治疗巾覆盖叩击部位<br>叩击手法正确<br>叩击频率正确<br>叩击时观察患者反应<br>叩击后协助患者漱口<br>复查肺部情况<br>其他 | 3<br>3<br>3<br>4<br>2<br>10<br>10<br>5<br>5<br>5 | | |
| 操作后处理 | 10 | 整理患者单位，合理安置患者<br>整理用物<br>洗手<br>其他 | 5<br>3<br>2 | | |
| 熟练程度 | 10 | 动作准确、稳重<br>注意节力原则<br>其他 | 6<br>4 | | |
| 理论提问 | 10 | | 10 | | |

考核者：_____　　　　　　　　考核时间：___年___月___日

## 三、胰岛素笔注射法

【学习目标】

1. 演示胰岛素笔注射的操作方法。

2. 复述胰岛素笔注射法的注意事项。

【实验安排】

**1. 学时**　1 学时。

**2. 学习方法**　演示法，两人为一个小组相互练习。

**3. 考核方式**　评价表。

【操作前准备】

**1. 护士准备**　按要求着装，洗手，戴口罩，准备好治疗盘，治疗单。向患者解释，取得其合作。

**2. 用物准备**　治疗车上层：放置治疗盘（75% 乙醇、棉签）、胰岛素笔、胰岛素笔芯、注射针、污物盘等。治疗车下层：生活垃圾桶、医疗垃圾桶、锐器盒。正确安装胰岛素笔各部件。

**3. 患者准备**　理解注射胰岛素的治疗作用，并摆好体位。

**4. 环境准备**　安静，空气清新，温度适宜。必要时有屏风遮挡。

【操作步骤】

**1. 核对**　推车至患者床旁，核对患者姓名、床号。

**2. 部位选择**　选择合适的注射部位：腹部、大腿外侧、上臂外侧、臀部。检查注射部位皮肤情况。

**3. 消毒**　护士使用手消毒液消毒双手后，用 75% 乙醇棉签消毒注射部位皮肤，直径＞ 5cm，待干。

**4. 再次核对**　再次核对胰岛素名称、剂型。75% 乙醇消毒笔芯前端橡皮膜。

**5. 安装笔用针头**　正确安装胰岛素笔用针头，手法正确（平行方向安装针头）。

**6. 排气**　调节剂量 2U，针尖垂直向上，手指轻弹笔芯架数次，按压注射键，见一滴胰岛素从针头溢出即可。若无药液溢出，重复上述操作。

**7. 调节剂量**　旋转剂量调节旋钮，调至所需注射剂量。

**8. 皮下注射**　选择合适的注射手法：一般情况不需捏皮，垂直 90° 进针。但遇极度消瘦患者，考虑存在肌内注射风险，应捏皮注射（左手示指及拇指捏起皮肤，右手垂直进针）。

**9. 拔针**　注射完毕，继续按住注射键，使针头在皮下停留 10 秒钟，然后拔出。

**10. 按压**　按压注射部位。用干棉签按压针眼 30 秒。

**11. 卸下针头**　注射完毕后，套上大针头帽，卸下针头。废弃针头，扔锐器盒。

**12. 处置**　安置患者，整理用物，告知进食时间，洗手。

**13. 观察**　评估胰岛素的剩余量，是否够下次使用；若不足，联系医师。若为短效胰岛素，观察患者是否及时进餐。

【考核评价】

胰岛素笔注射操作考核评价见表 5-3。

表 5-3 胰岛素笔注射操作考核评价表

| 项目 | 项目总分 | 要求 | 标准分 | 扣分 | 说明 |
|---|---|---|---|---|---|
| 素质要求 | 10 | 服装、鞋帽整洁<br>仪表大方、举止端庄<br>语言柔和恰当，态度和蔼可亲<br>其他 | 2<br>3<br>5 | | |
| 操作准备 | 10 | 洗手、戴口罩<br>备齐用物，放置合理<br>了解病情，做好解释<br>其他 | 2<br>5<br>3 | | |
| 操作过程 | 50 | 核对医嘱，准备及检查胰岛素笔芯<br>安装胰岛素笔、针头方法正确<br>消毒胰岛素笔芯方法正确<br>正确调节所需剂量<br>再次核对（七对）<br>体位正确<br>注射部位正确<br>消毒皮肤范围、方法正确<br>排气方法正确，不浪费药液<br>进针角度、深度适宜<br>注药速度适宜、注射后保留时间适当<br>拔针方法正确<br>注意用药后反应<br>其他 | 4<br>6<br>5<br>4<br>4<br>2<br>4<br>2<br>3<br>6<br>6<br>2<br>2 | | |
| 操作后处理 | 10 | 整理患者单位，合理安置患者<br>整理用物，正确处理针头<br>洗手<br>其他 | 3<br>5<br>2 | | |
| 熟练程度 | 10 | 动作轻巧、准确、稳重<br>注意节力原则<br>其他 | 6<br>4 | | |
| 理论提问 | 10 | | 10 | | |

考核者：_____ 考核时间：___年___月___日

## 四、经外周静脉植入中心静脉导管（PICC）维护技术

【学习目标】

1. 复述 PICC 置管术的适应证、禁忌证。

2. 演示 PICC 置管术的操作步骤。

3. 复述 PICC 管道维护及置管的目的和注意事项。

【实验安排】

1. 学时 3 学时。

2. 学习方法 讲授法，视频教学。

**3. 考核方式**　评价表。

【操作前准备】

**1. 护士准备**　衣帽整洁，洗手，戴口罩。

**2. 用物准备**　治疗车上层：PICC 穿刺包 1 个（内含可撕裂的套管针、有导丝的导管、隔离衣、剪刀、镊子、纱布、弯盘、棉球、治疗巾、孔巾）、自贴敷料、20mL 注射器 2 支、无菌手套 2 副、无针输液接头 1 个、无菌生理盐水 500mL、无菌肝素生理盐水（100U/mL，新生儿 10U/mL）、止血带、透明无菌敷贴、无菌纱布若干、消毒液、棉棒、皮尺、置管记录表格及医嘱本。

治疗车下层：生活垃圾桶、医疗垃圾桶、锐器盒。

【操作步骤】

**1. 核对、评估及解释**　将治疗车推至床旁，核对、评估患者，做好解释工作。

（1）评估患者的年龄、病情、凝血功能、意识状态等，穿刺部位的皮肤组织、血管情况及肢体活动度，患者心理状态及配合程度。

（2）向患者说明 PICC 置管的目的、必要性、手术过程和留置导管的时间等，缓解其紧张心理，取得患者配合。

（3）确认是否已签署知情同意书。

**2. 选择穿刺部位**　选择合适的静脉，一般首选贵要静脉。

**3. 测量置入导管的长度**　患者取平卧位，上臂外展与躯干成 90°，由穿刺点到右侧胸骨柄再垂直向下到胸骨右侧缘第三肋间隙的长度。

**4. 建立无菌区、消毒**

（1）打开 PICC 穿刺包。

（2）穿刺部位常规消毒，铺无菌孔巾。

（3）穿无菌手术衣，戴无菌手套，助手打开瓶装生理盐水，协助冲洗手套上的滑石粉，无菌纱布擦干。

（4）助手按无菌原则投递 20mL 注射器 1 个、PICC 穿刺套件、透明敷贴、自贴敷料至无菌区内。

**5. 预冲导管**　助手协助操作者用注射器抽取无菌生理盐水，预冲导管，检查导管及套管针是否完好。

**6. 穿刺置管**

（1）助手于患者腋下扎止血带，嘱患者握拳。

（2）持套管针行静脉穿刺，松动穿刺针针芯，绷紧皮肤，穿刺针的斜面应朝下，进针角度为 15°~30°，见回血后降低角度再进针 0.5~1cm，固定钢针，将套管鞘送入静脉。

（3）助手松开止血带，嘱患者松拳，左手示指按压导入鞘前端静脉，拇指固定针柄，右手撤出针芯。

（4）一手固定套管鞘，另一手用镊子夹住导管经套管缓慢匀速送入静脉，当导管尖端大约到达腋静脉（10~15cm）时，为避免导管误入颈静脉，应嘱咐患者下颌向下并偏向术侧肩膀，导管进入测量长度后，头再恢复原位。

（5）置入导管剩下 10~15cm 时，即可退出导入鞘，按压导入鞘上端静脉，退出导入鞘使其远离穿刺部位，撤离导入鞘时应注意保持导管的位置，随后均匀缓慢地置入剩余导管至所需长度。

（6）用生理盐水注射器抽吸回血，再次确认穿刺成功。

（7）一手固定导管，另一手撤出钢丝，动作应轻柔缓慢。

**7. 封管**　导管末端连接无针输液接头，用肝素生理盐水正压封管。

**8. 固定导管**

（1）移去孔巾，清洁穿刺点周围皮肤。体外导管放置呈"S"或"U"状弯曲，根据不同导管，连接不同的固定翼。

（2）穿刺点置无菌纱布，粘贴无菌透明敷贴，导管全部覆盖在敷料下。透明敷贴上注明置管深度、穿刺日期和时间、导管的种类规格、操作者姓名。

**9. 整理用物**　协助患者取舒适体位，整理床单位。处理用物，洗手。

**10. 健康宣教**　向患者说明 PICC 置管术可能出现的并发症和注意事项，做好日常护理。

【考核评价】

PICC 置管术操作考核评价见表 5-4。

表 5-4　PICC 置管术操作考核评价表

| 项目 | 项目总分 | 要求 | 标准分 | 扣分 | 说明 |
|---|---|---|---|---|---|
| 素质要求 | 5 | 服装、鞋帽整洁<br>仪表大方、举止端庄 | 3<br>2 | | |
| 操作准备 | 10 | 剪短指甲，洗手，戴好口罩<br>备齐用物，放置合理 | 3<br>7 | | 用物少一件<br>扣 2 分 |
| 置管前准备 | 30 | 核对患者信息<br>评估患者基本情况<br>向患者解释 PICC 穿刺的目的及注意事项<br>选择合适的静脉<br>测量置入导管的长度<br>打开穿刺包<br>常规消毒穿刺部位<br>铺无菌孔巾<br>穿无菌手术衣、戴无菌手套<br>预冲导管 | 3<br>3<br>3<br>2<br>5<br>2<br>2<br>2<br>2<br>6 | | |
| 穿刺置管 | 40 | 扎止血带，嘱患者握拳<br>以正确进针角度持套管针行静脉穿刺<br>撤出针芯<br>准确将导管缓慢匀速送入静脉<br>退出导入鞘<br>用生理盐水注射器抽吸回血，确认穿刺成功<br>撤出钢丝<br>肝素生理盐水正压封管 | 3<br>8<br>3<br>8<br>3<br>6<br>3<br>6 | | |

续表

| 项目 | 项目总分 | 要求 | 标准分 | 扣分 | 说明 |
|------|----------|------|--------|------|------|
| 固定导管 | 8 | 移去孔巾，清洁穿刺点周围皮肤 | 2 | | |
| | | 体外导管放置呈"S"或"U"状弯曲 | 2 | | |
| | | 穿刺点置无菌纱布，粘贴无菌透明敷贴 | 2 | | |
| | | 透明敷贴上注明置管深度、穿刺日期和时间、导管的种类规格、操作者姓名 | 2 | | |
| 操作后处理 | 7 | 协助患者取舒适体位，整理床单位 | 2 | | |
| | | 处理用物 | 1 | | |
| | | 洗手 | 2 | | |
| | | 向患者说明置管可能出现的并发症和注意事项 | 2 | | |

考核者：＿＿＿＿＿＿＿　　　　　　　　　　　考核时间：＿＿＿年＿＿＿月＿＿＿日

## 五、膀胱冲洗

【学习目标】

1. 演示膀胱冲洗的操作过程。

2. 复述膀胱冲洗的目的与注意事项。

【实验安排】

**1. 学时**　2学时。

**2. 学习方法**　讲授法、视频教学。

**3. 考核方式**　评价表。

【操作前准备】

**1. 护士准备**　衣帽整洁，修剪指甲，洗手，戴口罩。

**2. 用物准备**　无菌生理盐水（或冲洗液，35℃）、输液器、无菌接头、帽夹（止血钳）、安尔碘、棉签、弯盘、纱布（两块）、无菌治疗巾、无菌手套、胶布、笔、冲洗牌。

**3. 环境准备**　温度适宜，光线充足，环境安静，屏风遮挡。

【操作步骤】

**1. 核对患者**　核对床号、姓名、腕带，关闭门窗，必要时用屏风遮挡。

**2. 评估解释**　评估患者目前状况（病情、治疗等）、合作程度及冲洗目的；评估患者尿液性状、有无尿频、尿急、尿痛、憋尿感，是否排尽尿液及尿管通畅情况；向患者及家属解释有关膀胱冲洗的目的、方法、注意事项和配合要点，取得患者的合作。

**3. 准备用物**　洗手，戴口罩，准备用物。

**4. 核对患者**　核对床号、姓名、腕带。

**5. 排空膀胱**　排空膀胱，协助患者取合适体位。

**6. 放置用物**　按无菌原则挂好冲洗液并排气，冲洗液面距离髋部60cm。挂膀胱冲洗标识。铺无菌治疗巾于尿管及引流管下方，准备一条胶布。

**7. 分离尿管**　夹闭尿管远端，夹闭引流管。戴手套，取两块无菌纱布放置于治疗巾上。将尿管断开，用纱布将引流管端口包裹住，使用胶布将纱布固定，放置在治疗巾上。环状消毒尿管接口处,置无菌纱布上。

**8. 连接冲洗** 打开冲洗接头,与输液器连接,排气后与尿管连接。放开输液器调节器,打开尿管远端,调节滴速,冲洗速度一般为 80~100 滴 / 分,特殊情况遵医嘱调节滴速。

**9. 签字记录** 记录操作时间。

**10. 观察** 观察患者在冲洗过程中,询问患者的感受,观察引流是否通畅、患者反应及引流液性状;若患者出现不适或有出血情况,立即停止冲洗,并与医师联系。

**11. 冲洗完毕** 冲洗液滴完后,关闭输液器调节器,同时夹闭尿管。断开冲洗接头,与引流袋接头连接。打开尿管,根据医嘱确定冲洗液是否需要保留在膀胱内及保留时长。待保留时间结束,打开尿管引流开关。观察引流液情况,并告知患者引流液情况。

**12. 整理** 整理床单元,整理用物。

**13. 洗手记录** 再次核对,洗手,记录尿液的量、性质、有无沉淀、絮状物,以及引流通畅情况,冲洗过程中患者的反应。

【考核评价】

膀胱冲洗操作考核评价见表 5-5。

表 5-5 膀胱冲洗操作考核评价表

| 项目 | 项目总分 | 要求 | 标准分 | 扣分 | 说明 |
|---|---|---|---|---|---|
| 素质要求 | 5 | 服装、鞋帽整洁<br>仪表大方、举止端庄 | 3<br>2 | | |
| 操作准备 | 10 | 剪短指甲,洗手,戴好口罩<br>备齐用物,放置合理<br>环境符合操作要求 | 2<br>5<br>3 | | 用物少一件<br>扣 2 分 |
| 评估患者 | 5 | 第一次核对患者<br>评估患者病情、自理能力及合作情况、引流管是否通畅<br>告知目的和方法及配合要点<br>洗手,戴口罩<br>检查用物 | 1<br>1<br>1<br>1<br>1 | | |
| 操作步骤 | 65 | 第二次核对患者<br>排空膀胱<br>协助患者取合适体位,冲洗液面高度准确<br>挂标识<br>铺无菌治疗巾<br>正确分离尿管<br>消毒尿管方法正确<br>正确连接冲洗管路<br>调节滴速<br>签字记录完整<br>夹闭输液器调节器及尿管<br>根据医嘱保留冲洗液<br>连接引流袋,打开引流管,排出尿液的顺序正确<br>观察引流液<br>告知患者引流液情况<br>整理用物<br>第三次核对<br>洗手,记录完整 | 1<br>2<br>5<br>1<br>5<br>5<br>5<br>5<br>5<br>2<br>5<br>5<br>5<br>5<br>1<br>5<br>1<br>2 | | |

续表

| 项目 | 项目总分 | 要求 | 标准分 | 扣分 | 说明 |
|---|---|---|---|---|---|
| 熟练程度 | 10 | 准备用物时间＜5分钟 | 2 | | |
| | | 操作时间＜5分钟（每超过30秒扣1分，＞7分钟该项无分） | 4 | | |
| | | 动作轻巧、准确、稳重 | 2 | | |
| | | 注意无菌原则 | 2 | | |
| 理论提问 | 5 | 回答正确 | 5 | | |

考核者：_____ 　　　　考核时间：___年___月___日

# 第二节　综合型实验教学项目

## 一、急性心肌梗死患者的抢救及护理

【学习目标】

1. 完成对患者的入院评估，识别急性心肌梗死的临床表现。
2. 明确引起急性心肌梗死的诱因。
3. 准确识别急性心肌梗死心电图的特征性表现。
4. 正确实施急性心肌梗死的抢救措施。
5. 完成对患者及家属的PCI术前术后的健康宣教。
6. 正确实施操作：静脉输液、吸氧、心电监护、描记心电图。
7. 有效地与患者沟通及安抚。
8. 表现出团队合作精神。

【实验安排】

**1.学时**　2学时。

**2.学习方法**　情景模拟教学（高仿真模拟人应用）。

**3.考核方式**　小组作业流程设计、评价表。

【情景模拟前期课程】

解剖学、生理学、护理学基础、健康评估等。

【建议训练对象】

三年级护理本科生。

【操作前准备】

**1.学生准备**　急性心肌梗死临床表现、心电图特征、实验室检查及抢救和护理的知识；基础护理操作技能；健康评估技能；沟通交流技巧。

**2.用物准备**　床旁配心电监护仪、心电图机、血压计、吸氧用物、输液用物、抽血用物、医嘱单、化验单、护理记录单。

**3. 环境准备** 心内科重症监护病房，有墙壁氧，清洁，通风。

【高仿真模拟人场景】

急性心肌梗死患者高仿真模拟人场景设置见表 5-6。

表 5-6 急性心肌梗死患者高仿真模拟人场景设置

| 病情变化流程 | 考核要点 |
| --- | --- |
| **初始设置**<br>T：37.3℃<br>HR：89 次 / 分<br>R：24 次 / 分<br>BP：110/70mmHg<br>SaO$_2$：96%<br>ECG：V$_1$~V$_3$ 导联 ST 段抬高，V$_1$~V$_5$ T 波倒置<br>**模拟人反应**<br>剧烈胸痛，痛苦呻吟："痛死啦！"<br>**应提供的实验室检查结果**<br>肌钙蛋白、肌红蛋白和 CK-MB 升高，血常规、电解质、肝肾功能正常 | 1. 吸氧、心电监护、获取生命体征<br>2. 治疗性沟通，准备急诊 PCI 治疗<br>3. 有序处理医嘱，注意患者病情变化，能主动查看检查结果<br>4. 病情观察中能表现出判断患者冠状动脉供血障碍的情况<br>5. 护士能解答家属询问的 PCI 治疗的问题 |
| **改变 / 事件（1）**<br>T：37.1℃<br>HR：95 次 / 分<br>R：25 次 / 分<br>BP：95/70mmHg<br>SaO$_2$：97%<br>**模拟人反应**<br>持续呻吟，"还是很痛"<br>**应提供的实验室检查结果**<br>cTnI 1.5ng/mL，Myo 126.54mg/mL，CK-MB 44.25ng/mL，心电图示室性早搏 | 1. 病情观察，获取生命体征<br>2. 治疗性沟通，检查结果汇报，获取医嘱<br>3. 遵医嘱备皮，询问过敏史，做过敏试验<br>4. 对患者及家属进行 PCI 术前宣教 |
| **改变 / 事件（2）**<br>2 小时后 PCI 治疗后患者转回 CCU 病房<br>T：36.9℃<br>HR：85 次 / 分<br>R：20 次 / 分<br>BP：110/80mmHg<br>SaO$_2$：98%<br>**模拟人反应**<br>"感觉好多了" | 1. 询问患者胸痛是否减轻，获取生命体征，连接心电监护，密切观察有无再灌注性心律失常<br>2. 复查心电图，与 PCI 术前进行对比<br>3. PCI 术后穿刺部位止血护理<br>4. 治疗性沟通：评估患者一般情况，对患者及家属进行 PCI 术后健康教育，获取医嘱<br>5. 遵医嘱给药，观察药物疗效及不良反应 |

【考核评价】

急性心肌梗死患者抢救及护理操作考核评价见表 5-7。

表 5-7 急性心肌梗死患者抢救及护理操作考核评价表

| 项目编号 | 内容归类 | 具体名称 | 执行正确 | 执行错误 | 未执行 | 得分 |
|---|---|---|---|---|---|---|
| 1 | 知识类（15%） | 识别急性心肌梗死的临床表现（10分） | | | | |
| 2 | | 明确引起急性心肌梗死的诱因（5分） | | | | |
| 3 | 临床思维类（40%） | 全面收集主客观资料（10分） | | | | |
| 4 | | 识别急性心肌梗死心电图和心肌标志物（10分） | | | | |
| 5 | | 正确实施急性心肌梗死的抢救措施（10分） | | | | |
| 6 | | PCI术前和术后健康教育（10分） | | | | |
| 7 | 操作技术类（30%） | 静脉输液（5分） | | | | |
| 8 | | 抽血（5分） | | | | |
| 9 | | 心电监测（5分） | | | | |
| 10 | | 吸氧（5分） | | | | |
| 11 | | 输液泵的使用（5分） | | | | |
| 12 | | 12导联心电图（5分） | | | | |
| 13 | 沟通类（5%） | 有效地与患者沟通及安抚（5分） | | | | |
| 14 | 团队合作（10%） | 有分工有合作（10分） | | | | |
| 总分 | | | | | | |
| 总评语 | | | | | | |

考核者：_____　　　　　　　　考核时间：____年____月____日

## 二、糖尿病患者的护理

### 【学习目标】

1. 全面收集主客观资料，识别低血糖反应的临床表现。

2. 明确引起低血糖反应的原因。

3. 区分不同情况下低血糖反应的处理流程。

4. 正确实施低血糖反应患者的处理措施。

5. 正确实施操作：胰岛素注射，测量血糖，测量血压，给予口服葡萄糖液。

6. 与患者有效沟通及安抚。

7. 表现出团队合作精神。

【实验安排】

**1. 学时**　2 学时。

**2. 学习方法**　情景模拟教学（高仿真模拟人应用）。

**3. 考核方式**　小组作业流程设计、评价表。

【情景模拟前期课程】

生理学、护理学基础、护理心理学、内科护理学等。

【建议训练对象】

三年级护理本科生。

【操作前准备】

**1. 学生准备**　有关糖尿病的临床表现、低血糖的处理流程；基础护理操作技能；沟通交流技巧。

**2. 用物准备**　快速血糖仪、血压计、吸氧用物、50% 葡萄糖注射液、医嘱单、化验单、护理记录单。

**3. 环境准备**　病房，有墙壁氧，清洁，通风。

【高仿真模拟人场景】

糖尿病患者高仿真模拟人场景设置见表 5-8。

表 5-8　糖尿病患者高仿真模拟人场景设置

| 病情变化流程 | 考核要点 |
| --- | --- |
| **改变/事件（1）**<br>患者，男性，61 岁，糖尿病 20 年，胰岛素治疗 5 年；高血压 25 年，一直口服降压药。今早空腹血糖 18.2mmol/L。患者血糖波动较大，空腹血糖一天高、一天低，高时可达 15~16mmol/L，低时可到 4~5mmol/L。<br>**参数设置**<br>T：37.1℃<br>P：108 次/分<br>R：25 次/分<br>BP：140/85mmHg<br>血氧饱和度：96%<br>**可提供的实验室检查结果**<br>尿常规：酮体（-），葡萄糖（+++）<br>HbA1$_c$：6.7%<br>**医嘱**<br>胰岛素 12U，皮下注射，tid<br>**模拟人反应**<br>轻度焦虑，询问血糖波动的原因 | 1. 获取生命体征<br>2. 综合运用各种途径全面评估患者，系统收集病情资料并分析<br>3. 给患者注射胰岛素<br>4. 对患者情绪及时进行疏导 |

| 病情变化流程 | 考核要点 |
|---|---|

⬇

| 病情变化流程 | 考核要点 |
|---|---|
| **改变/事件（2）**<br>1小时后，患者诉饥饿感、心慌、手抖、出虚汗、四肢无力<br>**参数设置**<br>T：37.1℃<br>P：108次/分<br>R：25次/分<br>BP：120/70mmHg<br>血氧饱和度：90%<br>血糖：2.9mmol/L<br>**医嘱**<br>吸氧2L/min<br>**模拟人反应**<br>"我现在很饿，心慌、手发抖、出虚汗、手脚无力" | 1. 根据评估判断该患者发生低血糖反应<br>2. 综合运用各种途径全面评估患者，系统收集病情资料并分析（注意：①患者血糖波动大，考虑症状与血糖有关。②检查快速血糖，判断是否为低血糖反应。③查血压。患者有高血压病史，了解血压情况，排除高血压急症）<br>3. 及时查找低血糖原因并进行处理（给予饼干数块），有人文关怀精神<br>4. 给氧 |

⬇

| 病情变化流程 | 考核要点 |
|---|---|
| **改变/事件（3）**<br>15分钟后进食饼干后，症状无缓解<br>**参数设置**<br>T：36.9℃<br>P：102次/分<br>R：26次/分<br>BP：110/70mmHg<br>血氧饱和度：96%<br>血糖：3.1mmol/L<br>**医嘱**<br>50%葡萄糖注射液30mL，口服 | 1. 15分钟后测量血糖<br>2. 准确给药<br>3. 安慰患者情绪 |

⬇

| 病情变化流程 | 考核要点 |
|---|---|
| **改变/事件（4）**<br>患者症状明显好转。对此次低血糖反应心有余悸，担心再次发作<br>**参数设置**<br>T：36.9℃<br>P：112次/分<br>R：28次/分<br>BP：135/80mmHg<br>血氧饱和度：92%<br>**模拟人反应**<br>患者表示焦虑与担心 | 1. 与患者一起分析低血糖反应发生的原因，给予健康教育<br>2. 对患者能有关怀的语言和动作 |

**【考核评价】**

糖尿病患者护理操作考核评价见表5-9。

表 5-9 糖尿病患者护理操作考核评价表

| 项目编号 | 内容归类 | 具体名称 | 执行正确 | 执行错误 | 未执行 | 得分 |
|---|---|---|---|---|---|---|
| 1 | 知识类（15%） | 识别低血糖反应的临床表现（10分） | | | | |
| 2 | | 明确引起低血糖反应的原因（5分） | | | | |
| 3 | 临床思维类（30%） | 全面收集主客观资料（10分） | | | | |
| 4 | | 区分不同情况下低血糖反应处理流程（10分） | | | | |
| 5 | | 正确实施低血糖反应的处理措施（10分） | | | | |
| 6 | 操作技术类（40%） | 胰岛素注射（8分） | | | | |
| 7 | | 测量快速血糖（8分） | | | | |
| 8 | | 测量血压（8分） | | | | |
| 9 | | 给口服药（8分） | | | | |
| 10 | | 吸氧（8分） | | | | |
| 11 | 沟通类（5%） | 有效地与患者沟通及安抚（5分） | | | | |
| 12 | 团队合作（10%） | 有分工有合作（10分） | | | | |
| 总分 | | | | | | |
| 总评语 | | | | | | |

考核者：_____          考核时间：___年___月___日

# 第六章　外科护理学 ▷▷▷

# 第一节　基础型实验教学项目

## 一、铺无菌器械台

**【学习目标】**

1. 理解铺无菌器械台目的及无菌器械台的使用原则。

2. 演示铺无菌器械台操作方法。

**【实验安排】**

**1. 学时**　2 学时。

**2. 学习方法**　现场参观、演示、看录像。

**3. 考核方式**　观察。

**【操作前准备】**

**1. 护士准备**　更换洗手衣裤、拖鞋、戴一次性无菌帽子和口罩，摘下戒指、项链等物，修剪指甲等。

**2. 用物准备**　器械台、无菌器械包、无菌敷料包、无菌持物钳及容器、无菌手套包及消毒毛巾。

**3. 环境准备**　手术室内宽敞明亮，减少人员走动。

**【操作步骤】**

**1. 评估**　评估预行手术名称、手术方式、手术范围、手术时间及麻醉方式。

**2. 检查**　巡回护士用消毒毛巾擦拭器械台。检查器械包和敷料包的名称、灭菌日期、有效日期、包布有无破损、潮湿，将无菌器械包放于器械台上。

**3. 打开无菌敷料包**　巡回护士用手接触器械包包布外面，由里向外展开各角，打开第 1 层包布（双层），手臂不可跨越无菌区。巡回护士手持无菌持物钳，按先对侧、后近侧的顺序，打开第 2 层包布。器械护士刷手后，用手打开第 3 层包布。台面上已铺 6 层无菌单，无菌单下垂台缘下至少 30cm。

**4. 传递敷料**　巡回护士按无菌要求打开无菌敷料包，将手术衣、单及敷料等传递至器械台上。

**5. 摆放手术用物**　器械护士穿戴好手术衣及手套后，按使用先后顺序将器械分类摆放整齐。若为连台手术准备的备用无菌器械台，应用双层无菌巾覆盖好，有效期为 4

小时。

【考核评价】

铺无菌器械台操作考核评价见表 6-1。

表 6-1　铺无菌器械台操作考核评价表

| 项目 | 项目总分 | 要求 | 标准分 | 扣分 | 说明 |
|---|---|---|---|---|---|
| 评估 | 10 | 评估预行手术名称、手术方式、手术范围、手术时间及麻醉方式 | 10 | | |
| 操作前准备 | 20 | 护士准备充分<br>用物准备齐全<br>环境适宜 | 10<br>5<br>5 | | |
| 操作过程 | 60 | 用消毒毛巾擦拭器械台<br>检查器械包和敷料包的消毒及有效期限<br>由里向外展开各角，打开第 1 层包布<br>持无菌持物钳按先对侧后近侧顺序，打开第 2 层包布<br>器械护士刷手后，用手打开第 3 层包布<br>巡回护士按无菌要求打开无菌敷料包，正确传递敷料<br>器械护士合理摆放手术器械 | 5<br>10<br>10<br>10<br>10<br>10<br>5 | | |
| 处理及评价 | 10 | 无菌观念强，铺无菌器械台时动作熟练、方法正确<br>手术器械及用物准备整齐，按使用先后顺序摆放整齐<br>注意护士礼仪和仪表 | 4<br>4<br>2 | | |
| 总分 | 100 | | 100 | | |

考核者：＿＿＿＿＿＿＿＿　　　　　　　　　　考核时间：＿＿年＿＿月＿＿日

## 二、穿无菌手术衣、戴无菌手套

【学习目标】

1. 演示穿无菌手术衣、戴无菌手套方法。

2. 解释穿无菌衣及戴无菌手套的基本要领。

3. 复述手术室基本管理制度和手术人员无菌准备的目的。

【实验安排】

**1. 学时**　2 学时。

**2. 学习方法**　现场演示、分组练习。

**3. 考核方式**　分组抽签操作考核。

【操作前准备】

**1. 护士准备**　更换洗手衣裤、拖鞋，戴一次性无菌帽子和口罩，摘下戒指、项链等物，修剪指甲等。

**2. 用物准备** 肥皂、消毒肥皂液、无菌毛刷、无菌小毛巾、泡手桶、75% 乙醇或 0.1% 苯扎溴铵溶液或皮肤消毒液、无菌手套、无菌手术衣及污物桶。

**3. 环境准备** 空气清洁，安静，温度适宜。

【操作步骤】

**1. 评估** 了解拟参加的手术名称、手术方式、手术时间、手术性质及麻醉方式。

**2. 外科手消毒** 手术人员外科手消毒达到要求。

**3. 检查手术衣** 检查手术衣是否符合无菌要求，有无破损。

**4. 穿手术衣** ①外科手消毒后，拿取手术衣，选择较宽敞处站立，手提衣领轻轻抖开，使衣的另一端下垂。②两手提住手术衣衣领两角，使手术衣的内侧面朝向自己，展开手术衣，将手术衣轻轻掷向上的同时，顺势将双手和前臂伸入衣袖内，并向前平行伸展。③巡回护士在其身后抓住衣领内面，轻轻向后拉，再从内面拉至衣肩部，拉至衣袖，系好背部系带。

**5. 戴无菌手套** ①巡回护士协助打开手套包，一只手持手套翻折部即手套内面，将手套从手套包内取出。另一只手插入相应的手套内，未戴手套的手切勿触及手套外面。②戴好手套的手指插入另一只手套的翻折部即手套外面，协助另一只手插入手套内。③双手交替将手套翻折部向上回翻盖住手术衣袖口，已戴手套的手切勿触及手套内面。④双手合拢，举在胸前无菌区。

【考核评价】

穿无菌手术衣、戴无菌手套操作考核评价见表 6-2。

表 6-2　穿无菌手术衣、戴无菌手套操作考核评价表

| 项目 | 项目总分 | 要求 | 标准分 | 扣分 | 说明 |
|---|---|---|---|---|---|
| 评估 | 10 | 知晓手术名称、手术方式、手术范围、手术时间及麻醉方式 | 10 | | |
| 操作前准备 | 20 | 护士准备充分<br>用物准备齐全<br>环境适宜 | 10<br>5<br>5 | | |
| 操作过程 | 60 | 手术人员外科手消毒达到要求<br>检查手术衣是否符合无菌要求，有无破损<br>拿取手术衣，选择较宽敞处站立，无污染<br>穿入手术衣过程中无污染<br>巡回护士协助系背带过程无污染<br>取手套过程正确无污染<br>戴手套过程无污染 | 10<br>5<br>10<br>10<br>5<br>10<br>10 | | |
| 处理及评价 | 10 | 无菌观念强，方法正确<br>动作熟练<br>举止得体 | 4<br>4<br>2 | | |
| 总分 | 100 | | 100 | | |

考核者：＿＿＿＿＿　　　　　考核时间：＿＿年＿＿月＿＿日

### 三、清洁伤口换药

**【学习目标】**

1. 复述伤口换药的目的及伤口分类。

2. 识记伤口肉芽生长的判定、伤口愈合类型及影响伤口愈合的因素。

3. 演示清洁伤口换药方法。

**【实验安排】**

**1. 学时** 2学时。

**2. 学习方法** 现场演示、分组练习。

**3. 考核方式** 分组抽签操作考核。

**【操作前准备】**

**1. 护士准备** 洗手，戴口罩。

**2. 患者准备** 了解换药目的，配合操作。根据手术部位，取合适体位。告知患者操作过程及配合方法。

**3. 用物准备** 治疗车、一次性换药包（无菌弯盘2个、无钩镊子2把、0.5%碘伏棉球、生理盐水棉球、无菌纱布4块、一次性治疗巾、一次性手套1副）、胶布、治疗盘、剪刀及污物桶。检查换药包消毒日期、有无破损及潮湿。

**4. 环境准备** 空气清洁，光线充足，温度适宜，提供保护患者隐私的环境。

**【操作步骤】**

**1. 评估** 了解患者手术名称、部位、术后自觉症状及营养状况；观察伤口敷料有无渗出。若有渗出，记录渗出液的量、气味及性质，伤口周围皮肤有无红肿；评估患者心理状态及合作程度。

**2. 核对** 核对患者姓名、床号和腕带。

**3. 揭胶布** 揭开胶布，一只手自敷料边缘揭去上层敷料，弃于污物桶中。

**4. 打开换药包** 打开换药包，戴手套，铺一次性治疗巾于换药部位下，将一弯盘置于治疗巾上。

**5. 取棉球** 将0.5%碘伏棉球及生理盐水棉球取出，放入无菌弯盘中。

**6. 揭去敷料** 右手持无菌镊子夹持内层敷料一角，沿手术切口轻轻揭去敷料（若敷料与伤口粘连，用生理盐水浸湿后揭去），放在治疗巾上的弯盘中。

**7. 观察伤口** 观察伤口。

**8. 消毒伤口** 左手持无钩镊子夹取0.5%碘伏棉球传递到右手镊子，由内向外消毒伤口及周围皮肤，消毒范围大于敷料覆盖范围。更换棉球，同法再次消毒，共2遍。消毒用过的棉球应放于治疗巾上的弯盘内。

**9. 覆盖伤口** 取无菌纱布块覆盖伤口，脱下手套，胶布固定。

**10. 操作后处理**

（1）协助患者穿好衣服，安置舒适体位，整理床单位。

（2）将一次性治疗巾及用过的敷料及棉球放入污物桶。

（3）整理用物，洗手并记录伤口情况。

【考核评价】

清洁伤口换药操作考核评价见表 6-3。

表 6-3　清洁伤口换药操作考核评价表

| 项目 | 项目总分 | 要求 | 标准分 | 扣分 | 说明 |
|------|---------|------|--------|------|------|
| 评估 | 10 | 了解患者手术名称、部位、术后自觉症状、营养状况、心理及合作 | 5 | | |
| | | 观察患者敷料及伤口情况 | 5 | | |
| 操作前准备 | 20 | 护士准备充分 | 5 | | |
| | | 患者准备体位合适 | 5 | | |
| | | 用物准备齐全，摆放合理 | 5 | | |
| | | 环境适宜，注意保护隐私 | 5 | | |
| 操作过程 | 60 | 携带治疗本，核对姓名、床号及腕带 | 5 | | |
| | | 观察敷料，移去外层敷料 | 5 | | |
| | | 铺一次性治疗巾，放置弯盘，准备碘伏棉球、生理盐水棉球及敷料 | 10 | | |
| | | 右手持无钩镊子揭去内层敷料 | 10 | | |
| | | 观察伤口情况 | 5 | | |
| | | 由内到外消毒伤口，重复消毒 2 遍 | 10 | | |
| | | 固定敷料 | 5 | | |
| | | 协助穿衣并摆舒适体位 | 5 | | |
| | | 整理用物，洗手，记录 | 5 | | |
| 评价 | 10 | 无菌观念强，方法正确 | 4 | | |
| | | 动作熟练 | 4 | | |
| | | 敷料外观美观 | 2 | | |
| 总分 | 100 | | 100 | | |

考核者：_____　　　　　　　　　考核时间：____ 年 ____ 月 ____ 日

## 四、感染伤口换药

【学习目标】

1. 掌握感染伤口换药的目的及换药时间。

2. 掌握感染伤口的换药原则。

3. 感染伤口换药时肉芽的处理。

4. 掌握感染伤口换药方法。

【实验安排】

**1. 学时**　2 学时。

**2. 学习方法**　现场演示、录像等。

**3. 考核方式**　分组抽签操作考核。

【操作前准备】

**1. 护士准备**　洗手、戴口罩。

**2. 患者准备**　了解换药目的，配合操作。根据手术部位，取合适体位。告知患者操作过程及配合方法。

**3. 用物准备** 治疗车、一次性换药包（无菌弯盘 2 个、无钩镊子 2 把、0.5% 碘伏棉球、生理盐水棉球、无菌纱布 4 块、一次性治疗巾、一次性手套 1 副）、胶布、治疗盘、剪刀及污物桶。检查换药包消毒日期、有无破损及潮湿。

**4. 环境准备** 空气清洁，光线充足，温度适宜，提供保护患者隐私的环境。若在病房内换药，需挡屏风，换药前 0.5 小时内不可铺床和扫地。

【操作步骤】

**1. 评估** 了解患者年龄、伤口产生的原因和部位、诊治经过及全身营养状况，有无发热、伤口发热、局部疼痛等症状；观察伤口敷料有无渗出。若有渗出，记录渗出液的量、气味及性质，伤口周围皮肤有无红肿；引流是否通畅、引流液的量及性质；评估患者心理状态及合作程度。

**2. 核对** 核对姓名、床号及腕带。

**3. 揭开胶布** 一只手自敷料边缘揭去上层敷料，弃于污物桶中。

**4. 铺治疗巾** 打开换药包，戴手套，铺一次性治疗巾于换药部位下，将一弯盘置于治疗巾上。将 0.5% 碘伏棉球及生理盐水棉球取出，放入无菌弯盘中。

**5. 揭去敷料** 右手持无菌镊子夹持内层敷料一角，沿手术切口轻轻揭去敷料（若敷料与伤口粘连，用生理盐水浸湿后揭去），放在治疗巾上的弯盘中。

**6. 观察伤口** 若肉芽组织生长缓慢或水肿，给予相应的处理。若浅部伤口需引流，则将棉纱条置于伤口底部。

**7. 消毒伤口** 左手持无钩镊子夹取 0.5% 碘伏棉球传递到右手镊子，由外向内消毒伤口及周围皮肤，消毒范围大于敷料覆盖范围。更换棉球，同法再次消毒，共 2 遍。消毒用过的棉球应放于治疗巾上的弯盘内。

**8. 覆盖伤口敷料** 取无菌纱布块覆盖伤口，脱下手套，胶布固定。

**9. 整理床单位** 协助患者穿好衣服，安置舒适体位，整理床单位。

**10. 操作后处理** 将一次性治疗巾及用过的敷料及棉球放入污物桶；整理用物，洗手并记录伤口情况。

【考核评价】

感染伤口换药操作考核评价见表 6-4。

表 6-4 感染伤口换药操作考核评价表

| 项目 | 项目总分 | 要求 | 标准分 | 扣分 | 说明 |
|------|----------|------|--------|------|------|
| 评估 | 10 | 了解患者手术名称、部位、术后自觉症状、营养状况、心理及合作、体温等 | 5 | | |
| | | 观察患者敷料及伤口情况 | 5 | | |
| 操作前准备 | 20 | 护士准备充分 | 5 | | |
| | | 患者准备体位合适 | 5 | | |
| | | 用物准备齐全、摆放合理 | 5 | | |
| | | 环境适宜，注意保护隐私 | 5 | | |

| 项目 | 项目总分 | 要求 | 标准分 | 扣分 | 说明 |
|---|---|---|---|---|---|
| 操作过程 | 60 | 携带治疗本，核对姓名及床号 | 5 | | |
| | | 观察敷料，移去外层敷料 | 5 | | |
| | | 铺一次性治疗巾，放置弯盘，准备碘伏棉球、生理盐水棉球及敷料 | 10 | | |
| | | 右手持无钩镊子揭去内层敷料 | 10 | | |
| | | 观察伤口情况 | 5 | | |
| | | 由外向内消毒伤口，重复消毒2遍 | 10 | | |
| | | 固定敷料 | 5 | | |
| | | 协助穿衣并摆舒适体位 | 5 | | |
| | | 整理用物，洗手，记录 | 5 | | |
| 评价 | 10 | 无菌观念强，方法正确 | 4 | | |
| | | 动作熟练 | 4 | | |
| | | 敷料外观美观 | 2 | | |
| 总分 | 100 | | 100 | | |

考核者：＿＿＿＿＿＿＿＿＿　　　　　　　　　　考核时间：＿＿＿年＿＿＿月＿＿＿日

## 五、胃肠减压

【学习目标】

1. 识记胃肠减压术的目的、适应证与禁忌证。

2. 正确操作胃肠减压术。

3. 分析胃肠减压术引流不畅的常见原因。

【实验安排】

**1. 学时**　2学时。

**2. 学习方法**　现场演示、录像等。

**3. 考核方式**　分组抽签操作考核。

【操作前准备】

**1. 护士准备**　洗手、戴口罩。

**2. 患者准备**　取半坐位或坐位。无法坐起者取右侧卧位，取下义齿并妥善放置。知情同意。向患者解释操作目的及配合方法。

**3. 用物准备**　治疗车、治疗盘、医嘱单、护理记录单、一次性负压吸引器、无菌鼻饲包（合适胃管1根、石蜡油棉球、治疗巾1块、弯盘2个、手套1副、无钩镊子1把、20mL注射器1支、纱布2块）、胶布、棉签、治疗碗（内盛温开水）、听诊器及污物桶。

**4. 环境准备**　环境整洁、光线充足、温度适宜。

【操作步骤】

**1. 评估**　了解患者年龄、既往史、现病史、临床诊断、治疗原则及用药情况；患者鼻腔大小、黏膜有无肿胀或炎症、有无鼻中隔偏曲或鼻息肉等；评估心理状况及合作程度。

**2. 核对**　携治疗车及用物至床旁，核对患者姓名、床号、腕带及医嘱。

**3. 打开无菌鼻饲包**　取棉签清洁一侧鼻腔。在治疗车上打开鼻饲包，戴手套，取治疗巾垫于患者颌下，将 1 个弯盘置于治疗巾上。

**4. 取出胃管**　用注射器抽吸，检查胃管是否通畅。

**5. 测量**　测量胃管应插入的长度并标记。

**6. 置管**　用石蜡油棉球润滑胃管前段 7~10cm，右手持镊子夹住胃管前段，左手持纱布托住胃管，嘱患者头部后仰，将胃管沿选定的鼻孔缓慢插入，至咽喉部 10~15cm 时，嘱患者吞咽，顺势将胃管插入，直至预定长度。

**7. 核实**　核实胃管是否在胃内（3 种方法）。

**8. 开启负压**　将负压吸引器放在低于患者头部的合适位置，将胃管末端与负压吸引器连接，保持胃管通畅，避免胃管受压或扭曲。

**9. 固定**　脱去手套，固定胃管于鼻翼及面颊部。

**10. 操作后处理**　协助患者取舒适体位，整理用物，洗手、记录。

【考核评价】

胃肠减压操作考核评价见表 6-5。

表 6-5　胃肠减压操作考核评价表

| 项目 | 项目总分 | 要求 | 标准分 | 扣分 | 说明 |
|---|---|---|---|---|---|
| 评估 | 10 | 了解患者年龄、既往史、现病史、临床诊断、治疗原则及用药情况及鼻腔状况 | 5 | | |
| | | 评估心理状况及合作程度 | 5 | | |
| 操作前准备 | 20 | 护士准备充分 | 5 | | |
| | | 患者准备体位合适 | 5 | | |
| | | 用物准备齐全，选择合适胃管 | 5 | | |
| | | 环境适宜，光线充足、温度适宜 | 5 | | |
| 操作过程 | 60 | 携带治疗本，核对姓名、床号及腕带 | 5 | | |
| | | 清洁一侧鼻腔 | 5 | | |
| | | 戴手套，取治疗巾垫于患者颌下，放置弯盘 | 5 | | |
| | | 注射器抽吸，检查胃管是否通畅 | 5 | | |
| | | 测量胃管应插入的长度并标记 | 5 | | |
| | | 插入胃管手法正确 | 5 | | |
| | | 插入胃管至咽喉部时，嘱患者吞咽配合 | 10 | | |
| | | 核实胃管在胃内 | 5 | | |
| | | 合理放置负压吸引器，将胃管末端与负压吸引器连接 | 5 | | |
| | | 脱去手套，固定胃管 | 5 | | |
| | | 整理用物，洗手，记录 | 5 | | |
| 评价 | 10 | 操作方法正确，胃肠引流管通畅 | 4 | | |
| | | 操作动作轻柔，无黏膜损伤出血 | 4 | | |
| | | 注意护士礼仪和仪表 | 2 | | |
| 总分 | 100 | | 100 | | |

考核者：＿＿＿＿＿＿＿　　　　　　考核时间：＿＿＿年＿＿＿月＿＿＿日

## 六、腹腔引流

【学习目标】

1. 识记腹腔引流的目的及引流管种类。

2. 复述腹腔引流的适应证与禁忌证。

3. 正确演示腹腔引流管的护理方法。

【实验安排】

**1. 学时**　2 学时。

**2. 学习方法**　现场演示、录像等。

**3. 考核方式**　分组抽签操作考核。

【操作前准备】

**1. 护士准备**　洗手、戴口罩。

**2. 患者准备**　了解操作目的，配合操作。根据病情，取合适体位。告知患者操作过程及配合方法。

**3. 用物准备**　治疗车、一次性换药包（无菌弯盘 2 个、无钩镊子 2 把、0.5% 碘伏棉球、生理盐水棉球、无菌纱布 1 块、一次性治疗巾、一次性手套 1 副）、胶布、治疗盘、剪刀及污物桶。检查换药包消毒日期、有无破损及潮湿。

**4. 环境准备**　空气清洁，光线充足，温度适宜。

【操作步骤】

**1. 评估**　评估患者病情、腹腔引流管数量、引流管是否通畅、引流量及性质、腹腔引流管敷料及周围皮肤情况；评估患者是否需要更换引流袋；评估患者心理状况及合作程度。

**2. 核对**　携治疗车及用物至床旁，核对患者姓名、床号、腕带及医嘱。

**3. 检查**　暴露腹腔引流管置管部位，检查患者引流口敷料和周围皮肤、引流液的量和性质等，检查引流管是否通畅。

**4. 检查密封性**　揭去引流管与连接管接口处敷盖的纱布，检查无菌引流袋外包装是否密封和有效期。

**5. 打开换药包**　在治疗车上打开无菌换药包，打开无菌引流袋外包装，将其置于换药包内，戴手套，取一次性治疗巾，将其铺于引流管衔接处下方，将弯盘放于治疗巾上。

**6. 消毒皮肤**　双手持镊，一手夹取 0.5% 碘伏棉球传递至另一手，分别消毒引流管周围皮肤及引流处导管 2 遍，用过的棉球置于碗盘内。一手用镊子夹纱布缠绕于腹腔引流口导管周围，胶布固定。

**7. 更换引流袋**　若需要更换引流袋，用止血钳夹闭腹腔引流管近端，棉签蘸 0.5% 碘伏，以接口为中心，环形消毒引流管连接处。左手捏住引流管已消毒部分，使其与引流袋连接管断开，取下的引流管置于污物桶。

**8. 连接引流袋**　用 0.5% 碘伏再次消毒引流管连接处，并迅速将无菌引流袋连接管与引流管连接，松开止血钳，观察引流是否通畅。

**9. 固定**　脱手套，将引流袋悬挂于床沿，使其低于腹腔引流口 30cm 以上。

**10. 体位**　协助患者取舒适体位，防止身体压迫引流管。

**11. 操作后处置**　整理用物，洗手，记录。

【考核评价】

腹腔引流管操作考核评价见表 6-6。

表 6-6　腹腔引流管操作考核评价表

| 项目 | 项目总分 | 要求 | 标准分 | 扣分 | 说明 |
|---|---|---|---|---|---|
| 评估 | 10 | 评估患者有无腹痛、腹胀、发热及腹部体征、引流管是否通畅、引流液的量、颜色及性质 | 5 | | |
| | | 评估心理状况及合作程度 | 5 | | |
| 操作前准备 | 20 | 护士准备充分 | 5 | | |
| | | 患者准备体位合适 | 5 | | |
| | | 用物准备齐全，无菌引流袋有效期合格 | 5 | | |
| | | 环境适宜，光线充足、温度适宜 | 5 | | |
| 操作过程 | 60 | 携带治疗本，核对姓名、床号及腕带 | 5 | | |
| | | 暴露置管部位，检查腹腔引流管引流情况 | 5 | | |
| | | 揭去敷料，观察引流口及皮肤 | 5 | | |
| | | 用 0.5% 碘伏棉球消毒引流管周围皮肤及引流口处导管 2 遍 | 5 | | |
| | | 用纱布覆盖引流口，胶布固定 | 5 | | |
| | | 消毒引流管与引流袋连接管接口处 | 5 | | |
| | | 用 2 把止血钳分别夹闭引流管和引流袋连接管，将二者分离 | 5 | | |
| | | 再次消毒腹腔引流管接口端 | 5 | | |
| | | 将无菌引流袋连接管与其紧密相连，打开止血钳，观察有无引流液流出 | 5 | | |
| | | 脱去手套，将引流袋悬挂于床沿 | 5 | | |
| | | 协助患者取舒适卧位 | 5 | | |
| | | 整理用物，洗手，记录 | 5 | | |
| 评价 | 10 | 遵循无菌原则及查对制度 | 3 | | |
| | | 操作方法正确，引流管更换顺利，引流通畅 | 3 | | |
| | | 能正确观察和记录患者引流情况 | 2 | | |
| | | 注意护理礼仪和仪表 | 2 | | |
| 总分 | 100 | | 100 | | |

考核者：＿＿＿＿＿＿＿＿　　　　　　　　考核时间：＿＿＿年＿＿＿月＿＿＿日

## 七、T管引流

### 【学习目标】

1. 复述 T 管引流的目的和拔管指征。
2. 演示 T 管引流护理方法。
3. 理解胆汁分泌与主要成分。

### 【实验安排】

**1. 学时**　2 学时。

**2. 学习方法**　现场演示、录像等。

**3. 考核方式**　分组抽签操作考核。

### 【操作前准备】

**1. 护士准备**　洗手、戴口罩。

**2. 患者准备**　取仰卧位，配合操作。向患者解释操作目的。

**3. 用物准备**　治疗车、治疗盘、一次性治疗巾、无菌引流袋、止血钳、棉签、手套、0.5% 碘伏及污物桶。

**4. 环境准备**　环境整洁、光线充足、温度适宜。

### 【操作步骤】

**1. 评估**　检查患者有无腹痛、腹胀、发热、恶心、呕吐、黄疸及腹部体征；检查 T 管是否通畅、引流液的量、颜色及性质；检查 T 管引流口处敷料及周围皮肤情况；评估患者心理状况及合作程度。

**2. 核对**　携治疗车及用物至床旁，核对患者姓名、床号、腕带及医嘱。

**3. 检查**　暴露置管部位，检查患者腹壁 T 管引流口敷料及周围皮肤、引流管是否通畅、引流液的量、性质等。

**4. 取合适体位**　协助患者右臂上举，取右侧卧位。

**5. 铺巾**　戴手套，取一次性治疗巾，将其铺于 T 管和引流袋连接管衔接处下方。

**6. 取下引流管**

（1）检查无菌引流袋完整性，连接管有无破损。

（2）用 1 把止血钳夹闭 T 管体外端，取棉签蘸 0.5% 碘伏，以接口为中心，环形消毒 T 管与引流管连接处。

（3）左手捏住 T 管体外端，右手断开连接处，将用过的引流袋置于污物桶中。

**7. 消毒后连接无菌管路**　用 0.5% 碘伏棉签消毒 T 管体外端端口，迅速将无菌引流袋连接管与其紧密相连。打开止血钳，观察有无引流液流出。

**8. 妥善固定**　脱去手套，将引流袋悬挂于床沿，引流袋应低于腹部切口 30cm 以上。

**9. 体位**　协助患者取半卧位，告诉其避免身体压迫引流管。

**10. 操作后处理**　整理用物，洗手，记录。

### 【考核评价】

T 型引流管护理操作考核评价见表 6-7。

表 6-7　T 型引流管护理操作考核评价表

| 项目 | 项目总分 | 要求 | 标准分 | 扣分 | 说明 |
|---|---|---|---|---|---|
| 评估 | 10 | 评估患者有无腹痛、腹胀、发热、恶心、呕吐、黄疸及腹部体征，T 管是否通畅，引流液的量、颜色及性质 | 5 | | |
| | | 评估心理状况及合作程度 | 5 | | |
| 操作前准备 | 20 | 护士准备充分 | 5 | | |
| | | 患者准备体位合适 | 5 | | |
| | | 用物准备齐全，无菌引流袋有效期合格 | 5 | | |
| | | 环境适宜，光线充足，温度适宜 | 5 | | |
| 操作过程 | 60 | 携带治疗本，核对姓名、床号及腕带 | 5 | | |
| | | 暴露置管部位，检查 T 管引流情况 | 5 | | |
| | | 协助患者右臂上举，取右侧卧位 | 5 | | |
| | | 戴手套，铺一次性治疗巾 | 5 | | |
| | | 检查无菌引流袋完整性 | 5 | | |
| | | 用止血钳夹闭 T 管体外端，取棉签蘸 0.5% 碘伏消毒 T 管与引流管连接处 | 5 | | |
| | | 断开 T 管连接处，将用过的引流袋置于污物桶中 | 5 | | |
| | | 用 0.5% 碘伏棉签消毒 T 管体外端端口 | 5 | | |
| | | 将无菌引流袋连接管与其紧密相连，打开止血钳，观察有无引流液流出 | 5 | | |
| | | 脱去手套，将引流袋悬挂于床沿 | 5 | | |
| | | 协助患者取半卧位 | 5 | | |
| | | 整理用物、洗手、记录 | 5 | | |
| 评价 | 10 | 遵循无菌原则及查对制度 | 3 | | |
| | | 操作方法正确，引流管更换顺利，引流通畅 | 3 | | |
| | | 能正确观察和记录患者引流情况 | 2 | | |
| | | 注意护士礼仪和仪表 | 2 | | |
| 总分 | 100 | | 100 | | |

考核者：＿＿＿＿＿＿＿　　　　　　　　考核时间：＿＿年＿＿月＿＿日

## 八、脑室引流

【学习目标】

1. 正确演示脑室引流护理的操作方法。

2. 识记脑室引流的适应证及拔管指征。

3. 理解脑脊液的产生及其功能。

【实验安排】

**1. 学时**　2学时。

**2. 学习方法**　现场演示、录像等。

**3. 考核方式**　分组抽签操作考核。

【操作前准备】

**1. 护士准备**　洗手、戴口罩。

**2. 患者准备**　取卧位或半卧位，暴露置管部位。小儿及意识不清患者，约束其双手。

**3. 用物准备**　治疗车、治疗盘、一次性治疗巾、无菌引流袋、止血钳、棉签、手套、0.5% 碘伏及污物桶、别针、胶布等。

**4. 环境准备**　空气清洁、光线充足、温度适宜。

【操作步骤】

**1. 评估**　了解患者，有无头痛、恶心及呕吐等症状，评估其意识状态、瞳孔大小及其主要生命体征；检查脑室引流管引流液的量、颜色及性质；检查脑室引流管口敷料及周围皮肤情况；评估患者对疾病的认知及合作程度。

**2. 核对**　携治疗车及用物至床旁，核对患者姓名、床号、腕带及医嘱。

**3. 检查**　暴露置管部位，检查患者脑室引流口敷料和周围皮肤、引流液的量和性质等。左手捏紧脑室引流管，右手向下挤压引流管，检查引流管是否通畅。

**4. 揭去纱布**　揭去引流管与连接管接口处敷盖的纱布，检查无菌引流袋外包装是否密封和有效期。

**5. 铺巾**　在治疗车上打开无菌换药包，打开无菌引流袋外包装，将其置于换药包内，戴手套，取一次性治疗巾，将其铺于引流管衔接处下方，将 1 个弯盘放于治疗巾上。

**6. 消毒**　用止血钳夹闭脑室引流管近端，棉签蘸 0.5% 碘伏，以接口为中心，环形消毒引流管连接处。

**7. 取下引流管**　左手捏住脑室引流管已消毒部分，使其与引流袋连接管断开，取下的引流管置于污物桶。

**8. 连接引流管**　用 0.5% 碘伏再次消毒引流管连接处，并迅速将无菌引流袋连接管与引流管连接，松开止血钳，观察引流是否通畅。放置引流袋，其高度应高于侧脑室平面 10~15cm，以维持正常颅内压。接口处用无菌纱布包裹，脱手套，胶布固定纱布。

**9. 取舒适体位**　协助患者取舒适体位。

**10. 操作后处置**　整理用物，洗手，记录。

【考核评价】

脑室引流操作考核评价见表 6-8。

表 6-8　脑室引流操作考核评价表

| 项目 | 项目总分 | 要求 | 标准分 | 扣分 | 说明 |
|---|---|---|---|---|---|
| 评估 | 10 | 评估患者有无头痛、恶心、呕吐等，脑室引流管是否通畅，引流液的量、颜色及性质 | 5 | | |
| | | 评估心理状况及合作程度 | 5 | | |
| 操作前准备 | 20 | 护士准备充分 | 5 | | |
| | | 患者准备体位合适 | 5 | | |
| | | 用物准备齐全，无菌引流袋有效期合格 | 5 | | |
| | | 环境适宜，光线充足，温度适宜 | 5 | | |

续表

| 项目 | 项目总分 | 要求 | 标准分 | 扣分 | 说明 |
|---|---|---|---|---|---|
| 操作过程 | 60 | 携带治疗本，核对姓名、床号及腕带 | 5 | | |
| | | 暴露置管部位，检查脑室引流管引流情况、敷料及周围皮肤情况 | 5 | | |
| | | 揭去引流管与连接管接口处敷盖的纱布 | 5 | | |
| | | 检查无菌引流袋外包装是否密封和有效期 | 5 | | |
| | | 打开无菌引流袋外包装，戴手套，取一次性治疗巾，将其铺于引流管衔接处下方 | 5 | | |
| | | 用止血钳夹闭脑室引流管近端，取棉签蘸 0.5% 碘伏消毒引流管与引流管连接处 | 5 | | |
| | | 断开引流管连接处，将用过的引流袋置于污物桶中 | 5 | | |
| | | 用 0.5% 碘伏棉签消毒引流管管体外端端口 | 5 | | |
| | | 将无菌引流袋连接管与其紧密相连，打开止血钳，观察有无引流液流出 | 5 | | |
| | | 用无菌纱布包裹接口处，脱去手套，妥善悬挂引流袋 | 5 | | |
| | | 协助患者取舒适卧位 | 5 | | |
| | | 整理用物，洗手，记录 | 5 | | |
| 评价 | 10 | 遵循无菌原则及查对制度 | 3 | | |
| | | 操作方法正确，引流管更换顺利，引流通畅 | 3 | | |
| | | 能正确观察和记录患者引流情况 | 2 | | |
| | | 注意护士礼仪和仪表 | 2 | | |
| 总分 | 100 | | 100 | | |

考核者：_____ 考核时间：___年___月___日

## 九、结肠造口护理

【学习目标】

1. 演示结肠造口护理的操作方法。

2. 识记结肠造口患者的饮食护理。

【实验安排】

**1. 学时** 2 学时。

**2. 学习方法** 现场演示、录像等。

**3. 考核方式** 分组抽签操作考核。

【操作前准备】

**1. 护士准备** 护士洗手、戴口罩，查对医嘱，向患者解释操作目的及配合方法。

**2. 患者准备** 取平卧位，充分暴露造口部位。

**3. 用物准备** 治疗车、治疗盘、造口袋、造口测量表（造口标准规格板）、笔、剪刀、换药包（治疗碗1个、生理盐水棉球、干棉球、弯盘1个、镊子2把、手套1副）、卫生纸及污物桶，必要时备造口防漏膏和造口护肤粉。

**4. 环境准备**　室内清洁，温度适宜，提供保护患者隐私的环境。

【操作步骤】

**1. 评估**　患者造口情况、功能状态、有无并发症及周围皮肤情况。评估便袋内排泄物量、颜色、形状及气味；评估患者心理状况、自理程度及对造口护理知识与技能的掌握情况。

**2. 核对**　携治疗车及用物至床旁，核对患者姓名、床号及腕带。

**3. 取下造口袋**　打开换药包，戴手套，一手按住底盘周围皮肤，另一手由上向下轻轻剥离并取下造口袋，置于污物桶中。

**4. 擦拭伤口**　先用卫生纸擦拭造口周围皮肤，再用镊子夹取生理盐水棉球，由内向外擦拭造口周围皮肤，将用过的棉球置于弯盘中。

**5. 观察伤口**　观察造口局部组织及周围皮肤，若发现颜色变黑、凹陷、回缩或出血较多等异常情况，立即通知医师。

**6. 处理伤口**　用镊子夹取干棉球擦干造口周围皮肤，若造口周围皮肤有褶皱或凹陷，可涂造口防漏膏填平，使造口袋底盘与皮肤完全粘合；若造口周围皮肤出现发红或丘疹等，可在局部皮肤上撒适量造口护肤粉。

**7. 测量修剪**　用造口测量表（造口标准规格板）测量造口大小。用笔在造口袋底盘上画出造口大小，并用剪刀修剪中间孔径，使其直径大于造口 2～3mm。

**8. 粘贴造口袋**　若为开放式造口袋，先扣紧造口袋下方的夹子。撕去底盘粘贴纸，对准造口自下而上紧密粘贴于造口周围腹部皮肤，嘱患者用手按住粘贴部位片刻，以增加黏合度。若为两件式造口袋，粘贴底盘后，再将便袋由下而上与底盘扣紧。

**9. 协助整理**　协助患者穿衣，告知其注意事项，整理床单位。

**10. 操作后处置**　整理用物，洗手并记录。

【考核评价】

结肠造口护理操作考核评价见表 6-9。

表 6-9　结肠造口护理操作考核评价表

| 项目 | 项目总分 | 要求 | 标准分 | 扣分 | 说明 |
|---|---|---|---|---|---|
| 评估 | 10 | 评估患者病情、造口功能、周围皮肤及边袋内排泄物情况 | 5 | | |
| | | 评估患者心理状况、自理程度及对造口护理知识及技能的掌握情况 | 5 | | |
| 操作前准备 | 20 | 洗手，戴口罩，向患者解释操作目的 | 5 | | |
| | | 患者取平卧位 | 5 | | |
| | | 用物准备齐全，物品放置合理 | 5 | | |
| | | 室内清洁，温度适宜，提供保护患者隐私的环境 | 5 | | |

续表

| 项目 | 项目总分 | 要求 | 标准分 | 扣分 | 说明 |
|---|---|---|---|---|---|
| 操作过程 | 60 | 携治疗车及用物至床旁，核对患者及医嘱 | 5 | | |
| | | 暴露造口部位，查看造口袋及周围皮肤情况 | 5 | | |
| | | 打开换药包，戴手套 | 5 | | |
| | | 一只手按住底盘周围皮肤，另一只手由上而下轻轻剥离造口袋 | 5 | | |
| | | 取下的造口袋正确处置 | 5 | | |
| | | 用卫生纸和生理盐水棉球擦拭造口及周围皮肤 | 5 | | |
| | | 观察造口及周围皮肤情况，若需要，涂造口防漏膏或护理粉 | 5 | | |
| | | 测量造口大小 | 5 | | |
| | | 修剪造口袋 | 5 | | |
| | | 撕去底盘粘贴纸，对准造口自下而上紧密粘贴于腹部皮肤 | 5 | | |
| | | 协助患者穿衣，整理床单位 | 5 | | |
| | | 整理用物，洗手，记录 | 5 | | |
| 评价 | 10 | 操作规范，患者无特殊不适，床单位无污染 | 3 | | |
| | | 患者造口周围皮肤干燥，无破损 | 3 | | |
| | | 患者及家属掌握造口自我护理的方法 | 2 | | |
| | | 注意护士礼仪和仪表 | 2 | | |
| 总分 | 100 | | 100 | | |

考核者：_____　　　考核时间：___年___月___日

## 十、胸膜腔闭式引流护理

【学习目标】

1. 演示胸膜腔闭式引流护理的操作方法。

2. 复述胸膜腔闭式引流患者的健康宣教。

【实验安排】

**1. 学时**　2 学时。

**2. 学习方法**　现场演示、录像等。

**3. 考核方式**　分组抽签操作考核。

【操作前准备】

**1. 护士准备**　洗手，戴口罩，向患者解释操作目的及配合方法。

**2. 患者准备**　取卧位、半卧位或坐位。

**3. 用物准备**　治疗车、一次性胸膜腔闭式引流装置、治疗盘、一次性治疗巾、手套、止血钳 2 把、无菌棉签、生理盐水、0.5% 碘伏及污物桶。

**4. 环境准备**　环境整洁，光线充足，温度适宜。

【操作步骤】

**1. 评估**　评估患者病情、引流量及性质、胸壁引流口辅料及周围皮肤情况；评估患者心理状况及合作程度。

**2. 核对** 携治疗车及用物至床旁，核对患者姓名、床号、腕带及医嘱。

**3. 检查引流管** 暴露置管部位，检查患者胸壁引流口敷料围皮肤、引流管是否通畅、引流液的量和性质等。

**4. 检查并安装新引流管装置** 若胸壁引流口敷料干燥，无须更换。打开新的一次性胸膜腔闭式引流装置，检查装置密闭性，向水封瓶和压力控制瓶中注入生理盐水，使水封瓶中长玻璃管一端没入液的高度，一般范围在 15~18cm，在瓶壁粘贴一块胶布，注明液面高度、液体量、日期和时间。

**5. 铺巾** 戴手套，取一次性治疗巾，将其铺于胸导管和引流管衔接处下方。

**6. 更换引流管** 用 2 把止血钳夹闭胸导管，取棉签蘸取 0.5% 碘伏，消毒胸导管与引流管连接处，用过的棉签弃于污物桶中，将胸导管与引流装置分离。

**7. 连接引流管** 取 0.5% 碘伏棉签，消毒胸导管接口处，将胸导管与新的引流管紧密连接。将其置于胸壁引流口平面以下 60~100cm 的平地上。

**8. 检查通畅与否** 松开夹闭胸导管的止血钳，观察引流管是否通畅，必要时挤压引流管，防止引流管堵塞。若出现引流管阻塞，应及时报告医师，切忌冲洗。

**9. 妥善固定** 将胸膜腔引流管用别针固定在床单上，保持足够长度，以免翻身、活动时引起局部皮肤疼痛或导管脱出。

**10. 取舒适体位** 嘱患者取半坐卧位、咳嗽、深呼吸并经常改变体位。

**11. 操作后处理** 整理用物，洗手，记录。

【考核评价】

胸膜腔闭式引流操作考核评价见表 6-10。

表 6-10　胸膜腔闭式引流操作考核评价表

| 项目 | 项目总分 | 要求 | 标准分 | 扣分 | 说明 |
|---|---|---|---|---|---|
| 操作前评估 | 10 | 评估患者病情、引流量及性质、胸壁引流口敷料及周围皮肤情况 | 5 | | |
| | | 评估患者心理状况及合作程度 | 5 | | |
| 操作前准备 | 20 | 洗手，戴口罩，向患者解释操作目的 | 5 | | |
| | | 患者采取合适体位 | 5 | | |
| | | 用物准备齐全，物品放置合理 | 5 | | |
| | | 环境清洁，光线充足，温度适宜 | 5 | | |
| 操作过程 | 60 | 携治疗车及用物至床旁，核对患者及医嘱 | 5 | | |
| | | 暴露置管部位，查看胸壁引流口敷料和周围皮肤，检查胸膜腔闭式引流装置 | 5 | | |
| | | 向水封瓶和压力控制瓶中注入生理盐水，注明液面高度、液体量、日期和时间 | 10 | | |
| | | 戴手套，铺治疗盘 | 5 | | |
| | | 夹闭胸导管和引流管，使二者分离 | 5 | | |
| | | 0.5% 碘伏消毒胸导管接口处 | 5 | | |
| | | 将胸导管与新的引流管紧密连接 | 5 | | |
| | | 松开夹闭胸导管的止血钳，观察引流管是否通畅 | 5 | | |
| | | 妥善固定引流管 | 5 | | |
| | | 指导患者配合治疗与护理 | 5 | | |
| | | 整理用物，洗手，记录 | 5 | | |

| 项目 | 项目总分 | 要求 | 标准分 | 扣分 | 说明 |
|---|---|---|---|---|---|
| 评价 | 10 | 操作方法正确，引流管更换顺利，引流通畅 | 3 | | |
| | | 正确观察和记录胸膜腔引流情况 | 3 | | |
| | | 患者能遵循护士指导，配合治疗与护理 | 2 | | |
| | | 注意护士礼仪和仪表 | 2 | | |
| 总分 | 100 | | 100 | | |

考核者：_____      考核时间：___年___月___日

# 第二节 综合型实验教学项目

## 一、腹部损伤合并失血性休克患者的护理

【学习目标】

1. 全面收集主客观资料，识别脾破裂和休克的临床表现。

2. 判断实质性器官出血的腹部体征和腹腔穿刺液性状。

3. 实施脾破裂失血性休克患者的护理措施。

4. 实施操作：吸氧、心电监护、静脉抽血、静脉输液、腹部刺激征检查。

5. 有效地安抚患者家属和与患者沟通。

6. 体现团队合作精神。

【实验安排】

**1. 学时** 2 学时。

**2. 学习方法** 情景模拟教学（高仿真模拟人应用）。

**3. 考核方式** 小组作业流程设计、根据评价表内容综合考核。

【情景模拟前期课程】

解剖学、生理学、护理学基础、外科护理学等。

【建议训练对象】

三年级护理本科生。

【操作前准备】

**1. 学生准备**

（1）休克的分期；实质性器官损伤的临床表现和体征。

（2）失血性休克的评估、诊断、治疗及护理措施、效果评价。

（3）护理操作技术：连接心电监护仪、静脉输液、抽血、吸氧、留置导尿管。

（4）沟通交流技巧：安慰患者和家属。

**2. 用物准备** Simman 模拟人、抢救车、心电监护仪、氧气管、测压带、负压吸引装置、氧气装置、体温计、小手电、药物（自备）、治疗车、一次性治疗巾2块、手套4双、抽纸1包、纱布2小包、医用胶布1卷、止血钳2把、无菌棉签2包、治疗盘2个、

生理盐水 100mL 10 袋、输液器 8 套、0.5% 碘伏 2 瓶、一次性导尿包、黄色垃圾袋 4 个、黑色垃圾袋 4 个、套管针若干等。

**3. 环境准备**　外科急救室，有墙壁氧，床旁配心电监护仪（血压计必备）。

**4. 角色准备**　①急诊医师（学生扮演）：根据病情变化开医嘱完成急救措施；②急诊护士（学生扮演）3 人：观察病情，配合执行医嘱，与患者沟通；③患者（Simman）：表现烦躁不安、左上腹胀痛、心电显示心率增快；④家属（学生扮演）：表现紧张、焦虑。

**【高仿真模拟人场景】**

腹部损伤合并失血性休克患者高仿真模拟人场景设置见表 6–11。

表 6–11　腹部损伤合并失血性休克患者高仿真模拟人场景设置

| 病情变化流程 | 考核要点 |
| --- | --- |
| 患者，女性，41 岁，2 小时前被车撞伤左腹部、左肩胛部，致左腹疼痛，恶心，无呕吐，无大小便失禁，无意识障碍，头晕，黑矇<br>**改变/事件（1）**<br>神志清楚，面色苍白，腹部无肌紧张，左腹上腹有压痛，有反跳痛<br>**参数设置**<br>T：37.1℃<br>P：95 次/分<br>R：25 次/分<br>BP：110/70mmHg<br>血氧饱和度：96%<br>**模拟人反应**<br>轻度焦虑，询问受伤严重程度 | 1. 病情观察和监护<br>2. 获取生命体征、心电指标<br>3. 综合运用各种途径全面评估患者，系统收集病情资料并分析<br>4. 能给予患者及其家属安慰和解释 |
| ↓ | |
| **改变/事件（2）**<br>神志淡漠，头晕，黑矇症状加重，口唇紫绀，腹部触诊发现脾脏肿大，立即开通第二条静脉通道，心电监护；急查血常规<br>**参数设置**<br>血红蛋白：93g/L<br>血细胞比容：26.30%<br>血小板：164×10⁹/L<br>红细胞计数：3.03×10¹²/L<br>**模拟人反应**<br>神志淡漠 | 1. 根据评估判断该患者出血量多<br>2. 综合运用各种途径全面评估患者，系统收集病情资料并分析（注意：①快速补充血容量。②静脉输入血管活性药物，先输入血管收缩药，待血压恢复，再输入血管舒张药。③查血常规和凝血酶原时间——判断患者是否有贫血和出、凝血问题）<br>3. 备血为补充血容量防止患者因失血过多而发生生命危险<br>4. 应及时做好术前准备工作 |
| ↓ | |

| 病情变化流程 | 考核要点 |
|---|---|
| **改变/事件（3）**<br>行脾切除术，术后第一天患者清醒取平卧位，手术切开无渗出，敷料干燥，左下腹有两根腹腔引流管，引流液为深红色，RBC40mL、血浆 200mL<br>**参数设置**<br>T：38℃<br>P：102 次/分<br>R：25 次/分<br>BP：100/60mmHg<br>血氧饱和度：96% | 1. 术后生命体征和腹部体征观察<br>2. 手术切口和引流管的护理<br>3. 根据出入量合理安排输液计划 |

## 【考核评价】

腹部损伤合并失血性休克患者护理操作考核评价见表 6-12。

表 6-12　腹部损伤合并失血性休克患者护理操作考核评价表

| 项目编号 | 内容归类 | 具体名称 | 执行正确 | 执行错误 | 未执行 | 备注 |
|---|---|---|---|---|---|---|
| 1 | 知识类（15%） | 识别实质性器官损伤和失血性休克和临床表现（10 分） | | | | |
| 2 | | 明确实质性器官损伤与失血性休克的关系（5 分） | | | | |
| 3 | 临床思维类（30%） | 对实质性器官损伤病情变化的判断（15 分） | | | | |
| 4 | | 正确应对和实施失血性休克的抢救措施（15 分） | | | | |
| 5 | 操作技术类（40%） | 心电监测（5 分） | | | | |
| 6 | | 静脉输液/抽血/给药（6 分） | | | | |
| 7 | | 吸氧（5 分） | | | | |
| 8 | | 腹部查体（6 分） | | | | |
| 9 | | 术前准备（留置尿管）（6 分） | | | | |
| 10 | | 腹腔引流管的护理（6 分） | | | | |
| 11 | | 腹部手术切口的换药（6 分） | | | | |
| 12 | 沟通类（5%） | 有效地与患者沟通及安抚，进行健康教育（5 分） | | | | |
| 13 | 团队合作（10%） | 有分工有合作（10 分） | | | | |
| 总分 | | | | | | |
| 总评语 | | | | | | |

考核者：＿＿＿＿＿　　　　　　考核时间：＿＿年＿＿月＿＿日

## 二、闭合性气胸患者的护理

【学习目标】

1. 根据患者临床表现、病史等资料推断出患者的可能诊断及原因。

2. 明确引起闭合性气胸的原因。

3. 系统评估患者，能对患者现存的或潜在的问题进行正确判断与处理。

4. 根据患者病情变化的不同阶段，选择合适的镇痛措施。

5. 根据患者病情变化，能做出正确的临床决策，选择合适的治疗方案。

6. 进行静脉输液、胸腔闭式引流等操作，正确进行胸腔手术的急诊术前准备。

7. 能用适宜的方式对患者进行健康教育。

8. 在操作过程中，能够安慰和关爱患者，缓解患者及家属紧张焦虑情绪。

【实验安排】

**1. 学时**　2 学时。

**2. 学习方法**　情景模拟教学（高仿真模拟人应用）。

**3. 考核方式**　小组作业流程设计、根据评价表内容综合考核。

【情景模拟前期课程】

解剖学、生理学、护理学基础、外科护理学等。

【建议训练对象】

三年级护理本科生。

【操作前准备】

**1. 学生准备（知识储备）**

（1）闭合性气胸的病因。

（2）闭合性气胸的护理（评估、诊断、治疗及护理措施、效果评价）。

（3）胸腔闭式引流的护理（重点）。

（4）沟通交流技巧。

**2. 用物准备**　Simman 3G 模拟人、抢救车、心电监护仪、氧气管、负压吸引装置、氧气装置、体温计、药物（自备）、治疗车、治疗盘 2 个、一次性治疗巾 2 块、手套 4 双、抽纸 1 包、纱布 5 小包、医用胶布 2 卷、止血钳 2 把、无菌棉签 2 包、治疗盘 2 个、生理盐水 100mL 10 袋、输液器 8 套、0.5% 碘伏 2 瓶、黄色垃圾袋 4 个、黑色垃圾袋 4 个、套管针若干、腕带、一瓶 500mL 蒸馏水、大单 2 个等。胸腔穿刺模拟人 2 个、胸腔闭式引流瓶 2 个。

**3. 环境准备**　情景模拟病房，有墙壁氧，床旁配心电监护仪（血压计必备）。

**4. 角色准备**

（1）医师 1 名（由教师扮演）：负责医嘱。

（2）护士甲（学生扮演）：观察病情，及时请示，根据判断和请示处理。

（3）护士乙（学生扮演）：观察病情，配合执行医嘱，给予吸氧，与患者沟通。

（4）护士丙（学生扮演）：观察病情，配合执行医嘱，给予输液，与患者沟通。

（5）护士丁（学生扮演）：胸腔闭式引流的护理和宣教。

（6）护士戊（学生扮演）：与患者家属沟通、协调。

（7）患者（Simman）：表现焦虑、紧张、痛苦表情、心电显示。

（8）家属（学生扮演）：表现焦虑、紧张。

**【高仿真模拟人场景】**

闭合性气胸患者高仿真模拟人场景设置见表6-13。

表6-13 闭合性气胸患者高仿真模拟人场景设置

| 病情变化流程 | 考核要点 |
|---|---|
| 患者，男性，20岁。于2小时前发生车祸，出现胸闷、憋气伴有呼吸困难，右侧胸痛，急诊入院，行胸部X线检查，考虑闭合性气胸，予以胸骨右缘第2肋间行胸腔闭式引流 **改变/事件（1）** 患者出现胸闷、憋气伴有呼吸困难，右侧胸痛 **参数设置** T：37.2℃ P：92次/分 R：25次/分 BP：100/70mmHg 血氧饱和度：92% 胸片描述：右侧气胸？ **模拟人反应** 患者手捂胸口，表情痛苦，呼吸快，发绀明显 | 1. 病情观察 2. 获取生命体征 3. 综合运用各种途径全面评估患者，系统收集病情资料并分析 4. 发现患者现存或潜在问题，能根据病情对护理问题进行排序 5. 给予吸氧、静脉输液 6. 术前准备和健康宣教 |

⬇

| 病情变化流程 | 考核要点 |
|---|---|
| **改变/事件（2）** 医师行胸腔穿刺术，留置胸腔闭式引流管。给予持续吸氧、抗炎、补液、化痰、止血等治疗，给予明日复查血常规、肝肾功能、胸片，密切监测患者生命体征及引流情况 **参数设置** T：37.1℃ P：88次/分 R：22次/分 BP：110/70mmHg 血氧饱和度：96% 胸片描述：胸廓对称，气管居中，右侧胸腔可见引流管影，双肺纹理增重。心影大小、形态未见异常，双侧膈面光滑，双肋膈角锐利 诊断：双肺纹理增重，右侧胸腔引流术后 **模拟人反应** 患者神志清楚，主诉伤口有轻微疼痛，胸闷、憋气缓解，不知如何翻身，焦虑面容。 | 1. 综合运用各种途径全面评估患者，系统收集病情资料并分析伤口、引流管、出血量等 2. 胸腔闭式引流的护理（重点：水柱波动的观察） 3. 胸腔闭式引流装置发生意外的处理 4. 发现患者现存或潜在问题，能根据病情对护理问题进行排序 5. 应及时查找出血原因并采取有效措施止血 |

⬇

续表

| 病情变化流程 | 考核要点 |
|---|---|
| **改变／事件（3）**<br>一般状况可，无胸闷、憋喘，咳嗽、咳痰可。查体：神清，语利，生命体征平稳，精神可。胸腔闭式引流管通畅、在位，引流液浅粉色约30mL。胸片显示肺复张良好。可拔除引流管<br>**参数设置**<br>T：36.8℃<br>P：80次／分<br>R：18次／分<br>BP：110/70mmHg<br>血氧饱和度：98% | 1. 拔除引流管的护理<br>2. 出院前健康宣教：包括术后护理及复查时间、气胸的预防、呼吸功能锻炼等<br>3. 沟通交流技巧 |

【考核评价】

闭合性气胸患者护理操作考核评价见表6-14。

表6-14　闭合性气胸患者护理操作考核评价表

| 项目编号 | 内容归类 | 具体名称 | 执行正确 | 执行错误 | 未执行 | 备注 |
|---|---|---|---|---|---|---|
| 1 | 知识类（15%） | 识别闭合性气胸临床表现（10分） | | | | |
| 2 | | 明确引起闭合性气胸的原因（5分） | | | | |
| 3 | 临床思维类（30%） | 全面收集主客观资料（10分） | | | | |
| 4 | | 不同类型气胸的处理原则（10分） | | | | |
| 5 | | 正确实施闭合性气胸的抢救措施（10分） | | | | |
| 6 | 操作技术类（40%） | 胸腔闭式引流（5分） | | | | |
| 7 | | 抽血（5分） | | | | |
| 8 | | 心电监测（5分） | | | | |
| 9 | | 术前准备（5分） | | | | |
| 10 | | 静脉输液（5分） | | | | |
| 11 | | 吸氧（5分） | | | | |
| 12 | | 心电监护（5分） | | | | |
| 13 | | 外科换药（5分） | | | | |
| 14 | 沟通类（5%） | 有效地与患者沟通及安抚，进行健康教育（5分） | | | | |
| 15 | 团队合作（10%） | 有分工有合作（10分） | | | | |
| 总分 | | | | | | |
| 总评语 | | | | | | |

考核者：＿＿＿＿＿＿　　　　　　　　　　考核时间：＿＿＿年＿＿＿月＿＿＿日

### 三、颅脑损伤患者的护理

**【学习目标】**

1. 根据患者临床表现、病史等资料推断出患者的可能诊断及原因。
2. 明确引起颅内压增高的原因。
3. 系统评估患者，能对患者现存的或潜在的问题进行正确判断与处理。
4. 根据患者病情变化的不同阶段，选择合适的镇痛措施。
5. 根据患者病情变化，能做出正确的临床决策，选择合适的治疗方案。
6. 正确进行静脉输液、脑室引流操作，正确进行颅脑手术的急诊术前准备。
7. 能用适宜的方式对患者进行健康教育。
8. 在操作过程中，能够安慰和关爱患者，缓解患者及家属紧张焦虑情绪。

**【实验安排】**

**1. 学时**　2 学时。

**2. 学习方法**　情景模拟教学（高仿真模拟人应用）。

**3. 考核方式**　小组作业流程设计、根据评价表内容综合考核。

**【情景模拟前期课程】**

解剖学、生理学、护理学基础、外科护理学等。

**【建议训练对象】**

三年级护理本科生。

**【操作前准备】**

**1. 学生准备**

（1）颅脑损伤的主要症状及急救处理。

（2）颅内压增高的护理（评估、诊断、治疗及护理措施、效果评价）。

（3）护理操作：心电监护、瞳孔意识评估、脑室引流护理、负压装置的安装（吸痰用）。

（4）沟通交流技巧。

**2. 用物准备**　Simman 3G 模拟人、抢救车、心电监护仪、氧气管、负压吸引装置、氧气装置、体温计、小手电、药物（自备）、治疗车、一次性治疗巾 2 块、手套 4 双、抽纸 1 包、纱布 5 小包、医用胶布 2 卷、止血钳 2 把、无菌棉签 2 包、治疗盘 2 个、生理盐水 100mL 10 袋、甘露醇注射液 5 瓶、输液器 8 套、0.5% 碘伏 2 瓶、黄色垃圾袋 4 个、黑色垃圾袋 4 个、套管针若干、腕带、一瓶 500mL 蒸馏水、大单 2 个等。一次性脑室引流瓶、床上固定标尺、引流袋等。

**3. 环境准备**　情景模拟病房，有墙壁氧，床旁配心电监护仪（血压计必备），脑室引流管。

**4. 角色准备**

（1）医师 1 名（由教师扮演）：负责医嘱。

（2）护士甲（学生扮演）：观察病情，及时请示，根据判断和请示结果处理。

（3）护士乙（学生扮演）：观察病情，配合执行医嘱，给予吸氧，给予负压吸引，与患者沟通。

（4）护士丙（学生扮演）：配合处理医嘱，给予甘露醇输注，注意速度。

（5）护士丁（学生扮演）：配合医师，脑室引流护理。

（6）患者（Simman）：表现痛苦面容，呻吟、恐惧、紧张，恶心呕吐。

（7）患者家属（学生扮演）：情绪紧张，哭泣，需要安抚。

**【高仿真模拟人场景】**

颅脑损伤患者高仿真模拟人场景设置见表6–15。

表6–15　颅脑损伤患者高仿真模拟人场景设置

| 病情变化流程 | 考核要点 |
|---|---|
| 患者，男性，73岁。家属代诉，患者于入院前5小时体育锻炼过程中突发头晕，随即摔倒在地，家属呼唤患者尚可应答，诉头痛明显，呕吐数次，为胃内容物，呕吐后头痛稍缓解<br>**改变事件（1）**<br>患者平车收入院，神志朦胧，呕吐明显，呼唤患者可应答，回答问题不正确，面部痛苦表情，双侧瞳孔左∶右=3∶4mm，对光反射迟钝；四肢有不自主运动，遵嘱运动不合作，肌张力正常，肌力检查不合作，腱反射双侧对称引出，病理征（–）；共济运动查体欠配合，颈强（+）<br>**模拟人反应**<br>呻吟、痛苦面容<br>体温：37.1℃<br>血压：160/90mmHg<br>心率：70次/分<br>呼吸：12次/分 | 1. 病情观察：意识、瞳孔、生命体征等（如何评估意识和瞳孔）<br>2. 颅内压增高的三大主征<br>3. 库欣反应<br>4. 获取生命体征 + 颈部强直 |
| ⬇ | |
| **改变/事件（2）**<br>患者蛛网膜下腔出血破入脑室，今日行颅脑钻孔引流放置脑室引流管，继续甘露醇100mL q8h静脉滴注缓解颅内高压，注射用头孢哌酮钠舒巴坦钠（3.0g）静脉滴注抗感染治疗<br>**参数设置**<br>意识：嗜睡<br>瞳孔：左∶右=3∶3<br>T：37.1℃<br>P：95次/分<br>R：25次/分<br>BP：130/80mmHg<br>血氧饱和度：96%<br>**模拟人反应**<br>睡眠中 | 1. 瞳孔、意识观察<br>2. 静脉滴注甘露醇时注意事项<br>3. 脑室引流的护理要点<br>4. 发现患者现存或潜在问题，能根据病情对护理问题进行排序<br>5. 应及时发现并发症并及时处理 |

【考核评价】

颅脑损伤患者护理操作考核评价见表6-16。

表 6-16 颅脑损伤患者护理操作考核评价表

| 项目编号 | 内容归类 | 具体名称 | 执行正确 | 执行错误 | 未执行 | 备注 |
|---|---|---|---|---|---|---|
| 1 | 知识类（15%） | 识别颅内压增高的临床表现（10分） | | | | |
| 2 | | 明确引起脑出血的原因（5分） | | | | |
| 3 | 临床思维类（30%） | 全面收集主客观资料（10分） | | | | |
| 4 | | 区分不同颅脑损伤的处理原则（10分） | | | | |
| 5 | | 正确实施颅脑损伤患者的抢救措施（10分） | | | | |
| 6 | 操作技术类（40%） | 静脉输液（6分） | | | | |
| 7 | | 抽血（5分） | | | | |
| 8 | | 心电监测（5分） | | | | |
| 9 | | 脑室引流（6分） | | | | |
| 10 | | 吸氧（6分） | | | | |
| 11 | | 心电监护（6分） | | | | |
| 12 | | 卧位调整（6分） | | | | |
| 13 | 沟通类（5%） | 有效地与患者沟通及安抚（5分） | | | | |
| 14 | 团队合作（10%） | 有分工有合作（10分） | | | | |
| 总分 | | | | | | |
| 总评语 | | | | | | |

考核者：_____          考核时间：___年___月___日

# 第七章　妇产科护理学 ▷▷▷▷

# 第一节　基础型实验教学项目

## 一、四步触诊与胎心听诊

【学习目标】

1. 正确演示四步触诊的手法，通过四步触诊法评估子宫大小，胎产式、胎先露、先露衔接情况等的方法。

2. 能根据孕周和胎儿位置，正确听诊胎心音。

3. 能在不同情境下实施四步触诊和胎心听诊。

【实验安排】

**1. 学时**　2学时。

**2. 学习方法**　操作示范、操作练习。

**3. 考核方式**　单人考核。

【操作前准备】

**1. 护士准备**　衣帽整齐，修剪指甲，洗手，手要温暖，戴口罩。

**2. 用物准备**　治疗车、医嘱卡、洗手液、纸巾、听诊仪、耦合剂、软尺。

**3. 患者准备**　嘱孕妇排空膀胱。

**4. 环境准备**　温度、光线适宜，屏风或围帘遮蔽，保护患者隐私。

【操作步骤】

**1. 核对解释**　向孕妇解释操作目的，以取得合作，嘱孕妇排空膀胱，并遮挡患者。

**2. 摆放体位**　协助孕妇呈仰卧屈膝位，双腿稍分开，暴露腹部，腹肌放松。

**3. 测量宫高腹围**

（1）测量宫高　护士站于孕妇右侧，左手持软尺零端置于宫底，右手将卷尺向下拉开。使卷尺紧贴于腹部至耻骨联合上缘中点，读取数值。

（2）测量腹围　将软尺经脐绕腹部1周，读取数值。

**4. 四步触诊**

（1）第一步　护士站于孕妇右侧并面对孕妇头部，护士左手指腹置于子宫底部，先确定子宫底高度，估计宫底高度与孕周是否相符。再用双手指腹交替轻推，分辨宫底处是胎体的哪一部分，圆而硬有浮球感的为胎头，宽而软、不规则的为胎臀。

（2）第二步 护士双手置于子宫两侧，两手交替轻轻深按。分辨胎背及胎儿四肢在母体腹部的位置，平坦饱满者为胎背，高低不平，有结节者为胎儿肢体。

（3）第三步 护士右手拇指与其余四指分开，置于耻骨联合上方，握住先露部，进一步确定胎先露是头还是臀。左右推动先露部，以确定是否衔接，能被推动提示未衔接，反之提示入盆。

（4）第四步 护士面对孕妇足部。两手分别置于胎先露部两侧，沿骨盆入口方向向下深按，再一次核对先露部的判断是否正确，并确定先露部入盆程度。

**5. 听诊胎心**

（1）打开听诊仪，涂抹耦合剂在探头。

（2）用胎心探头找到胎心最强处（找位置）。注意不同孕周的胎心听诊位置。较大孕周胎儿胎心音在胎儿背部肩胛间对应的孕妇腹壁听诊最清晰，头先露在脐下左（右）最清晰，臀先露在脐上左（右）最清晰，肩先露在脐部下方最清楚。

（2）听诊时间充足：正常胎心（110~160 次／分），听诊 30 秒；≥ 160 次／分或 ≤ 110 次／分，需听诊 1 分钟。如果胎心不正常，应结合病情，给予恰当的处理。

**6. 整理用物** 用纸巾擦拭孕妇腹部，协助孕妇整理衣物后，再擦拭探头，整理床单位。

**7. 记录** 洗手，准确记录。

【注意事项】

1. 明确四步触诊中每一步操作的目的。
2. 第二步手法为两手交替深按，以免增加宫腔内压力。
3. 第三步和第四步中，手应置于胎先露部两侧，而不是上方。

【考核评价】

四步触诊与胎心听诊操作考核评价见表 7-1。

表 7-1 四步触诊与胎心听诊操作考核评价表

| 项目 | 项目总分 | 要求 | 标准分 | 扣分 | 说明 |
|---|---|---|---|---|---|
| 护士准备 | 5 | 服装、鞋帽整洁、仪表大方、举止端庄、态度和蔼可亲 | 5 | | |
| 用物准备 | 5 | 孕妇保健卡或病史记录，胎心听诊仪，耦合剂，纸巾，软尺，手消毒剂 | 5 | | |
| 环境准备 | 5 | 整洁，关门窗，室温适宜，挡屏风 | 5 | | |
| 孕妇准备和评估 | 10 | 1.向孕妇解释检查目的，嘱孕妇排空膀胱，仰卧屈膝位，双腿稍分开 | 5 | | |
| | | 2.评估孕妇孕周，是否属于高危妊娠；腹形、是否有妊娠纹，手术瘢痕及水肿 | 5 | | |
| 测量宫高腹围 | 10 | **1.测量宫高**：站于孕妇右侧，测量宫底至耻骨联合上缘中点距离 | 5 | | |
| | | **2.测量腹围**：将软尺经脐绕腹部 1 周，读取数值 | 5 | | |

续表

| 项目 | 项目总分 | 要求 | 标准分 | 扣分 | 说明 |
|---|---|---|---|---|---|
| 四步触诊 | 40 | **1.第一步触诊**：护士站于孕妇右侧并面对孕妇头部，先确定子宫底高度，再以双手指腹交替轻推，分辨宫底处是胎体的哪一部分 | 10 | | |
| | | **2.第二步触诊**：护士双手置于子宫两侧，双手交替轻轻深按。分辨胎背及胎儿的位置 | 10 | | |
| | | **3.第三步触诊**：护士右手拇指与其余四指分开，置于耻骨联合上方，握住先露部，按第一步特点判断先露是头还是臀。再左右推动先露部，以确定是否衔接，能被推动提示未衔接，反之提示已衔接 | 10 | | |
| | | **4.第四步触诊**：护士面对孕妇足部。两手分别置于先露部两侧，沿着骨盆入口向下深按，再一次核对先露部的诊断是否正确，并确定先露部入盆程度 | 10 | | |
| 胎心听诊 | 20 | 1.打开听诊仪，涂抹耦合剂在探头<br>2.用胎心探头找到胎心最强处（找位置）<br>3.辨清是否为胎心音<br>4.听诊时间充足<br>5.胎心率异常的初步处理措施 | 2<br>5<br>5<br>4<br>4 | | |
| 操作后处理 | 5 | 纸巾擦拭孕妇腹部，协助孕妇整理衣物后，擦拭探头，整理床单位，洗手、记录 | 5 | | |

考核者：_____          考核时间：____年____月____日

## 二、新生儿沐浴

【学习目标】

正确演示新生儿沐浴的操作方法。

【实验安排】

**1.学时**　2学时。

**2.学习方法**　操作示范、操作练习。

**3.考核方式**　单人考核。

【操作前准备】

**1.护士准备**　洗手，剪短指甲，摘下手表，摘胸卡。

**2.用物准备**　治疗盘内放置：婴儿沐浴液、洗发液、小梳子、护臀霜或20%鞣酸油膏、消毒棉签、75%乙醇或碘伏、污物杯；浴盆、温水（水温39~41℃，可用水温计测或用操作者手腕内侧试温）；新生儿衣服、尿布、浴巾、小毛巾、湿巾。

**3.新生儿准备**　包括日龄、睡眠及上次哺乳时间、病情等，并向母亲解释新生儿沐浴的目的，取得信任与配合。

**4.环境准备**　关闭门窗，避免对流风；调节室温为26~28℃。

【操作步骤】

**1. 核对解释**　携用物至产妇床旁，再次解释以取得配合。检查新生儿腕条，核对姓名、床号、性别。

**2. 脱去新生儿衣服**　脱去新生儿衣服，保留尿布，观察全身情况，用包布包裹新生儿。

**3. 清洗头部**　护士以左前臂托住新生儿背部，左手托住其头部，拇指和中指反折双耳耳郭或堵住双耳外耳道口，将新生儿下肢夹在左腋下，移至浴盆处。先用清水洗净脸部，再用洗发液清洗头部，温水冲洗干净；最后用小毛巾擦干脸和头发。

**4. 清洗身体**　脱去新生儿尿布和包布，托起新生儿至浴盆内，清洗身体，顺序为：颈部、上肢、躯干、下肢，最后洗腹股沟、外生殖器、臀部。

**5. 擦干**　将新生儿抱回大床上，用浴巾轻轻擦干全身；用棉签蘸取碘伏或75%乙醇处理脐带，注意将脐窝分泌物擦净；观察臀部，有臀红时擦护臀霜或20%鞣酸油膏。

**6. 穿衣**　穿好衣服，包好尿布，检查腕条是否脱落，脱落者及时补上，裹好包被，放回小床。

**7. 整理用物，洗手。**

【注意事项】

1. 操作应在新生儿喂奶后1小时。

2. 沐浴环境温度适宜，无风无尘。

3. 动作轻柔，注意保暖，避免受凉及损伤。

4. 沐浴时勿使水进入小儿耳、鼻等。

5. 洗脸时只用清水，勿用香皂或沐浴液等。

6. 全过程注意观察新生儿情况，皮肤有无干燥、红斑、皮疹、黄疸等，脐带有无红肿、分泌物多、异味及渗血等，发现异常及时报告医师进行相应处理。

【考核评价】

新生儿沐浴操作考核评价见表7-2。

表 7-2　新生儿沐浴操作考核评价表

| 项目 | 项目总分 | 要求 | 标准分 | 扣分 | 说明 |
|------|----------|------|--------|------|------|
| 护士准备 | 10 | 1. 服装、鞋帽整洁、仪表大方、举止端庄态度和蔼可亲<br>2. 洗手，剪短指甲，摘胸卡，取手表 | 5<br>5 | | |
| 环境准备 | 5 | 室温适宜，无对流风 | 5 | | |
| 物品准备 | 5 | 物品准备齐全，注意水温和水量 | 5 | | |
| 新生儿评估 | 5 | 评估出生时间、体重、喂奶时间、身体情况等 | 5 | | |

续表

| 项目 | 项目总分 | 要求 | 标准分 | 扣分 | 说明 |
|---|---|---|---|---|---|
| 操作过程 | 70 | 1. 按顺序摆放好换洗衣物、浴巾，再次评估水温 | 10 | | |
| | | 2. 脱去新生儿衣服，保留尿布，用包布包裹新生儿 | 5 | | |
| | | 3. 护士托起新生儿，托起手法正确，耳朵堵住，移至浴盆处 | 10 | | |
| | | 4. 先用清水洗净脸部，顺序为眼–鼻–口，再用洗发液清洗头部，温水冲洗干净；最后用小毛巾擦干 | 5 | | |
| | | 5. 脱去新生儿尿布和包布，托起手法正确，将新生儿移至浴盆内 | 10 | | |
| | | 6. 清洗身体，顺序为：颈部–上肢–躯干–下肢，最后洗腹股沟、外生殖器、臀部。清洗全过程支托新生儿手法正确 | 10 | | |
| | | 7. 将新生儿抱回大床上，用浴巾轻轻擦干全身 | 5 | | |
| | | 8. 正确完成脐带护理，臀部护理 | 10 | | |
| | | 9. 穿好衣服，包好尿布，检查腕条是否脱落 | 5 | | |
| 操作后处理 | 5 | 整理用物，协助婴儿体位摆放、整理婴儿床单位，洗手 | 5 | | |

考核者：_____                              考核时间：____年____月____日

## 三、新生儿抚触

**【学习目标】**

1. 复述新生儿抚触的好处。

2. 演示新生儿抚触的操作方法。

**【实验安排】**

**1. 学时**  2 学时。

**2. 学习方法**  看录像、操作示范、操作练习。

**3. 考核方式**  单人或分组抽签。

**【操作前准备】**

**1. 护士准备**  洗手、剪短指甲、摘下手表、摘胸卡。

**2. 用物准备**  棉毯、婴儿换洗衣服、尿布、抚触油、CD 或 DVD 机（可播放音乐）。

**3. 新生儿准备**  一般出生 24 小时后开始，于沐浴后，两次喂奶间进行。

**4. 环境准备**  关闭门窗，防止对流风，调节室温至 26~28℃，可在大床、调温操作台上进行，台面温度 36~37℃。

**【操作步骤】**

**1. 温暖双手、倒抚触油**  操作者取坐位，倒抚触油于手掌，揉搓双手温暖后进行抚触。

**2. 抚触动作要领** 婴儿仰卧于床上，脱下衣服，下面每个动作重复 4~6 次。

（1）头面部 ①两拇指指腹从眉间向两侧推。②两拇指从下颌中央向两侧往上，形成微笑状。③一手托头，另一手指腹从前额发际抚向脑后，最后停留在耳后，两侧均进行。

（2）胸部 两手指腹分别从一侧胸部外下方向对侧上方交叉至两侧肩部，注意避开乳腺。

（3）腹部 食、中指呈顺时针方向在婴儿腹部画半圆滑动，顺序为：右下腹、上腹、左下腹；也可先在右下腹划英文字母"I"，上腹及左下腹划倒置英文字母"L"，然后从右下腹至上腹到左下腹划英文字母"U"，母亲可用轻柔的语言对婴儿说"I LOVE YOU"。注意手部不要置于胃部，以免吐奶。

（4）四肢 ①两手握住婴儿一侧上肢从上臂至手腕轻轻滑行，滑行过程中从近端向远端挤捏，另一侧相同。②两拇指置于婴儿手心，边滑行边挤捏，拇指、示指、中指捏住婴儿手指，从近端向远端挤捏。③下肢及脚同上。

（5）背部 婴儿俯卧于床上，注意露出鼻孔，避免影响呼吸。操作者双手指腹与脊柱呈直角，从中间向两侧移动，自上而下逐渐从背部上方移动至臀部，最后从头顶沿脊柱滑行至骶部。

【注意事项】

1. 婴儿抚触一般于沐浴后进行，每次 10~15 分钟，但需注意婴儿状态，饥饿、喂奶后 1 小时内不宜抚触。

2. 抚触过程中，若婴儿出现哭闹、肌张力提高、肤色变化等应暂停抚触，若上述反应持续 1 分钟以上，应停止抚触。

3. 抚触应适当用力，过于轻柔会使婴儿发痒，引起不适。

4. 抚触过程中，抚触者要展示自己的微笑，与婴儿进行交流，把爱传递给婴儿。

【考核评价】

新生儿抚触操作考核评价见表 7-3。

表 7-3 新生儿抚触操作考核评价表

| 项目 | 项目总分 | 要求 | 标准分 | 扣分 | 说明 |
|---|---|---|---|---|---|
| 护士准备 | 10 | 1. 服装、鞋帽整洁，仪表大方、举止端庄，态度和蔼可亲<br>2. 洗手，剪短指甲，摘胸卡，取手表 | 5<br>5 | | |
| 环境准备 | 5 | 温度适宜，26~28℃，无对流风，可播放柔美的音乐 | 5 | | |
| 物品准备 | 5 | 毯子、抚触油、湿纸巾、尿片等 | 5 | | |
| 评估与解释 | 5 | 评估新生儿状况、喂奶时间等<br>解释得体，语言合理 | 5 | | |

| 项目 | 项目总分 | 要求 | 标准分 | 扣分 | 说明 |
|---|---|---|---|---|---|
| 操作过程 | 70 | 1.操作者取坐位，倒抚触油于手掌，揉搓双手温暖后进行抚触 | 5 | | |
| | | 2.动作要领：婴儿仰卧于床上，脱下衣服，每个动作重复4~6次 | | | |
| | | （1）头面部　①两拇指指腹从眉间向两侧推；②两拇指从下颌中央向两侧往上，形成微笑状；③一手托头，另一手指腹从前额发际抚向脑后，最后停留在耳后，两侧均进行 | 15 | | |
| | | （2）胸部　两手指腹分别从一侧胸部外下方向对侧上方交叉至两侧肩部，注意避开乳腺 | 10 | | |
| | | （3）腹部　示指、中指呈顺时针方向在婴儿腹部画半圆，顺序为：右下腹、上腹、左下腹；也可按照"I LOVE YOU"进行 | 10 | | |
| | | （4）四肢　①两手握住婴儿一侧上肢从上臂至手腕轻轻滑行，滑行过程中从近端向远端挤捏，另一侧相同；②两拇指置于婴儿手心，边滑行边挤捏，拇指，食，中指捏住婴儿手指，从近端向远端挤捏；③下肢及脚同上 | 15 | | |
| | | （5）背部　婴儿俯卧于床上，注意露出鼻孔，避免影响呼吸。操作者双手指腹与脊柱呈直角，从中间向两侧移动，自上而下逐渐从背部上方移动至臀部，最后从头顶沿脊柱滑行至骶部 | 10 | | |
| | | 3.穿好衣服，包好尿布 | 5 | | |
| 操作后处理 | 5 | 整理用物，协助婴儿体位摆放、整理婴儿床单位，洗手 | 5 | | |

考核者：_____　　　　　　　　　　考核时间：___年___月___日

## 四、阴道灌洗

### 【学习目标】

1. 理解阴道灌洗的适应证。

2. 正确实施阴道灌洗技术，注意随时评价效果。

### 【实验安排】

**1. 学时**　2学时。

**2. 学习方法**　讲授法、观看操作视频、示教、分组模拟练习。

**3. 考核方式**　操作考核。

### 【操作前准备】

**1. 护士准备**　衣帽整齐，修剪指甲，洗手，戴口罩。

**2. 用物准备**

（1）基本物品　消毒灌洗筒1个、带调节夹的橡皮管1根、灌洗头1个、输液架1个、阴道窥器1个、长镊子1把、弯盘1个、便盆1个、橡皮布1块、手套1双、水温计 1 个、纱布若干，妇科检查模型。

（2）常用药液　常用灌洗药液有 1∶5000 高锰酸钾溶液、0.2% 苯扎溴铵溶液、0.025% 碘伏溶液、4% 硼酸溶液、1% 乳酸溶液、0.5% 醋酸溶液、2%~4% 碳酸氢钠溶液、10% 洁尔阴溶液、生理盐水等。以上各种不同的灌洗药液根据病情需要而选用。注意滴虫性阴道炎患者，应用酸性溶液灌洗；假丝酵母性阴道炎患者，则用碱性溶液灌洗；而非特异性炎症者，则用生理盐水。

**3. 环境准备**　温度、光线适宜，屏风遮蔽保护患者隐私。

**4. 患者准备**　嘱患者排空膀胱。

【操作步骤】

**1. 核对解释**　向患者解释操作目的、方法、可能的感受，以取得合作。

**2. 摆放体位**　协助患者取膀胱截石位，臀下置橡皮布和便盆。

**3. 准备溶液**　按需配制灌洗液 500~1000mL，水温为 41~43℃。将灌洗筒挂于距床沿 60~70cm 的高处，先排出橡皮管内空气，试水温适当后备用。

**4. 阴道冲洗**　操作者戴手套，右手持灌洗头柄部，开放调节夹，先用灌洗液冲洗外阴部，然后将小阴唇分开，把灌洗头沿阴道纵侧壁方向插入至后穹隆处，边冲洗边在阴道内左右上下移动灌洗头，使阴道壁及穹隆各部均能被灌洗到，或用阴道窥器暴露子宫颈后再灌洗，灌洗时转动窥阴器，使灌洗液能达到阴道各部，以洗净阴道四周皱襞。

**5. 取出灌洗头**　当灌洗液即将流完时，约剩 100mL，关闭调节夹。将灌洗头或阴道窥器向下按压，使阴道内残留的液体完全流出，用干棉球擦干阴道，取出灌洗头或阴道窥器。

**6. 再次冲洗**　再次冲洗外阴部，扶起患者坐在便盆上，使阴道内残留的液体流出，撤离便盆。

**7. 操作后处理**

（1）整理用物：擦干外阴及臀部，协助整理床铺，协助患者采取舒适体位。

（2）洗手，记录。

【注意事项】

1. 灌洗液以 41~43℃ 为宜，温度过低，患者不舒适，温度过高，则可能烫伤阴道黏膜。

2. 灌洗筒与床沿的距离不超过 70cm，以免压力过大，水流过速，使液体或污物进入子宫腔或灌洗液与局部作用的时间不足。

3. 灌洗头插入不宜过深，灌洗时，动作要轻柔，勿损伤阴道和宫颈组织。

4. 某些产后 10 日后或某些妇产科手术 2 周后的患者，若合并阴道分泌物混浊、有臭味、阴道伤口愈合不良、黏膜感染坏死等，可进行低位阴道灌洗，灌洗筒之高度一般不超过床沿 30cm，避免污物进入宫腔或损伤阴道残端伤口。

5. 必要时可在妇科检查床上，用窥阴器将阴道张开，直视下进行灌洗效果更好。

【考核评价】

阴道灌洗操作考核评价见表 7-4。

表 7-4　阴道灌洗操作考核评价表

| 项目 | 项目总分 | 要求 | 标准分 | 扣分 | 说明 |
|---|---|---|---|---|---|
| 素质要求 | 5 | 服装、鞋帽整洁<br>仪表大方、举止端庄<br>态度和蔼可亲 | 1<br>2<br>2 | | |
| 操作准备 | 10 | 洗手，戴口罩<br>备齐用物，放置合理<br>评估患者 | 2<br>3<br>5 | | |
| 操作过程 | 60 | 核对解释<br>摆放体位：协助患者取膀胱截石位，臀下置橡皮布和便盆<br>准备溶液：按需配制灌洗液 500~1000mL，水温为 41~43℃，将灌洗筒挂于距床沿 60~70cm 的高处，排气，试水温备用*<br>阴道冲洗：操作者戴手套，右手持灌洗头柄部，开放调节夹，按以下顺序灌洗：外阴部→分开小阴唇→沿阴道纵侧壁方向插入至后穹隆处，边冲洗边在阴道内左右上下移动灌洗头，使阴道壁及穹隆各部均能被灌洗到，或者用阴道窥器暴露子宫颈后再灌洗，灌洗时转动窥阴器，使灌洗液能达到阴道各部，以洗净阴道四周皱襞<br>取出灌洗头：当灌洗液即将流完时，约剩 100mL，关闭调节夹，将灌洗头或阴道窥器向下按压，使阴道内残留的液体完全流出，用干棉球擦干阴道，取出灌洗头或阴道窥器<br>再次冲洗<br>整理用物 | 10<br>10<br>10<br><br><br>10<br><br><br><br><br><br><br>10<br><br><br><br>5<br>5 | | *若温度不合适，此项无分 |
| 操作后 | 10 | 协助患者整理衣物<br>整理床单位<br>洗手 | 4<br>4<br>2 | | |
| 熟练程度 | 10 | 动作准确<br>动作熟练 | 5<br>5 | | |
| 理论提问 | 5 | 评价者思路清晰、内容正确、完整 | 5 | | |

考核者：_____　　　　　　考核时间：___年___月___日

# 第二节　综合型实验教学项目

## 一、产后出血妇女的护理

【学习目标】

1. 全面收集主客观资料，识别产后出血的临床表现。

2. 明确引起产后出血的原因。

3. 区分不同原因产后出血的处理原则。

4. 正确实施产后出血患者的抢救措施。

5. 正确实施操作：静脉输液、吸氧、心电监护、抽血、双合诊、软产道缝合、按摩子宫。

6. 有效地与患者沟通及安抚。

7. 表现出团队合作精神。

【实验安排】

**1. 学时**　2 学时。

**2. 学习方法**　情景模拟教学（高仿真模拟人应用）。

**3. 考核方式**　小组作业流程设计、评价表。

【情景模拟前期课程】

解剖学、生理学、护理学基础、妇产科护理学等。

【建议训练对象】

三年级护理本科生。

【操作前准备】

**1. 学生准备**　有关产程的分期、产后出血的护理（评估、诊断、治疗及护理措施、效果评价）知识；基础护理操作技能；沟通交流技巧。

**2. 用物准备**　床旁配心电监护仪、血压计、吸氧用物、输液用物、抽血用物、医嘱单、化验单、产程图、护理记录单、产包。

**3. 环境准备**　产房，有墙壁氧，清洁，通风。

【高仿真模拟人场景】

产后出血妇女高仿真模拟人场景设置见表 7–5。

表 7–5　产后出血妇女高仿真模拟人场景设置

| 病情变化流程 | 考核要点 |
| --- | --- |
| 产妇王某，自然分娩一名 2700g 男婴后半小时<br>**改变 / 事件（1）**<br>阴道出血约 200mL，手剥胎盘，仍有阴道出血，量多，有血块，查宫底，子宫收缩欠佳，平脐，子宫下段收缩欠佳<br>**模拟人反应**<br>轻度焦虑，询问出血原因 | 1. 产程观察<br>2. 获取生命体征<br>3. 综合运用各种途径全面评估患者，系统收集病情资料并分析<br>4. 发现患者现存或潜在问题，能根据病情对护理问题进行排序 |
| ↓ | |
| **改变 / 事件（2）**<br>给予卡孕栓 1mg 舌下含服，子宫收缩情况转好，但仍有阴道出血；按摩子宫，开放第二条静脉通道，给予卡洛磺酸钠静脉滴注，仍有阴道活动性出血，心电监护；子宫收缩较前好转，脐下 2 指急查血常规及凝血 5 项；查宫颈完整，前唇水肿明显；急查血常规及凝血 5 项；查宫颈完整，前唇水肿明显<br>**参数设置**<br>T：37.1℃<br>P：95 次 / 分<br>R：25 次 / 分<br>BP：110/70mmHg<br>血氧饱和度：96%<br>**模拟人反应**<br>"我心慌" | 1. 根据评估判断该患者出血量多少<br>2. 综合运用各种途径全面评估患者，系统收集病情资料并分析产后出血原因<br>3. 发现患者现存或潜在问题，能根据病情对护理问题进行排序<br>4. 应及时查找出血原因并采取有效措施止血 |

| 病情变化流程 | 考核要点 |
|---|---|
| **改变 / 事件（3）**<br>行产后刮宫术，未刮出明显组织样物，宫颈下段收缩欠佳，予欣母沛 100μg 宫颈注射，备 RBC40mL、血浆 200mL<br>**参数设置**<br>T：36.9℃<br>P：102 次 / 分<br>R：25 次 / 分<br>BP：90/50mmHg<br>血氧饱和度：94% | 1.未刮出明显组织样物——可认为不是因为胎盘残留导致出血，现可排除胎盘因素导致的出血<br>2.欣母沛——促宫缩<br>3.备血为补充血容量防止患者因失血过多而发生生命危险 |
| **改变 / 事件（4）**<br>仍有活动性出血，再次查软产道，见宫颈前唇少量渗血，行"8"字缝合后未见明显渗血。阴道出血渐少；林格液 500mL+缩宫素 10μ 静脉滴注，500mL 冰冻林格液置下腹促子宫收缩。患者无自觉症状，阴道出血减少。产后出血共 1500mL<br>**参数设置**<br>T：36.9℃<br>P：112 次 / 分<br>R：28 次 / 分<br>BP：80/40mmHg<br>血氧饱和度：92%<br>**可提供的实验室检查结果**<br>血常规：HGB 128g/L；HCT 36.7%；WBC 14.17×10⁹/L；N 89.6%；<br>出血时间（BT）：7.2min（正常值 6.9±2.1min）<br>凝血功能：凝血酶原时间（PT）：12.4s（正常值 11~13s）<br>活化部分凝血活酶时间（APTT）：40s（正常值 32~43s）<br>纤维蛋白原（Fg）：3.5mg/dl（正常值 2~4g/L）<br>**模拟人反应**<br>患者主诉头晕、心慌及其他不适 | 1.患者已出现失血性休克症状，必须马上找到出血原因<br>2.以上各种止血措施有效（主要是软产道缝合术有效止血）<br>3.能正确判断实验室检查结果<br>4.识别出患者的休克体征<br>5.对患者能有关怀的语言和动作 |

**【考核评价】**

产后出血妇女护理操作考核评价见表 7-6。

表 7-6　产后出血妇女护理操作考核评价表

| 项目编号 | 内容归类 | 具体名称 | 执行正确 | 执行错误 | 未执行 | 得分 |
|---|---|---|---|---|---|---|
| 1 | 知识类<br>（15%） | 识别产后出血的临床表现（10 分） | | | | |
| 2 | | 明确引起产后出血的原因（5 分） | | | | |
| 3 | 临床思维类<br>（30%） | 全面收集主客观资料（10 分） | | | | |
| 4 | | 区分不同原因产后出血的处理原则（10 分） | | | | |
| 5 | | 正确实施产后出血患者的抢救措施（10 分） | | | | |

| 项目编号 | 内容归类 | 具体名称 | 执行正确 | 执行错误 | 未执行 | 得分 |
|---|---|---|---|---|---|---|
| 6 | | 双合诊（5分） | | | | |
| 7 | | 抽血（5分） | | | | |
| 8 | | 心电监测（5分） | | | | |
| 9 | 操作技术类（40%） | 按摩子宫（5分） | | | | |
| 10 | | 静脉输液（5分） | | | | |
| 11 | | 吸氧（5分） | | | | |
| 12 | | 输血（5分） | | | | |
| 13 | | 软产道缝合（5分） | | | | |
| 14 | 沟通类（5%） | 有效地与患者沟通及安抚（5分） | | | | |
| 15 | 团队合作（10%） | 有分工有合作（10分） | | | | |
| 总分 | | | | | | |
| 总评语 | | | | | | |

考核者：_____　　　　　　　　考核时间：___年___月___日

## 二、绒毛膜癌患者的护理

【学习目标】

1. 全面收集主客观资料，识别绒毛膜癌患者的临床表现。

2. 明确患者目前的护理问题。

3. 根据护理问题实施正确的护理措施。

4. 有效地与患者沟通及安抚。

【实验安排】

**1. 学时**　2学时。

**2. 学习方法**　情景模拟教学：角色扮演。

**3. 考核方式**　小组作业、评价表。

【情景模拟前期课程】

解剖学、生理学、护理学基础、内外科护理学、妇产科护理学等。

【建议训练对象】

三年级护理本科生。

【操作前准备】

**1. 学生准备**　有关滋养细胞疾病患者的护理（评估、诊断、治疗及护理措施、效果评价）知识；基础护理操作技能；沟通交流技巧；提前分组进行剧本编写及排练。

**2. 用物准备** 心电监护仪、吸氧用物、输液用物、抽血用物、抢救用物、医嘱单、化验单等。

**3. 环境准备** 妇科病房，有墙壁氧，清洁，通风。

【情景模拟流程】

绒毛膜癌患者情景模拟流程设置见表 7–7。

表 7–7 绒毛膜癌患者情景模拟流程设置

| 病情变化流程 | 考核要点 |
|---|---|
| 患者，女性，23 岁。"绒癌Ⅳ期"收入院。脑部、阴道均有大出血倾向<br>**改变/事件（1）**<br>患者于今日行 KSM+5Fu 化疗，MTX 鞘注<br>**患者反应**<br>轻度焦虑，询问病因和发生疾病的情况 | 1. 收集患者一般情况并记录<br>2. 化疗药物配制原则<br>3. 化疗药物输液方法与注意事项 |
| **改变/事件（2）**<br>患者主诉头痛，出现恶心感，呕吐少量内容物一次<br>查体：患者意识模糊、嗜睡、视物模糊<br>阴道内有一突起紫色结节，触诊质软<br>医嘱：甘露醇快速静脉滴注，严密观察病情，准备抢救<br>**患者反应**<br>头疼、害怕、感觉要不行了。<br>**家属**<br>担心患者会出现生命危险 | 1. 密切观察患者全身及一般状况，正确、及时测量生命体征<br>2. 综合运用各种途径全面评估患者，系统收集病情资料并分析<br>3. 给出相应护理诊断并排序<br>4. 制订相应护理措施<br>5. 执行医嘱输液并做好抢救准备 |

【考核评价】

绒毛膜癌患者护理操作考核评价见表 7–8。

表 7–8 绒毛膜癌患者护理操作考核评价表

| 项目编号 | 内容归类 | 具体名称 | 执行正确 | 执行错误 | 未执行 | 得分 |
|---|---|---|---|---|---|---|
| 1 | 知识类<br>（15%） | 识别绒癌患者的临床表现（10 分） | | | | |
| 2 | | 明确目前治疗方案的意义（5 分） | | | | |
| 3 | 临床思维类<br>（30%） | 全面收集主客观资料（10 分） | | | | |
| 4 | | 列出患者所有护理问题并排序（10 分） | | | | |
| 5 | | 正确实施患者护理措施（10 分） | | | | |
| 6 | 操作技术类<br>（40%） | 静脉输液（5 分） | | | | |
| 7 | | 抽血（5 分） | | | | |
| 8 | | 心电监护（5 分） | | | | |
| 9 | | 导尿（5 分） | | | | |
| 10 | | 会阴擦洗（5 分） | | | | |
| 11 | | 吸氧（5 分） | | | | |
| 12 | | 体位调整（5 分） | | | | |
| 13 | | 环境的布置（5 分） | | | | |

| 项目编号 | 内容归类 | 具体名称 | 执行正确 | 执行错误 | 未执行 | 得分 |
|---|---|---|---|---|---|---|
| 14 | 沟通类（5%） | 有效地与患者沟通及安抚（5分） | | | | |
| 15 | 团队合作（10%） | 有分工有合作（10分） | | | | |
| 总分 | | | | | | |
| 总评语 | | | | | | |

考核者：_____ 考核时间：___年___月___日

# 第八章　儿科护理学 ▷▷▷▷

# 第一节　基础型实验教学项目

## 一、小儿生长发育测量：婴儿体格测量

【学习目标】

1. 识记婴儿生长发育的特点。

2. 正确测量婴儿身长、体重、头围、胸围等指标，并给予记录。

【实验安排】

**1. 学时**　2 学时。

**2. 学习方法**　讲授法、观看操作视频、示教、分组模拟练习。

**3. 考核方式**　课堂考核。

【操作前准备】

**1. 护士准备**　衣帽整齐，修剪指甲，洗手，戴口罩。

**2. 用物准备**　婴儿磅秤、婴儿卧式身长测量床、尿布、软尺、清洁布、记录本。

【操作步骤】

**1. 体重测量**

（1）操作者衣帽整洁，剪短指甲，洗手。

（2）将清洁布铺在婴儿磅秤上。

（3）调节磅秤至零点。

（4）脱去婴儿帽、鞋、袜、外衣及尿布。

（5）将婴儿轻放于秤盘上。

（6）读数、记录。

**2. 头围测量**

（1）左手拇指固定软尺 0 点于婴儿头部右侧眉弓上缘。

（2）左手中、示指固定软尺于枕骨粗隆。

（3）右手使软尺紧贴皮肤经枕骨结节最高点及左眉弓上缘回到 0 点。

（4）读数、记录。

**3. 身高测量**

（1）将清洁布铺在婴儿卧式身长测量床上。

（2）将婴儿平卧于测量床中线。

（3）助手固定婴儿头部，使其接触头板。

（4）测量者左手按住婴儿双膝，右手移动足板至双足底。

（5）读数、记录。

**4. 胸围测量**

（1）左手固定软尺 0 点于婴儿一侧乳头下缘。

（2）右手使软尺紧贴皮肤。

（3）经背部肩胛下角回到 0 点。

（4）读数，记录。

【考核评价】

婴儿体格测量操作考核评价见表 8-1。

表 8-1　婴儿体格测量操作考核评价表

| 项目 | 项目总分 | 要求 | 标准分 | 扣分 | 说明 |
|---|---|---|---|---|---|
| 素质要求 | 10 | 服装、鞋帽整洁<br>仪表大方、举止端庄<br>语言柔和恰当，态度和蔼可亲<br>其他 | 2<br>3<br>5 | | |
| 操作准备 | 10 | 洗手、戴口罩<br>备齐用物，放置合理<br>做好解释<br>其他 | 2<br>5<br>3 | | |
| 操作过程 | 50 | 磅秤上铺清洁布<br>调节磅秤至零点<br>脱去婴儿帽、鞋、袜、外衣及尿布<br>将婴儿正确放置于秤盘上<br>测量身高手法正确<br>测量头围手法正确<br>测量胸围手法正确<br>体重、身高、头围、胸围测量读数正确 | 6<br>6<br>6<br>6<br>5<br>6<br>5<br>10 | | |
| 操作后 | 10 | 整理患儿衣物<br>整理测量工具 | 5<br>5 | | |
| 熟练程度 | 10 | 动作轻巧、准确、稳重<br>注意节力原则<br>其他 | 6<br>4 | | |
| 理论提问 | 10 | | 10 | | |

考核者：＿＿＿＿＿＿＿＿　　　　　　　　　　　　　考核时间：＿＿＿年＿＿＿月＿＿＿日

## 二、小儿生长发育测量：年长儿体格测量

**【学习目标】**

1. 识记年长儿生长发育的特点。

2. 正确测量年长儿身高、体重、头围、胸围等指标，并给予记录。

**【实验安排】**

**1. 学时** 2 学时。

**2. 学习方法** 讲授法、观看操作视频、示教、分组模拟练习。

**3. 考核方式** 课堂考核。

**【操作前准备】**

**1. 护士准备** 衣帽整齐，修剪指甲，洗手，戴口罩。

**2. 用物准备** 站式（或坐式）体重秤、软尺、记录本。

**【操作步骤】**

**1. 体重测量**

（1）操作者衣帽整洁，剪短指甲，洗手。

（2）脱去小儿帽、鞋、袜、外衣。

（3）调节杠杆秤至零点。

（4）让小儿站于秤中央。

（5）读数、记录。

**2. 身高测量**

（1）让小儿背靠身高计的立柱。

（2）两眼正视前方，抬胸收腹，两臂下垂，手指并拢，脚跟靠拢，脚尖分开，约 60°。

（3）测量者移动头板与小儿头顶接触。

（4）读数、记录。

**3. 头围测量**

（1）左手拇指固定软尺 0 点于婴儿头部右侧眉弓上缘。

（2）左手中、示指固定软尺于枕骨粗隆。

（3）右手使软尺紧贴皮肤经枕骨结节最高点及左眉弓上缘回到 0 点。

（4）读数、记录。

**4. 胸围测量**

（1）左手固定软尺 0 点于婴儿一侧乳头下缘。

（2）右手使软尺紧贴皮肤。

（3）经背部肩胛下角回到 0 点。

（4）读数、记录。

**【考核评价】**

年长儿体格测量操作考核评价见表 8-2。

表 8-2　年长儿体格测量操作考核评价表

| 项目 | 项目总分 | 要求 | 标准分 | 扣分 | 说明 |
|---|---|---|---|---|---|
| 素质要求 | 10 | 服装、鞋帽整洁<br>仪表大方，举止端庄<br>语言柔和恰当，态度和蔼可亲<br>其他 | 2<br>3<br>5 | | |
| 操作准备 | 10 | 洗手、戴口罩<br>备齐用物，放置合理<br>做好解释<br>其他 | 2<br>5<br>3 | | |
| 操作过程 | 50 | 调节磅秤至零点<br>脱去小儿帽、鞋、袜、外衣<br>测量身高手法正确<br>测量头围手法正确<br>测量胸围手法正确<br>体重、身高、头围、胸围测量读数正确 | 8<br>8<br>8<br>8<br>8<br>10 | | |
| 操作后 | 10 | 整理患儿衣物<br>整理测量工具 | 5<br>5 | | |
| 熟练程度 | 10 | 动作轻巧、准确、稳重<br>注意节力原则<br>其他 | 6<br>4 | | |
| 理论提问 | 10 | | 10 | | |

考核者：_____　　　　　考核时间：___年___月___日

## 三、新生儿脐部护理

【学习目标】

1. 复述新生儿脐炎的表现。

2. 识记脐部护理的操作流程及注意事项。

【实验安排】

**1. 学时**　1 学时。

**2. 学习方法**　讲授法、示范教学。

**3. 考核方式**　视频、现场考核。

【操作前准备】

**1. 护士准备**　衣帽整洁，洗手，戴口罩。

**2. 用物准备**　治疗车上层：①治疗盘内备：消毒物品（75% 乙醇、无菌棉签）1 套、生理盐水、无菌纱布；②治疗卡、笔；③必要时准备 10% 氯化钠、3% 过氧化氢溶液；④快速手消。

治疗车下层：生活垃圾桶、医疗垃圾桶。

**3. 环境准备**　环境整洁，室温 24~26℃。

**【操作步骤】**

**1. 评估**

（1）评估患儿家属的合作程度，告知家属脐部护理的目的、方法，取得家属配合。

（2）评估患儿的脐部有无红肿、渗血、渗液、异常气味等。

（3）评估患儿的准备情况：患儿沐浴后，擦干全身皮肤，评估全身状况。

**2. 洗手戴口罩**　洗手，戴口罩。

**3. 核对**　携用物至患儿床旁，核对床号、姓名等。

**4. 充分暴露脐部**　将患儿衣物解开，充分暴露脐部。

**5. 脐带脱落前护理**　用 75% 乙醇棉签先擦净脐带残端，然后提起脐带的结扎线，用 75% 乙醇棉签环形擦拭脐带根部（从脐窝中心向外转圈），擦拭干净后再将提过的结扎线进行消毒。

**6. 特殊情况处理**　如患儿脐部出现分泌物较多或脓性分泌物等脐炎表现：局部先用 3% 过氧化氢溶液擦拭，再用 75% 乙醇擦拭。

**7. 整理患儿**　整理患儿衣着，放置患儿使其处于安全、舒适卧位。

**8. 对物品进行分类处理**　将棉签、纱布投入医疗垃圾桶内，剩余生理盐水倒入水池（空桶）内，其他未污染物品放回原处。

**9. 操作后处理**　清洗双手，在护理记录单上记录脐部护理的日期、时间、脐部周围皮肤的状况，并签名。

**【考核评价】**

新生儿脐部护理操作考核评价见表 8-3。

表 8-3　新生儿脐部护理操作考核评价表

| 项目 | 项目总分 | 要求 | 标准分 | 扣分 | 说明 |
|---|---|---|---|---|---|
| 素质要求 | 5 | 服装、鞋帽整洁 | 4 | | |
| | | 举止端庄、态度和蔼 | 1 | | |
| 操作准备 | 15 | 洗手、戴口罩 | 2 | | |
| | | 备齐用物，放置合理 | 3 | | |
| | | 评估患儿，告知家属 | 10 | | |
| 操作过程 | 40 | 核对床号、姓名、腕带 | 10 | | |
| | | 暴露脐部 | 10 | | |
| | | 脐部护理 | 20 | | |
| 操作后 | 20 | 合理安置患儿，整理床单位 | 4 | | |
| | | 告知家长相关注意事项 | 4 | | |
| | | 分类处理用物 | 6 | | |
| | | 洗手、记录 | 6 | | |
| 熟练程度 | 10 | 动作轻巧、准确、稳重 | 5 | | |
| | | 注意节力原则 | 5 | | |
| 理论提问 | 10 | | 10 | | |

考核者：_____　　　　　　　　　　考核时间：____年____月____日

## 四、蓝光治疗技术

【学习目标】

1. 正确演示光疗箱的操作。

2. 复述光照疗法时患儿的护理及注意事项。

3. 识记光照疗法的原理和适应证。

【实验安排】

**1. 学时**　1学时。

**2. 学习方法**　录像、讲授、示范教学法。

**3. 考核方式**　现场考核。

【操作前准备】

**1. 护士准备**　衣帽整齐，洗手，戴口罩。

**2. 用物准备**　光疗箱；患儿眼罩、光疗尿布、手套、袜子；工作人员用墨镜。

**3. 环境准备**　整洁、安静、舒适、安全。

【操作步骤】

**1. 评估及准备**

（1）评估患儿，了解日龄、体重、黄疸、胆红素检查结果；进行皮肤清洁；剪指甲，防止抓伤皮肤；告知家属。

（2）洗手，戴口罩。

（3）准备已清洁消毒好的光疗箱，检查其功能结构是否完好，保证安全。

（4）水箱内加入蒸馏水至2/3满。

（5）接通电源，开启电源开关，检查光疗箱各项显示是否正常。

（6）将光疗箱进行预热。

**2. 进箱**

（1）核对姓名、床号及腕带。

（2）患儿双眼佩戴遮光眼罩，避免损伤视网膜；脱去患儿衣物，全身裸露，遮盖好会阴部，男婴注意保护阴囊。

（3）打开电源，将患儿裸体放入已预热好的光疗箱中，记录开始照射时间。

（4）蓝光治疗应使患儿皮肤均匀受光，使用单面光疗箱时每2小时更换一次体位；注意俯卧照射时专人巡视，以免口鼻受压。

（5）加强巡视，观察病情及光疗效果。监测体温变化；光疗时每2~4小时监测患儿体温。高于37.8℃或者低于35℃，应暂时停止光疗；观察患儿精神反应、大小便颜色，以及皮肤黄染范围变化；观察有无光疗反应，如发热、皮疹、呕吐、腹泻、青铜症等症状；发现异常及时处理。

（6）各项操作集中进行，如换尿布、喂奶、更换体位等，更换时关闭蓝光。

**3. 出箱**

（1）切断电源。

（2）光疗结束后，摘掉眼罩，及时清洁患儿皮肤及眼部。

（3）记录蓝光灯使用时间。

（4）蓝光箱终末消毒：消毒液擦拭，清洁，干燥备用。

（5）清洗双手。

**【注意事项】**

1. 患儿光疗时，应随时观察患儿眼罩、会阴罩有无脱落，注意皮肤有无破损。

2. 注意患儿洗浴后不要擦爽身粉，防止降低光疗效果。

3. 灯管使用300小时能量减弱20%，900小时后减弱35%，因此灯管使用1000小时后必须更换。

4. 保持灯管及反射板的清洁，每日擦拭，防止灰尘影响光照强度。

5. 工作人员为患儿进行护理，可戴墨镜，并严格执行交接班。

**【考核评价】**

光疗箱使用操作考核评价见表8-4。

**表8-4　光疗箱使用操作考核评价表**

| 项目 | | 项目总分 | 要求 | 标准分 | 扣分 | 说明 |
|---|---|---|---|---|---|---|
| 素质要求 | | 5 | 服装、鞋帽整洁<br>举止端庄、态度和蔼 | 4<br>1 | | |
| 操作准备 | | 15 | 评估患儿日龄、黄疸程度及范围、体温，向家属解释<br>洗手、戴口罩<br>备齐用物（患儿眼罩、光疗尿布、手套、袜子、工作人员用墨镜），放置合理<br>（1）光疗箱使用前消毒合格<br>（2）水箱内加入蒸馏水至2/3满<br>（3）接通电源，检查光疗箱各项显示是否正常<br>（4）预热 | 2<br>3<br>2<br><br>2<br>2<br>2<br>2 | | |
| 操作过程 | 进箱 | 30 | 核对姓名、床号<br>打开电源，调节合适温度30~32℃（早产儿32~35℃），相对湿度为55%~65%。患儿双眼佩戴遮光眼罩，避免损伤视网膜；脱去患儿衣物，全身裸露，遮盖好会阴部，男婴注意保护阴囊<br>记录光疗开始时间<br>密切观察病情变化：体温、大小便以及有无脱水等光疗不良反应<br>光疗过程中喂奶、更换尿布时关闭蓝光 | 5<br>10<br><br><br><br>5<br>5<br><br>5 | | |
| | 出箱 | 25 | 切断电源<br>光疗结束后，摘掉眼罩，及时清洁患儿皮肤及眼部<br>记录蓝光灯使用时间<br>蓝光箱终末消毒：消毒液擦拭，清洁，干燥备用<br>清洗双手 | 5<br>5<br>5<br>8<br>2 | | |

续表

| 项目 | 项目总分 | 要求 | 标准分 | 扣分 | 说明 |
|---|---|---|---|---|---|
| 操作后 | 10 | 保持灯管及反射板的清洁，每日擦拭，防止灰尘影响光照强度 | 3 | | |
| | | 检查灯管累计使用时间，实用 500~1000 小时以上时根据灯管质量及时更换 | 3 | | |
| | | 光疗箱需彻底消毒备用，定期细菌培养 | 4 | | |
| 熟练程度 | 10 | 患儿舒适、防止碰伤患儿 | 4 | | |
| | | 动作轻柔、熟练，观察准确 | 3 | | |
| | | 操作规程正确、安全 | 3 | | |
| 理论提问 | 5 | 正确回答问题 | 5 | | |

考核者：_____     考核时间：___年___月___日

## 五、温箱的使用

【学习目标】

1. 正确演示温箱的操作。

2. 复述温箱内患儿的生活护理和操作注意事项。

【实验安排】

**1. 学时**　1 学时。

**2. 学习方法**　录像、讲授法、示范教学。

**3. 考核方式**　现场考核。

【操作前准备】

**1. 护士准备**　衣帽整洁，洗手，戴口罩。

**2. 用物准备**　新生儿温箱、灭菌注射用水 500mL 2 瓶、治疗单、衣服、纸尿裤。

**3. 环境准备**　环境整洁，室温 24~26℃。

【操作步骤】

**1. 评估及准备**

（1）评估患儿分娩方式、Apgar 评分、胎龄、体重、面色、呼吸等情况，告知家属。

入箱条件：体重在 2000g 以下；高危儿，如新生儿寒冷损伤综合征、体温不升等；皮肤疾患需行暴露治疗的新生儿。

（2）洗手，戴口罩。

（3）准备已清洁消毒好的温箱，检查其功能结构是否完好，保证安全。

（4）水箱内加入蒸馏水至 2/3 满。

（5）接通电源，开启电源开关，检查温箱各项显示是否正常。

（6）将温箱调温至所需的温度预热，根据早产儿体重及出生日龄设置温箱的温度、湿度；相对湿度为 55%~65%。

**2. 进箱**

（1）核对姓名、床号。

（2）温箱内温度达到预定值后将婴儿置入温箱，测体重，记录入箱时间。

（3）婴儿在温箱内应裸身或仅着少量单衣、尿布，对于足后跟等易摩擦处加以保护。

（4）将皮肤温度传感器固定在婴儿的上腹部，根据需要调节床位倾斜度，关闭边门。

（5）密切观察病情变化，定时监测生命体征，注意体温变化。

（6）各项操作集中进行，如换尿布、喂奶、更换体位等，应打开边门或从气孔伸入操作，尽量避免打开箱盖。患儿需要暂时出温箱接受治疗检查时，要注意保暖。

**3. 出箱**

（1）出箱条件掌握准确，处理正确；出箱条件：体重达到 2000g 及以上，体重正常；患儿穿衣在不加热的温箱内，能维持正常体温；患儿在温箱生活 1 个月以上，体重虽达不到 2000g，但一般情况良好。

（2）切断电源。

（3）患儿包裹舒适，保暖，记录出箱时间。

（4）温箱终末消毒：消毒液擦拭，清洁温箱，干燥备用。

（5）清洗双手。

【注意事项】

1. 严格交接班，交接班时观察温箱使用情况。

2. 温箱应避免阳光直射，避开热源及冷空气对流处。

3. 长期使用温箱的患儿，每周更换温箱一次并彻底消毒。

【考核评价】

早产儿温箱使用操作考核评价见表 8-5。

表 8-5　早产儿温箱使用操作考核评价表

| 项目 | 项目总分 | 要求 | 标准分 | 扣分 | 说明 |
|---|---|---|---|---|---|
| 素质要求 | 5 | 服装、鞋帽整洁 | 4 | | |
| | | 举止端庄、态度和蔼 | 1 | | |
| 操作准备 | 15 | 评估患儿，告知家属 | 2 | | |
| | | 洗手、戴口罩 | 3 | | |
| | | 备齐用物，放置合理 | | | |
| | | （1）温箱使用前消毒合格 | 2 | | |
| | | （2）水箱内加入蒸馏水至 2/3 满 | 2 | | |
| | | （3）接通电源，检查温箱各项显示是否正常 | 2 | | |
| | | （4）调节温箱温度、湿度 | 2 | | |
| | | （5）箱内用物消毒合格 | 2 | | |

续表

| 项目 | | 项目总分 | 要求 | 标准分 | 扣分 | 说明 |
|---|---|---|---|---|---|---|
| 操作过程 | 进箱 | 30 | 核对姓名、床号，测体重 | 5 | | |
| | | | 患儿穿单衣放入温箱内，放入手法正确，记录入箱时间 | 10 | | |
| | | | 将皮肤温度传感器固定在婴儿的上腹部，根据需要调节床位倾斜度，关闭边门 | 5 | | |
| | | | 密切观察病情变化 | 5 | | |
| | | | 各项操作集中进行 | 5 | | |
| | 出箱 | 25 | 出箱条件掌握准确，处理正确 | 5 | | |
| | | | 切断电源 | 5 | | |
| | | | 患儿包裹舒适，保暖，记录出箱时间 | 5 | | |
| | | | 温箱终末消毒：消毒液擦拭，清洁温箱，干燥备用 | 10 | | |
| 操作后 | | 10 | 温箱故障及时排除 | 3 | | |
| | | | 报警信号及时查找原因，妥善处理 | 3 | | |
| | | | 长期使用者，每周更换，并彻底消毒，定期细菌培养 | 4 | | |
| 熟练程度 | | 10 | 患儿舒适、防止碰伤患儿 | 4 | | |
| | | | 动作轻柔、熟练，观察准确 | 3 | | |
| | | | 操作规程正确、安全 | 3 | | |
| 理论提问 | | 5 | 正确回答问题 | 5 | | |

考核者：＿＿＿＿＿＿＿　　　　　　　　　　考核时间：＿＿年＿＿月＿＿日

# 第二节　综合型实验教学项目

## 佝偻病手足搐搦症患儿的护理

【学习目标】

1. 全面收集主客观资料，识别儿童惊厥的临床表现。

2. 明确儿童惊厥常见的病因及其根据主客观资料的病因分析。

3. 熟悉儿童惊厥的院外处理原则。

4. 熟悉佝偻病手足搐搦症的院内处理措施。

5. 正确实施操作：头皮静脉输液、吸氧、心电监护、静脉采血、输液泵。

6. 有效地与患者沟通及安抚。

7. 表现出团队合作精神。

【实验安排】

**1. 学时**　2 学时。

**2. 学习方法**　情景模拟教学（角色扮演、高仿真模拟人应用）。

**3. 考核方式**　小组作业流程设计、评价表。

**【情景模拟前期课程】**

解剖学、生理学、护理学基础、儿科护理学等。

**【建议训练对象】**

三年级护理本科生。

**【操作前准备】**

**1.学生准备**　有关佝偻病手足搐搦症的护理（评估、诊断、治疗及护理措施、效果评价）知识；基础护理操作技能；沟通交流技巧。

**2.用物准备**　床旁配心电监护仪、血压计、吸氧用物、输液用物、抽血用物、医嘱单、化验单、护理记录单、维生素 D、葡萄糖酸钙、苯巴比妥钠等药物。

**3.环境准备**　情景模拟实验室，多媒体素材。

**【高仿真模拟人场景】**

佝偻病手足搐搦症患儿高仿真模拟人场景设置见表 8-6。

表 8-6　佝偻病手足搐搦症患儿高仿真模拟人场景设置

| 病情变化流程 | 考核要点 |
|---|---|
| 孩子今年 10 月出生于北方，现已 5 个月。一个冬天没有出门晒太阳。母亲奶水不足，孩子生下 2 个月就开始采用牛乳喂养<br>**改变 / 事件（1）**<br>春暖花开的季节，母亲怀抱婴儿晒太阳，婴儿发生惊厥<br>**角色扮演**<br>母亲的惊恐，邻居护生到场 | 1. 角色扮演的信息体现<br>2. 采取正确的施救措施：婴幼儿心肺复苏、指压人中止惊；协助呼叫 120 救护车<br>3. 综合运用各种途径全面评估患者，系统收集病情资料并快速分析<br>4. 适当的、恰当的人文关怀<br>5. 发现患者现存或潜在问题，能根据病情对护理问题进行排序 |
| **改变 / 事件（2）**<br>紧急入急诊室<br>**角色扮演**<br>1. 母亲：焦急，对护士的期待，想要的心理支持<br>2. 儿科护士：职业<br>**参数设置**<br>T：36.9℃<br>P：116 次 / 分<br>R：25 次 / 分<br>BP：90/50mmHg<br>血氧饱和度：94% | 1. 能给予患儿母亲及时安慰，恰当有保留的病情解释；技术娴熟<br>2. 对患儿实施保护：拉起床栏，防止坠床；听心肺前焐热听诊器；操作中注意盖被子等细微动作<br>3. 综合运用各种途径全面评估患者，系统收集病情资料并分析（注意：因儿童惊厥，无热惊厥，结合年龄、季节，考虑低钙惊厥）<br>4. 正确实施操作：鼻导管吸氧；开通静脉通道；静脉采血；抽吸药液备用<br>5. 正确实施用药护理 |
| **改变 / 事件（3）**<br>出院前的健康教育 | 正确实施出院健康教育 |

**【考核评价】**

佝偻病手足搐搦症患儿护理操作考核评价见表 8–7。

表 8–7　佝偻病手足搐搦症患儿护理操作考核评价表

| 项目编号 | 内容归类 | 具体名称 | 执行正确 | 执行错误 | 未执行 | 得分 |
|---|---|---|---|---|---|---|
| 1 | 知识类（25%） | 明确婴幼儿惊厥的常见临床表现（8分） | | | | |
| 2 | | 明确婴幼儿惊厥的常见原因（7分） | | | | |
| 3 | | 明确佝偻病手足搐搦症的用药原则、用药顺序及其机理（10分） | | | | |
| 4 | 临床思维类（25%） | 全面收集主客观资料并能识别婴幼儿惊厥（8分） | | | | |
| 5 | | 院外合理止惊（掐人中，避免舌咬伤）（5分） | | | | |
| 6 | | 正确实施佝偻病手足搐搦症的用药护理，主要是用药顺序及其静脉输注钙剂的注意事项（5分） | | | | |
| 7 | | 佝偻病手足搐搦症的健康教育（7分） | | | | |
| 8 | 操作技术类（30%） | 婴幼儿心肺复苏（5分） | | | | |
| 9 | | 吸氧（5分） | | | | |
| 10 | | 静脉采血（5分） | | | | |
| 11 | | 心电监测（5分） | | | | |
| 12 | | 静脉输液（5分） | | | | |
| 13 | | 输液泵（5分） | | | | |
| 14 | 沟通类（10%） | 有效地与患者沟通及安抚，有保留地解释病情（10分） | | | | |
| 15 | 团队合作（10%） | 有分工有合作（10分） | | | | |
| 总分 | | | | | | |
| 总评语 | | | | | | |

考核者：_____　　　　　　　　　　考核时间：____年____月____日

# 第九章　社区护理学 ▷▷▷▷

# 第一节　基础型实验教学项目

## 一、社区家庭健康护理评估与诊断

**【资料收集】**

**1.家庭基本资料**

（1）户主名称、地址、联系电话。

（2）家庭类型：核心家庭、主干家庭亦直系家庭、联合家庭亦复式家庭、其他家庭类型等。

（3）人口组成。

**2.家庭发展阶段**　家庭处于什么发展阶段？有哪些发展任务？家庭能否完成这些任务？

**3.家庭内在结构**

（1）角色　各家庭成员的角色；家中有人生病后，家庭角色有何改变和影响。

（2）权利　家庭权利类型；家中的决策者是谁；有问题时采取什么决策方式。

（3）交流　在家庭中主要交流的内容、交流的方式（开放或封闭、直接或间接）；有无因交流和沟通的技巧不良而引起冲突。

（4）价值观　家庭一般认为哪些事情最重要；对健康的看法和重要性的认识如何，各家庭成员的认识是否一致。

**4.家庭的功能**

（1）情感功能　家庭各成员之间的关系如何；是否互相关心、体贴；家庭中是否有爱的气氛。

（2）社会化功能　家庭成员有哪些社会化需要；对孩子的教育和培养如何。

（3）生育功能　是否有孩子或几个孩子；夫妻关系如何；对子女有无性知识的指导。

（4）经济功能　家庭的经济来源、收支情况；是否满足成员的教育、卫生保健的需要。

（5）抚养和赡养功能　前者是指父母对未成年子女的照顾和培育，后者是指子女对父母在物质和生活上的帮助和照顾。

（6）卫生保健功能　对健康和疾病的看法；家庭卫生、饮食卫生、休息睡眠、活动和锻炼、就医行为、家庭疾病自我照顾的情况等。

**5. 家庭资源**　面临压力或危机的时候，可利用哪些内部和外部的资源。

**6. 家庭环境**

（1）住房特点　种类、面积、采光通风情况等。

（2）居住环境　卫生、交通、空气条件等。

（3）社会环境　邻近居民的社会阶层、邻里关系；周边购物设施；医疗设施及利用情况。

（4）家庭与社区的关系　家庭利用社区资源的情况；家庭对社区的看法等。

**7. 描述家庭现存问题**　对家庭问题的记录参照世界家庭医生组织于 1997 年修订的 ICPC-2 中对社会问题的分类标准，以 SOAP 的方式加以描述。

【家庭基本情况表】

完成家庭基本情况表（表 9-1）。

表 9-1　家庭基本情况表

| 一、家庭位置 | | 离医疗站＿＿m　　距离公路＿＿m　　距离派出所＿＿m | | | |
|---|---|---|---|---|---|
| 二、居住环境 | 住房结构 | 楼房＿＿层＿＿间＿＿m² | 采光 | 好□　一般□　差□ | |
| | | 平房＿＿层＿＿m² | 通风 | 好□　一般□　差□ | |
| | 人均面积　＿＿m² | | 保暖 | 好□　一般□　差□ | |
| | 个人隐私房面积＿＿m² | | 空气温度 | 干燥□　一般□　潮湿□ | |
| 三、厨房及卫生设施 | 厨房排风设施 | 1. 无　2. 油烟机　3. 换气扇　4. 烟囱 | | | |
| | 燃料类型 | 1. 液化气　2. 煤　3. 天然气　4. 沼气　5. 柴火　6. 其他 | | | |
| | 饮水 | 1. 自来水　2. 经净化过滤的水　3. 井水　4. 河湖水　5. 池塘水　6. 其他 | | | |
| | 厕所 | 1. 卫生厕所　2. 一格或二格粪池式　3. 马桶　4. 露天粪坑　5. 简易棚厕 | | | |
| | 禽畜栏 | 1. 单设　2. 室内　3. 室外 | | | |
| 四、家用设施 | 电灯□ | 电话□　　电视机□ | 电冰箱□ | 空调□ | 淋浴□ |
| 五、家庭经济 | | 时间（年）　　总收入（元）　　人均收入（元）　　总支出（元） | | | |

续表

| | 记录时间 | 新婚 | 子女出生 | 有学龄前儿童 | 有学龄儿童 | 有青少年 | 子女离家 | 空巢期 | 退休 | 丧偶 |
|---|---|---|---|---|---|---|---|---|---|---|
| 六、家庭生活周期 | | | | | | | | | | |

| 七、家族史 | | | |
|---|---|---|---|

| | 发生日期 | SOAP 简要描述 | 处理情况 |
|---|---|---|---|
| 八、家庭主要健康问题 | | | |

调查者：＿＿＿＿＿＿＿＿　　　　　　　　　　　调查时间：＿＿＿年＿＿＿月＿＿＿日

## 二、老年人日常生活活动能力评估

### 【资料收集】

**1. 评估对象**　60 周岁及以上者。

**2. 评估环境**　安静、宽敞、光线明亮，有一把椅子和 4~5 个台阶，以供评估使用。

**3. 评估指标**　日常生活活动（activity of daily living）：个体为独立生活而每天必须反复进行的、最基本的、具有共同性的身体动作群，即进行衣、食、住、行、个人卫生等日常活动的基本动作和技巧。日常生活活动常采用 Barthel 指数分级进行评定。

**4. 评估方法**

（1）在指定地点对老年人进行评估，每次评估由两名学生同时进行。评估双方对评估结果有疑问时，提交第三人（老师或学生）进行判定。

（2）通过询问老年人或其主要照顾者，按照"老年人能力评估表"进行逐项评估，并填写此表格。

（3）日常生活活动评估通过对 10 个指标的评定，将其得分相加得到总分。总分划分为 0（能力完好）、1（轻度受损）、2（中度受损）、3（重度受损）四个等级。

### 【老年人能力评估表】

完成老年人能力评估表（表 9-2）。

表 9-2 老年人能力评估表

## 1. 基本信息

| | | |
|---|---|---|
| 老人姓名 _____ | 评估编号 _____ | 评估日期：____ 年 ____ 月 ____ 日 |
| 评估原因 | □1 第一次评估 □2 常规评估 □3 状况变化后重新评估 □4 其他_____ | |
| 信息提供者 | 与老人的关系 | |
| 老人性别 | □1 男 □2 女 | 出生日期　　　　____ 年 ____ 月 ____ 日 |
| 身份证号码 | 社保卡号 | |
| 本人电话 | 联系人姓名 | 联系人电话 |
| 民族 | □1 汉族 □2 少数民族 ____ | 宗教信仰　　□0 无 □1 有 ____ |
| 文化程度 | □1 文盲及半文盲 □2 小学 □3 初中 □4 高中/技校/中专<br>□5 大学专科及以上 □6 不详 | |
| 职业 | □1 国家机关/党群组织/企业/事业单位负责人 □2 专业技术人员<br>□3 办事人员和有关人员 □4 商业、服务业人员<br>□5 农、林、牧、渔、水利业生产人员 □6 生产、运输设备操作人员及有关人员<br>□7 军人 □8 不便分类的其他从业人员 | |
| 婚姻状况 | □1 未婚 □2 已婚 □3 丧偶 □4 离婚 □5 未说明的婚姻状况 | |
| 医疗费用<br>支付方式 | □1 城镇职工基本医疗保险 □2 城镇居民基本医疗保险 □3 新型农村合作医疗<br>□4 贫困救助 □5 商业医疗保险 □6 全公费 □7 全自费 □8 其他 | |
| 居住状况 | □1 独居 □2 与配偶/伴侣居住 □3 与子女居住 □4 与父母居住<br>□5 与兄弟姐妹居住 □6 与其他亲属居住 □7 与非亲属关系的人居住<br>□8 养老机构 | |
| 经济来源 | □1 退休金/养老金 □2 子女补贴 □3 亲友资助 □4 其他补贴 | |

| 疾病诊断 | 痴呆 | □0 无 □1 轻度 □2 中度 □3 重度 |
|---|---|---|
| | 精神疾病 | □0 无 □1 精神分裂症 □2 双相情感障碍 □3 偏执性精神障碍<br>□4 分裂情感性障碍 □5 癫痫所致精神障碍 □6 精神发育迟滞伴发精神障碍 |
| | 其他 | |
| 近30天内<br>意外事件 | 跌倒 | □0 无 □1 发生过1次 □2 发生过2次 □3 发生过3次及以上 |
| | 走失 | □0 无 □1 发生过1次 □2 发生过2次 □3 发生过3次及以上 |
| | 噎食 | □0 无 □1 发生过1次 □2 发生过2次 □3 发生过3次及以上 |
| | 自杀 | □0 无 □1 发生过1次 □2 发生过2次 □3 发生过3次及以上 |
| | 其他 | |

评定者：_____　　　　　　　　　　　　　评定时间：____ 年 ____ 月 ____ 日

**2. 日常生活活动评估表**

| | | |
|---|---|---|
| **1. 进食**：指用餐具将食物由容器送到口中，咀嚼、吞咽等过程 | □分 | 10分：可独立进食（在合理的时间内独立进食准备好的食物）<br>5分：需部分帮助（进食过程中需要一定帮助，如协助把持餐具）<br>0分：需极大帮助或完全依赖他人，或有留置胃管 |
| **2. 洗澡** | □分 | 5分：准备好洗澡水后，可自己独立完成洗澡过程<br>0分：在洗澡过程中需他人帮助 |
| **3. 修饰**：指洗脸、刷牙、梳头、刮脸等 | □分 | 5分：可自己独立完成<br>0分：需他人帮助 |
| **4. 穿衣**：指穿脱衣服、系扣、拉拉链、穿脱鞋袜、系鞋带 | □分 | 10分：可独立完成<br>5分：需部分帮助（能自己穿脱，但需他人帮助整理衣物、系扣/鞋带、拉拉链）<br>0分：需极大帮助或完全依赖他人 |
| **5. 大便控制** | □分 | 10分：可控制大便<br>5分：偶尔失控（每周＜1次），或需要他人提示<br>0分：完全失控 |
| **6. 小便控制** | □分 | 10分：可控制小便<br>5分：偶尔失控（每天＜1次，但每周＞1次），或需要他人提示<br>0分：完全失控，或留置导尿管 |
| **7. 如厕**：包括去厕所、解开衣裤、擦净、整理衣裤、冲水 | □分 | 10分：可独立完成<br>5分：需部分帮助（需他人搀扶去厕所、需他人帮忙冲水或整理衣裤等）<br>0分：需极大帮助或完全依赖他人 |
| **8. 床椅转移** | □分 | 15分：可独立完成<br>10分：需部分帮助（需他人搀扶或使用拐杖）<br>5分：需极大帮助（较大程度上依赖他人搀扶和帮助）<br>0分：完全依赖他人 |
| **9. 平地行走** | □分 | 15分：可独立在平地上行走45m<br>10分：需部分帮助（因肢体残疾、平衡能力差、过度虚弱、视力等问题，在一定程度上需他人搀扶或使用拐杖、助行器等辅助用具）<br>5分：需极大帮助（因肢体残疾、平衡能力差、过度虚弱、视力等问题，在较大程度上依赖他人搀扶，或坐在轮椅上自行移动）<br>0分：完全依赖他人 |
| **10. 上下楼梯** | □分 | 10分：可独立上下楼梯（连续上下10~15个台阶）<br>5分：需部分帮助（需扶着楼梯、他人搀扶，或使用拐杖等）<br>0分：需极大帮助或完全依赖他人 |
| **日常生活活动总分** | □分 | 分级：□级<br>0 能力完好：总分100分<br>1 轻度受损：总分61~99分<br>2 中度受损：总分41~60分<br>3 重度受损：总分≤40分 |

评定者：_____　　　　　　　　评定时间：____年____月____日

# 第二节　综合型实验教学项目

## 糖尿病患者的家庭访视

【学习目标】

1. 全面收集主客观资料，对患者进行个体、家庭层面的健康评估。

2. 通过交谈与观察，了解患者及其家庭的健康问题及需求。

3. 为糖尿病患者提供饮食、运动、用药方面的健康教育。

4. 有效地与患者及其家属沟通。

5. 表现出团队合作精神。

【实验安排】

**1. 学时**　2 学时。

**2. 学习方法**　标准化患者。

**3. 考核方式**　评价表（由教师与标准化患者分别评价，取两者平均分），标准化患者对学生表现给予点评。

【情景模拟前期课程】

解剖学、生理学、病理学、护理学基础、护理心理学、内科护理学、外科护理学。

【建议训练对象】

三年级护理本科生。

【操作前准备】

**1. 标准化患者准备**　培训 1 名标准化患者及 1 名患者家属。培训剧本为"糖尿病患者的家庭访视"。

**2. 学生准备**　家庭访视所需物品；访视提纲；基础护理操作技能；沟通交流技巧。具体分工：社区医师 1 人、社区护士 2 人、实习护士 1 人。

**3. 用物准备**　诊疗箱（血压计、血糖仪及试纸、消毒用品）；电话。

**4. 环境准备**　居家环境（护理楼三层老年居家护理实训室）。

【情景模拟流程】

糖尿病患者家庭访视情景模拟流程设置见表 9-3。

表 9-3　糖尿病患者家庭访视情景模拟流程设置

| 病情变化进程 | 考核要点 |
| --- | --- |
| 王奶奶已经退休十年，患糖尿病 18 年。其夫于两年前去世，女儿成家后住在本市另一社区，每周来探望 2~3 次。王奶奶一直服用降糖药，生活自理。除在社区医院定期开药外，她没有接受过家庭访视服务 | 1. 学生有条理地了解住院情况，查阅住院记录及化验单<br>2. 了解患者家庭情况，对患者家庭进行评估<br>3. 了解患者对于家庭访视的具体需求<br>4. 测血糖 |
| **改变事件（1）**<br>上周因病情加重在中日友好医院住院两周，昨日出院。联系社区要求建立家庭病床 | |

续表

| 病情变化进程 | 考核要点 |
|---|---|

⇩

| **改变事件（2）**<br>上个月因石头进入其鞋里没发觉，导致王奶奶足跟处有一伤口，约3cm，深达肌层，住院治疗有好转。现每天需要足部换药一次 | 1. 足部伤口换药<br>2. 足部护理健康教育<br>3. 有效安慰患者与家属 |

⇩

| **改变事件（3）**<br>王奶奶之前服用降糖药，此次住院医嘱改为胰岛素注射。她和女儿均不会使用胰岛素笔，女儿也无法每天来帮助其注射 | 1. 指导患者使用胰岛素笔<br>2. 胰岛素的用药护理指导 |

⇩

| **改变事件（4）**<br>王奶奶女儿抱怨母亲生活习惯不好，喜吃咸菜、油炸食品，展示其母亲平常所吃食物，但又不知道母亲应该吃什么食物。因王奶奶无法行走，一日三餐无人照料，需要家政人员协助 | 1. 饮食护理健康教育<br>2. 协助安排患者社区家政人员协助 |

## 【考核评价】

糖尿病患者家庭访视护理操作考核评价见表9-4。

表 9-4　糖尿病患者家庭访视护理操作考核评价表

| 项目编号 | 内容归类 | 具体名称 | 执行正确 | 执行错误 | 未执行 | 得分 |
|---|---|---|---|---|---|---|
| 1 | 知识类（15%） | 明确糖尿病足的换药方法（5分） | | | | |
| 2 | | 明确糖尿病的用药护理（5分） | | | | |
| 3 | | 明确糖尿病的饮食护理（5分） | | | | |
| 4 | 护理思维类（30%） | 有序评估患者健康情况（10分） | | | | |
| 5 | | 有序评估患者家庭情况（10分） | | | | |
| 6 | | 明确家庭访视在不同情况下的工作安排（10分） | | | | |
| 7 | 操作技术类（30%） | 使用快速血糖仪测血糖（5分） | | | | |
| 8 | | 足部伤口换药（5分） | | | | |
| 9 | | 指导患者使用胰岛素笔（5分） | | | | |
| 10 | | 指导胰岛素的注意事项（5分） | | | | |
| 11 | | 及时进行糖尿病饮食健康教育（5分） | | | | |
| 12 | | 协助安排患者日常生活（5分） | | | | |
| 13 | 沟通类（15%） | 主动进行自我介绍（5分） | | | | |
| 14 | | 有效地与患者及家属沟通（10分） | | | | |
| 15 | 团队合作（10%） | 有分工有合作（10分） | | | | |
| 总分 | | | | | | |
| 总评语 | | | | | | |

考核者：_____　　　　　　　　考核时间：____年____月____日

# 第十章　急救护理学 ▷▷▷▷

## 第一节　基础型实验教学项目

### 一、心肺复苏技术

【学习目标】

1. 明确复述胸外心脏按压的部位、深度、频率和注意事项，呼吸、心搏骤停的判断方法，以及判断心肺复苏是否成功的标准。

2. 正确演示心肺复苏的操作步骤，识记其目的及注意事项。

【实验安排】

**1. 学时**　4 学时。

**2. 学习方法**　讲授法、示教及反示教、视频教学。

**3. 考核方式**　案例导入 / 分组抽签 / 运用复苏模拟人、定量化心肺复苏培训系统考核。

【操作前准备】

**1. 护士准备**　衣帽整洁，指甲不过长且清洁。情绪稳定，动作敏捷。

**2. 用物准备**　心肺复苏模型人、纱布、心脏按压板、脚垫等。

【操作步骤】

**1. 判断意识状态**

（1）观察脸色，发现患者面色青紫，口唇发绀。

（2）呼叫患者并拍打双肩（或压迫眶上神经），患者无反应。

**2. 呼救**　呼叫他人帮助（院外需拨打 120），看呼救时间，并说出"呼救时间 × 点 × 分"。

**3. 检查呼吸和大动脉搏动**

（1）抢救者中指、示指移至喉结旁开 1~2cm，触摸患者近侧颈动脉有无搏动。

（2）触摸同时眼睛看患者的面部及胸廓，观察胸廓有无起伏，10 秒内完成颈动脉搏动的检查。

**4. 做好抢救准备**

（1）拉好床帘，避免影响其他患者。

（2）去枕仰卧，掀开被盖，解开衣领及前胸衣服，松开腰带。

（3）移开床旁桌，如果是软床，肩背下需垫心脏按压板。

（4）将患者移近床沿，安放脚垫（或跪于床上）。

**5. 胸外心脏按压** 如颈动脉无搏动，暴露胸部，抢救者站在脚垫上或跪在患者一侧，将一手掌根部紧贴在患者两乳头连线与前正中线交点，另一手掌根部重叠放于其手背上，手指不能触及胸壁，双臂伸直，垂直按压，使胸骨下陷 5~6cm（成人），每次按压后使胸廓完全反弹（按压与放松时间比 1 : 1），放松时手掌不能离开胸壁，按压频率 100~120 次 / 分。

**6. 开放气道**

（1）检查口腔，如有呼吸道分泌物或异物将患者头偏向一侧，应及时清除；如有假牙应取下，如有舌后坠应拉出。

（2）开放气道，根据患者不同情况选择开放气道的方法，如仰头抬颏法、仰头抬颈法、托下颌法。

**7. 人工呼吸**

（1）口对口人工呼吸，左手捏住患者鼻孔，吸气后，屏气，双唇包住患者口唇，不留空隙，使胸廓扩张，见胸廓抬起即可。吹气毕，松开捏鼻孔的手，头稍抬起，侧转换气，同法再次吹气，同时注意观察胸部复原情况。成人每次吹气量应在 6~7mL/kg（500~600mL）。

（2）若用简易呼吸器，连接氧气，调节氧流量至少 10~12L/min（有氧情况下）。使面罩与患者面部紧密衔接，挤压气囊 1 秒，使胸廓抬举，连续两次。通气频率 8~10 次 / 分。

（3）胸外心脏按压与人工呼吸同时进行，单双人均以 30（按压）: 2（通气）的比例进行，反复 5 个循环之后，再判断心肺复苏效果。

**8. 复苏后评价**

（1）摸颈动脉 5~10 秒钟，如果没有搏动，继续心肺复苏。

（2）如有搏动，判断有无呼吸；如果没有呼吸，继续给予人工呼吸。

（3）如果呼吸、颈动脉搏动均恢复，则复苏成功。

（4）复苏成功后，看抢救成功时间并说出，安慰患者，给予心理支持。

（5）继续遵医嘱诊治，转入进一步生命支持。

**9. 整理**

（1）为患者取舒适体位（复苏后体位），未建立人工气道的患者头偏向一侧。

（2）床单位、用物。

**10. 洗手，记录** 在特护单上准确完整记录抢救全过程。

【考核评价】

心肺复苏术操作考核评价见表 10-1。

表 10-1  心肺复苏术操作考核评价表

| 项目 | 项目总分 | 要求 | 标准分 | 扣分 | 说明 |
|---|---|---|---|---|---|
| 素质要求 | 10 | 服装、鞋帽整洁 | 2 | | |
| | | 仪表大方、举止端庄 | 3 | | |
| | | 语言柔和恰当，态度和蔼可亲 | 5 | | |
| 操作准备 | 5 | 备齐用物，放置合理 | 5 | | |
| 操作过程 | 55 | （一）判断意识与呼吸 | | | |
| | | 观察脸色 | 1 | | |
| | | 呼叫患者并拍打双肩（或压迫眶上神经） | 2 | | |
| | | 呼叫他人帮助 | 2 | | |
| | | 看并说出呼救时间 | 2 | | |
| | | （二）判断呼吸和心跳 | | | |
| | | 正确判断颈动脉搏动情况 | 3 | | |
| | | 眼睛同时看患者的面部及胸廓，观察胸廓有无起伏 | 3 | | |
| | | （三）做好抢救准备 | | | |
| | | 拉好床帘 | 1 | | |
| | | 去枕仰卧，掀被盖，解开衣领及前胸衣物，松腰带 | 2 | | |
| | | 移开床旁桌 | 1 | | |
| | | 正确放置按压板和脚垫 | 1 | | |
| | | 将患者移近床沿，安放脚垫（或跪于床上） | 1 | | |
| | | （四）胸外心脏按压 | | | |
| | | 按压部位定位正确 | 4 | | |
| | | 胸外心脏按压手法、频率、节律正确 | 8 | | |
| | | （五）开放气道 | | | |
| | | 检查口腔有无分泌物和异物 | 2 | | |
| | | 清理呼吸道异物方法正确 | 3 | | |
| | | 开放气道方法正确 | 4 | | |
| | | （六）人工呼吸 | | | |
| | | 口对口人工呼吸法正确 | 4 | | |
| | | 通气频率、潮气量正确 | 2 | | |
| | | 每次人工呼吸之前都必须开放气道 | 1 | | |
| | | 按压呼吸比正确 | 4 | | |
| | | （七）复苏后评价 | | | |
| | | 正确判断颈动脉恢复情况 | 2 | | |
| | | 正确判断呼吸恢复情况 | 2 | | |
| 操作后 | 10 | 说出抢救成功时间 | 2 | | |
| | | 安慰患者，给予心理支持 | 2 | | |
| | | 转入进一步生命支持 | 2 | | |
| | | 整理（取复苏后体位、床单位、用物） | 2 | | |
| | | 洗手、记录 | 2 | | |
| 熟练程度 | 10 | 动作熟练、准确、稳重 | 6 | | |
| | | 时间适宜 | 4 | | |
| 理论提问 | 10 | 回答问题逻辑清楚、内容正确、要点完整 | 10 | | |

考核者：_____   考核时间：___年___月___日

## 二、心电监测技术

【学习目标】

1. 正确演示心电监测的操作步骤，并复述注意事项。

2. 理解心电监护仪的结构、功能和维护方法。

【实验安排】

**1. 学时**　2 学时。

**2. 学习方法**　讲授法、示教及反示教、视频教学。

**3. 考核方式**　案例导入 / 分组抽签 / 运用心电监护仪考核。

【操作前准备】

**1. 护士准备**　衣帽整洁，洗手。

**2. 用物准备**　心电监护仪、电极片、乙醇棉球（或生理盐水棉球）、护理记录本、弯盘。

【操作步骤】

**1. 核对、评估及解释**

（1）评估患者病情、意识状态、皮肤状况。

（2）向患者及家属解释监测目的及方法，取得患者合作。

**2. 连接 ECG**

（1）携用物至患者床旁，核对患者。

（2）连接、打开电源；检查心电监护仪及导线连接是否正常。

（3）根据患者病情，取平卧位或半卧位，清洁患者皮肤。

（4）电极片连接至监护仪导联线上，按照监测仪标识要求贴于患者胸部正确位置。常用的监护仪有 3 个电极、4 个电极和 5 个电极三种类型，其中 5 个电极最常用。五导联电极放置位置是右上（RA）白线置于胸骨右缘锁骨中线第一肋间，左上（LA）黑线置于胸骨左缘锁骨中线第一肋间，右下（RL）绿线置于右锁骨中线剑突水平处，左下（LL）红线置于左锁骨中线剑突水平处，中间（C）棕线置于胸骨左缘第四肋间。

（5）连接血氧饱和度、袖带血压。

**3. 监护**

（1）选择导联，保证监测波形清晰、无干扰。

（2）调节各种参数。

（3）设置报警界限。

（4）观察心电监护仪是否正常。

**4. 整理，记录**　整理固定各种导联，记录监护参数。

**5. 指导患者**

（1）不要自行移动或摘除电极片。

（2）避免在监护仪附近使用手机，以免干扰监测波形。

（3）学会观察电极片周围皮肤情况，如有痒或痛感及时告诉医护人员。

**6.停止心电监护**

（1）向患者说明，取得合作。

（2）关机，断开电源。

（3）取下患者胸部电极片，清洁局部皮肤，协助患者穿衣。

**7.操作后处理** 整理床单位及用物，做好记录。

【考核评价】

心电监测技术操作考核评价见表10-2。

表10-2 心电监测技术操作考核评价表

| 项目 | 项目总分 | 要求 | 标准分 | 扣分 | 说明 |
|---|---|---|---|---|---|
| 素质要求 | 10 | 服装、鞋帽整洁 | 2 | | |
| | | 仪表大方、举止端庄 | 3 | | |
| | | 语言柔和恰当，态度和蔼可亲 | 5 | | |
| 操作准备 | 10 | 洗手 | 2 | | |
| | | 备齐用物，放置合理 | 3 | | |
| | | 评估环境 | 2 | | |
| | | 评估患者并解释 | 3 | | |
| 操作过程 | 50 | （一）连接ECG | | | |
| | | 携用物至床旁，核对患者 | 3 | | |
| | | 检查监护仪功能及导线连接是否正常 | 4 | | |
| | | 清洁患者皮肤 | 4 | | |
| | | 电极片连接至监护仪导联线上，正确贴于患者 | 10 | | |
| | | 正确连接血氧饱和度、袖带血压 | 5 | | |
| | | （二）正确选择导联 | | | |
| | | 正确选择导联，监测波形清晰、无干扰 | 8 | | |
| | | 报警界限设置合理 | 3 | | |
| | | 整理固定导线 | 3 | | |
| | | 记录监护参数 | 5 | | |
| | | 正确指导患者及家属 | 5 | | |
| 操作后 | 10 | （三）停止监护 | | | |
| | | 向患者说明，取得合作 | 2 | | |
| | | 关机，断开电源 | 2 | | |
| | | 取下患者胸部电极片，清洁局部皮肤 | 2 | | |
| | | 协助患者穿衣 | 2 | | |
| | | 整理床单位及用物，做好记录 | 2 | | |
| 熟练程度 | 10 | 动作熟练、准确、稳重 | 6 | | |
| | | 操作程序正确 | 4 | | |
| 理论提问 | 10 | 心电监测的目的、注意事项等回答正确完整 | 10 | | |

考核者：_____　　　　考核时间：___年___月___日

### 三、胸外心脏非同步直流电除颤术

**【学习目标】**

1. 正确演示非同步直流电除颤的操作步骤，并复述其注意事项。

2. 明晰除颤仪的结构、功能和维护方法。

**【实验安排】**

**1. 学时**　2 学时。

**2. 学习方法**　讲授法、示教及反示教、视频教学。

**3. 考核方式**　案例导入 / 分组抽签 / 运用除颤仪考核。

**【操作前准备】**

**1. 护士准备**　衣帽整洁，洗手。

**2. 用物准备**　除颤仪、导联线、导电糊或盐水纱布、除颤电极片。

**【操作步骤】**

**1. 核对、评估及解释**

（1）评估患者生命体征、心电状况、意识等。

（2）呼叫寻求帮助，记录时间。

（3）迅速携除颤仪及导电糊或生理盐水纱布至患者床旁，接通电源，开机。

**2. 安置体位**

（1）一般取仰卧位。

（2）解开患者衣服，暴露胸部。

**3. 除颤前准备**

（1）连接电极片和导联线。

（2）监测患者心电波，必要时遵医嘱给予药物，以提高除颤阈值。

（3）在电极板上涂导电糊或生理盐水纱布。

（4）确认电复律方式为非同步方式：一般主张成人单相波除颤首次电击选择能量为 360J，双相波除颤首次电击能量为 200J。

（5）两个电极分别放置在胸骨右缘锁骨下方、左胸第五肋间腋中线上。

**4. 除颤**

（1）再次观察心电波，确认需要除颤。

（2）嘱其他人离开患者床边，操作者两臂伸直固定电极板，使自己的身体离开床沿。

（3）充电至所需能量后两手拇指同时按压放电按钮电击除颤。

（4）移开电极板，立即进行 5 个循环的心肺复苏后再次复检，必要时再次除颤。

**5. 整理**

（1）给患者清洁皮肤，穿上衣服。

（2）整理床单位，清洁电极板。

（3）洗手，在护理记录单上记录除颤能量、次数及患者心跳情况。

【考核评价】

非同步直流电除颤术操作考核评价见表 10-3。

表 10-3 非同步直流电除颤术操作考核评价表

| 项目 | 项目总分 | 要求 | 标准分 | 扣分 | 说明 |
|---|---|---|---|---|---|
| 素质要求 | 10 | 服装、鞋帽整洁 | 2 | | |
| | | 仪表大方、举止端庄 | 3 | | |
| | | 语言柔和恰当，态度和蔼可亲 | 5 | | |
| 操作准备 | 10 | 洗手 | 2 | | |
| | | 备齐用物，放置合理 | 3 | | |
| | | 评估环境 | 2 | | |
| | | 评估患者并解释 | 3 | | |
| 操作过程 | 50 | 携带除颤仪到床旁，接通电源，开机 | 2 | | |
| | | 患者取仰卧位 | 2 | | |
| | | 解开患者衣服，暴露胸部 | 2 | | |
| | | 连接电极片和导联线 | 3 | | |
| | | 监测患者心电波 | 3 | | |
| | | 在电极板上涂导电糊或生理盐水纱布 | 5 | | |
| | | 确认电复律方式，选择能量 | 7 | | |
| | | 两个电极放置位置正确 | 7 | | |
| | | 再次观察心电波，确认需要除颤 | 3 | | |
| | | 嘱其他人离开床边，操作者两臂伸直固定电极板 | 5 | | |
| | | 充电至所需能量 | 3 | | |
| | | 两手拇指同时按压放电按钮电击除颤 | 3 | | |
| | | 5 个循环的心肺复苏后再次复检，必要时再次除颤 | 5 | | |
| 操作后 | 10 | 给患者清洁皮肤，穿上衣服 | 2 | | |
| | | 整理床单位，清洁电极板 | 3 | | |
| | | 洗手 | 2 | | |
| | | 护理记录单上记录除颤能量、次数及患者心跳情况 | 3 | | |
| 熟练程度 | 10 | 动作熟练、准确、稳重 | 6 | | |
| | | 操作程序正确 | 4 | | |
| 理论提问 | 10 | 目的、注意事项等表述正确、完整 | 10 | | |

考核者：_____　　　　　　　　　　考核时间：____年____月____日

# 四、外伤止血、包扎、固定、搬运技术

【学习目标】

1. 正确演示外伤止血、包扎、固定和搬运技术的操作方法，并复述注意事项。

2. 能识记外伤止血、包扎、固定和搬运技术的目的及各种方法适用的部位。

【实验安排】

**1. 学时**　4 学时。

**2. 学习方法**　讲授法、示教及反示教、视频教学。

**3. 考核方式** 案例导入 / 分组抽签 / 同学之间互相操作并进行考核。

【操作前准备】

**1. 护士准备** 衣帽整洁，洗手。

**2. 用物准备** 无菌敷料、止血带、三角巾、绷带、毛巾、纱布、各种类型夹板、担架等。

【外伤止血】

**1. 指压止血法**

（1）头顶部及前额出血压迫同侧耳屏颧弓根部的颞浅动脉搏动点。

（2）面部出血压迫双侧下颌骨下缘、咬肌前缘凹陷处的面动脉搏动点。

（3）头颈部出血压迫同侧气管外侧与胸锁乳突肌前缘中点之间的颈总动脉搏动点。

（4）前臂出血压迫同侧肱二头肌内侧沟中部的肱动脉搏动点。

（5）手掌、手背出血压迫同侧手腕横纹稍上方的尺、桡动脉搏动点。

（6）大腿出血压迫同侧大腿根部腹股沟中点稍下方的股动脉搏动点。

（7）足部出血压迫同侧足背中部近脚踝处和足跟与内踝之间的胫前、胫后动脉搏动点。

**2. 直接压迫止血法**

（1）抢救者快速检查伤员伤口内有无异物，如有表浅小异物可将其取出。

（2）将干净的纱布或手帕（或其他干净布料）作为敷料覆盖到伤口上，用手直接压迫止血。

**3. 加压包扎止血法**

（1）抢救者首先直接压迫止血，压迫伤口的敷料应超过伤口周边至少 3cm。

（2）用绷带（或三角巾）环绕敷料加压包扎。

（3）包扎后检查肢体末端血液循环，若包扎过紧，影响血液循环，应重新包扎。

**4. 止血带止血法** 在肢体伤口近心端放衬垫后，取止血带的一端适当拉紧拉长，绕伤肢一圈半，将橡皮带末端压在紧缠的橡皮带下拉出形成一个活结，外观呈 A 字形。

【外伤包扎】

**1. 绷带包扎**

（1）环形法 适用肢体粗细较均匀处伤口的包扎。步骤如下：①伤口用无菌或干净的敷料覆盖，固定敷料。②将绷带打开，一端稍作斜状环绕第一圈，将第一圈斜出的一角压入环形圈内，环绕第二圈。③加压绕肢体环形缠绕 4~5 层，每圈盖住前一圈，绷带缠绕范围要超出敷料边缘。④最后用胶布粘贴固定。

（2）回返包扎法 用于头部、肢体末端或断肢部位的包扎。步骤如下：①用无菌或干净的敷料覆盖伤口。②环形起始后，第一周常在中央开始，来回返折，直到该端全部包扎后再做环形固定。

（3）"8"字包扎 适用于手掌、肘、膝、踝、肩部关节及附近部位伤口的包扎。步骤如下：①用无菌或干净的敷料覆盖伤口。②包扎手时从腕部开始，先环形缠绕两圈，然后经手和腕 "8" 字形缠绕，最后绷带尾端在腕部固定。

（4）螺旋包扎法　适用于粗细相等的肢体、躯干部位的包扎。步骤如下：①用无菌或干净的敷料覆盖伤口。②先环形缠绕两圈，从第三圈开始，环绕时压住前一圈的 1/2 或 1/3，最后用胶布粘贴固定。

（5）螺旋反折包扎法　用于肢体上下粗细不等部位的包扎，如小腿、前臂等。步骤如下：①先用环形法固定始端。②螺旋方法每圈反折一次，反折时以左手拇指按住绷带上面的正中处，右手将绷带向下反折，向后绕并拉紧。③反折处不要在伤口上。

**2. 三角巾包扎**　制式三角巾底边长 130cm，侧边长 85cm，高 65cm，顶角有一条 45cm 的系带。

（1）头顶帽式包扎　将三角巾底边折叠 1~2 横指宽，边缘置于伤员前额齐眉处，顶角向后。三角巾的两底角经两耳上方拉向头后部枕骨下方交叉并压住顶角，再绕回前额齐眉打结，顶角拉紧，折叠后掖入头后部交叉处内。

（2）单侧胸部包扎　将三角巾顶角对准受伤一侧肩部，底边向内折 3~5cm，与胸部大小相当。三角巾底边两端绕向背后打结，再与三角巾顶角系带打结固定。

（3）双侧胸部包扎　将三角巾折成燕尾巾，二燕尾角向上置于患者双肩并覆盖前胸，将顶角系带与一侧底部相交打结，再将燕尾两角绕顶角系带在背后"V"字形打结固定。

（4）腹部包扎　三角巾底边向上，顶角向下横放在腹部，顶角对准两腿之间。两底角围绕腹部至腰后打结。顶角由两腿间拉向与两底角连接处打结。

（5）单侧臀部包扎　三角巾叠成燕尾式，燕尾夹角约 60° 朝下对准外侧裤线，伤侧臀部的后大片压住前面的小片，顶角与底角中央分别过腹腰部到对侧打结，两底角包绕伤侧大腿根部在大腿前面打结。

（6）手（足）包扎　置手（足）于三角巾底边之前，将顶角反转，盖过手（足）背，使两垂端环绕腕（踝）关节后打结固定。

（7）单肩包扎　三角巾折叠成燕尾式，燕尾夹角约 90°，大片在后压住小片，放于肩上。燕尾夹角对准伤侧颈部，燕尾底边两角包绕上臂上部并打结固定，拉紧两燕尾角，分别经胸、背部至对侧，腋前或腋后线处打结。

（8）双肩包扎　三角巾折叠成燕尾式，两燕尾角相等，燕尾夹角约 100°，披在双肩上，燕尾夹角对准颈后正中部，燕尾角过肩，由前向后包肩于腋前或腋后，与燕尾底边打结。

**【外伤骨折固定】**

**1. 锁骨骨折固定**　单侧锁骨骨折用三角巾将患侧手臂悬挂在胸前，限制上肢活动。双侧锁骨骨折固定时，用一条带状三角巾环绕两个肩关节，在两肩过度后张的情况下，在背部将底角拉紧做"8"字形打结固定。

**2. 颈椎骨折固定**　患者仰卧位，一人固定牵引头部后，另一人将毛巾、三角巾折成带状，置于患者颈后，两侧加毛巾或衣物后，拉紧固定。

**3. 前臂骨折固定**　将两块木板分别置于前臂的外侧、内侧，加垫用三角巾或绷带捆绑固定，屈肘位大悬臂带将伤肢悬吊于胸前，指端露出，检查末梢血液循环。

**4. 上臂骨折固定**　患者屈肘90°，上臂以夹板固定，前臂呈中立位，用三角巾将上肢悬吊于胸前。

**5. 大腿骨折固定**　取一长夹板放在伤腿的外侧，长度为自足跟至腰部或腋窝，另用一短夹板置于伤腿内侧，长度为自足跟至大腿根部，在关节、腰部及空隙处垫棉垫，用三角巾分段将夹板固定。

**6. 小腿骨折固定**　选用长度相同的两块夹板（超过膝、踝关节），分别放于小腿内外侧，空隙及关节处垫棉垫，用三角巾分段将夹板固定。

【伤员搬运】

**1. 徒手搬运法**

（1）单人扶持法　救护者站在伤员没有受伤的上肢一侧，将伤员的上肢从救护者颈后绕到肩前，救护者用一只手抓住自己肩前伤员的手，用另一只手扶住伤员腰部搀扶伤员行走。

（2）单人抱持法　救护者站在伤员一侧，面向伤员，救护者将一侧手臂放入伤员大腿下，用另一侧手臂环抱伤员背部，将伤员轻轻抱起，然后前行。

（3）双人椅托式　两名救护者在患者两侧对立，各以左或右膝跪地，并以一只手伸入患者大腿下互相握紧，另一只手交替扶住伤员背部抬起。

（4）双人拉车式　一名救护者站在伤员身后，两手从腋下将其抱在胸前，随后另一名救护者跨在伤员两腿中间，用双手抓住其两膝关节，慢慢将患者抬起，两人同步前行。

（5）三人或多人搬运法　救护者站在伤员一侧，分别将伤者颈部、背部、臀部、膝关节、踝关节等部位同时水平抬起，若搬运人员有四人或以上，可相对站立在伤员两侧，协调一致将患者抬起。

**2. 担架搬运法**　搬运人员互相配合将患者水平托起，轻轻放入担架上并适当固定，行进过程中伤员头部在后、足在前，以便随时观察病情变化。上下楼梯时应保持担架处于水平位。

【考核评价】

外伤止血、包扎、固定、搬运操作考核评价见表10-4。

表10-4　外伤止血、包扎、固定、搬运操作考核评价表

| 项目 | 项目总分 | 要求 | 标准分 | 扣分 | 说明 |
|---|---|---|---|---|---|
| 素质要求 | 10 | 服装、鞋帽整洁 | 2 | | |
| | | 仪表大方、举止端庄 | 3 | | |
| | | 语言柔和恰当，态度和蔼可亲 | 5 | | |
| 操作准备 | 10 | 洗手 | 2 | | |
| | | 备齐用物，放置合理 | 3 | | |
| | | 评估环境 | 2 | | |
| | | 评估患者并解释 | 3 | | |

| 项目 | 项目总分 | 要求 | 标准分 | 扣分 | 说明 |
|---|---|---|---|---|---|
| 操作过程 | 60 | 初步判定伤情 | 2 | | |
| | | 选择正确的方法对伤口进行止血 | 5 | | |
| | | 止血操作步骤准确 | 7 | | |
| | | 根据受伤部位选择正确的包扎方法 | 5 | | |
| | | 绷带或三角巾包扎法步骤准确 | 7 | | |
| | | 询问伤者骨折部位情况 | 5 | | |
| | | 选择正确的骨折固定方法 | 5 | | |
| | | 骨折现场固定操作步骤准确 | 7 | | |
| | | 全面检查伤者是否有其他损伤 | 5 | | |
| | | 根据伤者伤情选择合适的搬运方法 | 5 | | |
| | | 伤员搬运方法操作步骤准确 | 7 | | |
| 熟练程度 | 10 | 动作熟练、准确、轻柔、牢固 | 6 | | |
| | | 操作程序正确 | 4 | | |
| 理论提问 | 10 | 止血包扎固定搬运的目的和注意事项回答正确 | 10 | | |

考核者：_____　　　　　　　　考核时间：___年___月___日

# 第二节　综合型实验教学项目

## 心搏骤停患者的抢救

【学习目标】

1. 完成对患者的入院评估，识别心搏骤停的临床表现。

2. 明确引起心搏骤停的原因。

3. 准确识别心搏骤停的心电图表现。

4. 正确实施心搏骤停的抢救措施。

5. 完成对患者及家属的 PCI 术后的健康宣教。

6. 正确实施操作：心肺复苏、电除颤、静脉输液、吸氧、心电监护、描记心电图。

7. 有效地与患者及家属沟通及安抚。

8. 表现出团队合作精神。

【实验安排】

**1. 学时**　2 学时。

**2. 学习方法**　情景模拟教学（高仿真模拟人应用）。

**3. 考核方式**　小组作业流程设计、评价表。

【情景模拟前期课程】

解剖学、生理学、内科护理学、护理学基础、健康评估等。

## 【建议训练对象】

三年级护理本科生。

## 【操作前准备】

**1. 学生准备** 心搏骤停的常见原因、临床表现、心电图特征、实验室检查及抢救和护理的知识；基础护理操作技能；健康评估技能；沟通交流技巧。

**2. 用物准备** 床旁配心电监护仪、除颤仪、心电图机、血压计、吸氧用物、输液用物、抽血用物、医嘱单、化验单、护理记录单。

**3. 环境准备** 急诊室，心内科监护病房，有墙壁氧，清洁，通风。

## 【高仿真模拟人场景】

心搏骤停患者高仿真模拟人场景设置见表 10-5。

表 10-5 心搏骤停患者高仿真模拟人场景设置

| 病情变化流程 | 考核要点 |
|---|---|
| 患者，男性，40 岁。3 月前无明显诱因出现胸痛，闷痛，发作不规律，每次持续约数分钟自行缓解，未予重视及诊治，3 小时前患者晚饭后出现胸前区疼痛，为针刺样锐痛，程度较前明显加重，伴大汗、恶心，未呕吐，无心悸、呼吸困难等症状，症状持续不缓解，半小时后（19 点 50 分）到我院急诊就诊<br>**初始设置**<br>T：36.5℃<br>HR：140 次 / 分<br>R：35 次 / 分<br>BP：80/50mmHg<br>$SaO_2$：96%<br>**模拟人反应**<br>剧烈胸痛，痛苦呻吟："痛死啦！" | 1. 吸氧、心电监护、测量生命体征<br>2. 治疗性沟通：包括询问发病过程及既往史，安慰患者和家属，获取医嘱（吸氧 2~3L/min，氯吡格雷片 75mg 口服，吗啡 3mg 肌注，床旁心电图，硝酸异山梨酯泵入，心肌标志物、血常规、电解质检查、肝肾功能）<br>3. 两名护士有序处理医嘱，注意患者病情变化，能主动查看检查结果<br>4. 病情观察中能表现出判断患者冠状动脉供血障碍的情况 |
| ⬇ | |
| **改变 / 事件（1）**<br>给患者抽血结束时突然出现心室颤动<br>心室颤动（VF）：0 次 / 分<br>R：10 次 / 分<br>BP：50/30mmHg<br>$SaO_2$：40%<br>**模拟人反应**<br>患者突然出现意识丧失、抽搐、呼吸停顿 | 1. 病情观察及意识判断（识别室颤的发生）<br>2. 配合医师立即给予抢救（CPR、电除颤），准备各种抢救药品（多巴胺、肾上腺素、胺碘酮、利多卡因等），遵医嘱给药<br>3. 两人配合正确进行室颤患者的抢救，电除颤并进行 5 个周期的 CPR（约 2 分钟）<br>4. 表现出两名护士间的合作，及时记录抢救过程 |
| ⬇ | |

| 病情变化流程 | 考核要点 |
|---|---|
| **改变/事件（2）**<br>行5个周期CPR后，恢复窦性心律<br>HR：85次/分<br>R：16次/分<br>BP：110/80mmHg<br>SaO$_2$：68%<br>**模拟人反应**<br>患者意识不清，面色苍白<br>**实验室检查结果**<br>心电图示Ⅲ、avF导联ST段抬高，肌钙蛋白、肌红蛋白和CK–MB升高，血常规、电解质、肝肾功能正常 | 1. 评价心肺复苏和除颤后的效果（心率恢复，呼吸恢复）<br>2. 治疗性沟通：与医师间交流病情，获取医嘱（0.9%氯化钠注射液80mL静脉滴注，床旁心电图，准备急诊冠脉造影及PCI治疗）<br>3. 遵医嘱给药，观察药物疗效及不良反应<br>4. 在操作中表现出随时对患者病情的观察 |
| **改变/事件（3）**<br>2小时后PCI治疗后患者转回CCU病房<br>T：36.5℃<br>HR：80次/分<br>R：20次/分<br>BP：120/85mmHg<br>SaO$_2$：98%<br>**医嘱**<br>低分子量肝素钙4100U ih q12h，氯吡格雷片75mg qd<br>**模拟人反应**<br>"感觉好多了" | 1. 询问患者胸痛是否减轻，获取生命体征，连接心电监护，密切观察有无再灌注性心律失常<br>2. 复查心电图，与PCI术前进行对比<br>3. PCI术后穿刺部位止血护理<br>4. 治疗性沟通，评估患者一般情况，对患者及家属进行PCI术后健康教育<br>5. 遵医嘱给药，观察药物疗效及不良反应 |
| **改变/事件（4）**<br>患者突然出现室性心动过速<br>T：36.5℃<br>HR：120次/分<br>R：16次/分<br>BP：105/70mmHg<br>SaO$_2$：96%<br>ECG：室性心动过速<br>**医嘱**<br>胺碘酮150mg加入5%葡萄糖100mL稀释到20mL，缓慢静推<br>**模拟人反应**<br>患者感觉胸闷，有些烦躁 | 1. 评估患者的情况，判断患者出现室速的原因<br>2. 治疗性沟通，评估患者一般情况<br>3. 遵医嘱给药，观察药物疗效及不良反应 |
| **改变/事件（5）**<br>T：36.5℃<br>HR：78次/分<br>R：18次/分<br>BP：120/80mmHg<br>SaO$_2$：98%<br>**医嘱**<br>低分子量肝素钙4100U ih q12h，氯吡格雷片75mg qd<br>**模拟人反应**<br>"感觉好多了" | 1. 询问患者胸闷是否缓解，测量生命体征，持续心电监护，密切观察有无再灌注性心律失常<br>2. 治疗性沟通，评估患者一般情况，对患者及家属进行PCI术后健康教育<br>3. 遵医嘱给药，观察药物疗效及不良反应 |

【考核评价】

心搏骤停患者的抢救操作考核评价见表 10-6。

表 10-6　心搏骤停患者抢救操作考核评价表

| 项目编号 | 内容归类 | 具体名称 | 执行正确 | 执行错误 | 未执行 | 得分 |
|---|---|---|---|---|---|---|
| 1 | 知识类（15%） | 识别心搏骤停的临床表现（10 分） | | | | |
| 2 | | 明确引起心搏骤停的原因（5 分） | | | | |
| 3 | 临床思维类（40%） | 全面收集主客观资料（10 分） | | | | |
| 4 | | 识别急性心肌梗死心电图和心肌标志物（10 分） | | | | |
| 5 | | 正确实施心搏骤停、急性心肌梗死的抢救措施（10 分） | | | | |
| 6 | | PCI 术前和术后健康教育（10 分） | | | | |
| 7 | 操作技术类（30%） | 心肺复苏（10 分） | | | | |
| 8 | | 电除颤（5 分） | | | | |
| 9 | | 静脉输液（2 分） | | | | |
| 10 | | 抽血（2 分） | | | | |
| 11 | | 心电监测（5 分） | | | | |
| 12 | | 吸氧（2 分） | | | | |
| 13 | | 12 导联心电图（4 分） | | | | |
| 14 | 沟通类（5%） | 有效地与患者沟通及安抚（5 分） | | | | |
| 15 | 团队合作（10%） | 有分工有合作（10 分） | | | | |
| 总分 | | | | | | |
| 总评语 | | | | | | |

考核者：_____　　　　　考核时间：___年___月___日

# 第十一章 中医护理学基础 ▷▷▷▷

# 第一节 基础型实验教学项目

## 一、艾灸法

### （一）艾炷灸

【学习目标】
1. 能正确陈述艾炷灸的目的、适应证、禁忌证和注意事项。
2. 能正确实施艾炷灸，实施过程中注意体现人文关怀。

【实验安排】
**1. 学时** 1 学时。
**2. 学习方法** 讲授法、观看录像、示教、分组角色互换练习。

【操作前准备】
**1. 评估患者并解释** 评估患者病情、治疗情况、患者意识状态、对治疗的认知、合作程度及治疗部位的皮肤情况；解释施术目的、注意事项及配合要点。
**2. 患者准备** 排空二便，取舒适体位并暴露治疗部位。
**3. 环境准备** 清洁，通风，温暖，明亮。
**4. 护士准备** 衣帽整洁，洗手，戴口罩。
**5. 用物准备** 治疗盘内：艾绒、艾炷（根据病情、部位捏成大小合适的艾炷及数量）、打火机、线香、镊子、清洁弯盘、凡士林、小瓷杯（内盛水）；手消毒液。

【操作步骤】
**1. 直接灸（无瘢痕灸）**
（1）备物 备齐用物将治疗车推至床旁。
（2）核对 核对患者床号、姓名、腕带信息，解释操作目的、配合要点及注意事项。
（3）体位 根据治疗需要协助患者采取合理舒适体位，暴露施灸部位，注意遮挡和保暖。
（4）定位 根据病情或遵医嘱明确施灸部位或穴位，并正确取穴。
（5）涂油 在所选腧穴部位的皮肤上涂少量的凡士林。

（6）施灸  将准备好的艾炷置于腧穴上，先用打火机点燃线香，再用线香点燃艾炷。

（7）易炷  当艾炷燃剩 2/5，患者感到疼痛时，用镊子取走燃剩的艾炷，放于小瓷杯中灭火，易炷再灸，一般连续灸 3~7 壮。

（8）观察  施灸过程中，随时询问患者有无灼痛感，及时取走艾炷，防止烧伤，以局部皮肤充血、红润、不起疱为度。

（9）整理  施灸完毕，取走艾炷，熄灭艾火，清洁局部皮肤，协助患者着衣，取舒适体位，整理用物。

（10）记录  洗手，记录。

**2. 间接灸（隔蒜灸）**

（1）备物  新鲜大蒜片（将大蒜切成厚 2~3mm 的薄片，中间用针刺数孔）。备齐用物将治疗车推至床旁。

（2）核对  患者床号、姓名、腕带信息，解释操作目的、配合要点及注意事项。

（3）体位  根据治疗需要，协助患者采取合理、舒适的体位，暴露施灸部位，注意遮挡和保暖。

（4）定位  根据病情或遵医嘱明确施灸部位或穴位，并正确取穴。

（5）涂油  在所选腧穴部位的皮肤上涂少量的凡士林。

（6）施灸  将准备好的蒜片置于腧穴上，再置艾炷于蒜片上，点燃艾炷。

（7）易炷  艾炷燃尽后，除灰，易炷再灸，一般连续灸 5~10 壮。

（8）观察  施灸过程中，随时询问患者感受，防止烧伤，以局部皮肤红润、不起疱为度。

（9）整理  施灸完毕，取走蒜片及艾灰，清洁局部皮肤，协助患者着衣，取舒适体位，整理用物。

（10）记录  洗手，记录。

**3. 间接灸（隔姜灸）**

（1）备物  另备生姜片（将生姜片切成直径为 2~3cm，厚 2~3mm 的薄片，中间用针刺数孔）、精盐适量。备齐用物将治疗车推至床旁。

（2）核对  核对患者床号、姓名、腕带信息，解释操作目的、配合要点及注意事项。

（3）体位  协助患者采取仰卧位，暴露脐部，注意遮挡和保暖。

（4）定位  多选取神阙穴。

（5）填盐  将精盐填敷于脐部，使其与脐平。

（6）施灸  将准备好的生姜片置于盐上，以防食盐受热爆起而烫伤，再将艾炷置于其上，点燃施灸。

（7）易炷  艾炷燃尽后，除灰，易炷再灸，壮数不拘。

（8）观察  施灸过程中，随时询问患者的感受，防止烫伤。

（9）整理　施灸完毕，清除姜片及盐，清洁局部皮肤，协助患者着衣，取舒适体位，整理用物。

（10）记录　洗手，记录。

【注意事项】

1. 当艾炷燃至剩余 2/5 或患者感到稍痛，应立即取下艾炷，以免烫伤。

2. 若发生烫伤，可外敷玉红生肌膏或黄连膏，局部有小水疱时可自行吸收；水疱较大，可消毒后用针刺破，排出渗液，注意保护局部，以防感染。

## （二）艾条灸

【学习目标】

1. 能正确陈述艾条灸的目的、适应证、禁忌证和注意事项。

2. 能正确实施艾条灸，实施过程中注意体现人文关怀。

【实验安排】

**1. 学时**　1 学时。

**2. 学习方法**　讲授法、观看录像、示教、分组角色互换练习。

**3. 考核方式**　案例导入 / 分组抽签 / 角色扮演。

【操作前准备】

**1. 评估患者并解释**　评估患者病情、治疗情况、患者意识状态、对治疗的认知、合作程度及治疗部位的皮肤情况；解释施术目的、注意事项及配合要点。

**2. 患者准备**　排空二便，取舒适体位并暴露治疗部位。

**3. 环境准备**　清洁，通风，温暖，明亮。

**4. 护士准备**　衣帽整洁，洗手，戴口罩。

**5. 用物准备**　治疗盘内：艾条、打火机、镊子、清洁弯盘、凡士林、小口瓶或小瓷杯（内盛水）；手消毒液。

【操作步骤】

**1. 备物**　备齐用物将治疗车推至床旁。

**2. 核对**　核对患者床号、姓名、腕带信息，解释操作目的、配合要点及注意事项。

**3. 体位**　根据治疗需要协助患者采取合理舒适体位，暴露施灸部位，注意遮挡和保暖。

**4. 定位**　根据病情或遵医嘱明确施灸部位或穴位，并正确取穴。

**5. 施灸**　点燃艾条。根据情况采取不同操作手法。

（1）温和灸　在距离施灸腧穴部位皮肤 2~3cm 处进行熏灸，以患者局部皮肤有温热感而无灼痛感为宜。一般每穴灸 5~10 分钟。

（2）雀啄灸　在距离施灸部位皮肤 2~5cm，如同雀啄食般一上一下不停地移动，反复熏灸。一般每穴灸 5 分钟。

（3）回旋灸　在距离施灸部位皮肤约 3cm 处，左右来回或旋转移动，反复熏灸，一般可灸 20~30 分钟。

**6. 除灰**　及时将艾灰弹入弯盘，以防掉落烫伤患者。

**7. 观察**　施灸过程中，随时询问患者感受，若为老人、婴幼儿或感知觉障碍患者，操作者应将自身示、中两指分开置于熏灸局部感知温度，并及时调整距离，以防烫伤患者。

**8. 灭火**　施灸完毕，立即将艾条插入小口瓶中；或用镊子掰断燃烧局部，置入小瓷杯中，熄灭艾火。

**9. 整理**　清洁局部皮肤，协助患者着衣，取舒适体位，整理用物。

**10. 记录**　洗手，记录。

【注意事项】

1. 施灸过程中应随时询问患者有无灼痛感，防止灼伤。

2. 施灸过程中，及时将艾灰弹入弯盘中，防止灼伤皮肤和烧坏衣物。

3. 施灸完毕，立即熄灭艾火，将艾条插入小口瓶中。

4. 用纱布清洁局部皮肤，协助患者着衣，整理床单位，安排舒适体位。

【考核评价】

艾条灸法操作考核评价见表 11-1。

**表 11-1　艾条灸法操作考核评价表**

| 项目 | | 要求 | 标准分 | 扣分 | 得分 | 说明 |
|---|---|---|---|---|---|---|
| 素质要求 | | 仪表大方，举止端庄，态度和蔼 | 5 | 10 | | |
| | | 服装、鞋帽整齐 | 5 | | | |
| 操作前准备 | 护士 | 遵照医嘱要求，对患者评估正确、全面 | 5 | | | |
| | | 洗手，戴口罩 | 2 | | | |
| | 物品 | 治疗盘、艾条、打火机、弯盘、小口瓶，必要时备浴巾、屏风 | 6 | 25 | | |
| | 患者 | 核对姓名、诊断，介绍并解释，患者理解与配合 | 6 | | | |
| | | 体位舒适合理，暴露施灸部位，保暖 | 6 | | | |
| 操作流程 | 定穴 | 再次核对；明确腧穴部位及施灸方法 | 5 | | | |
| | 施灸 | 点燃艾条，施灸方法正确 | 10 | | | |
| | | 艾条与皮肤距离符合要求 | 2 | | | |
| | | 及时除掉艾灰 | 5 | 35 | | |
| | | 艾条灸至局部皮肤稍起红晕，施灸时间合理 | 5 | | | |
| | 观察 | 观察局部皮肤及病情，及时询问患者有无不适 | 5 | | | |
| | 灸毕 | 灸后艾条彻底熄灭，清洁局部皮肤 | 3 | | | |

续表

| 项目 | | 要求 | 标准分 | 扣分 | 得分 | 说明 |
|---|---|---|---|---|---|---|
| 操作后 | 整理 | 整理床单位，合理安排体位 | 3 | | | |
| | | 清理用物，归还原处，洗手 | 5 | | | |
| | | 艾条处理符合要求 | 15 | | | |
| | 评价 | 施灸部位准确、操作熟练、皮肤情况、患者感觉及目标达到的程度 | 5 | | | |
| | 记录 | 按要求记录及签名 | 2 | | | |
| 技能熟练 | | 操作熟练，轻巧，运用灸法正确 | 10 | | | |
| 理论提问 | | 回答全面、正确 | 5 | 15 | | |
| 合计 | | | 100 | | | |

注：1.常用艾条灸的手法有温和灸、雀啄灸、回旋灸三种。
　　2.若有艾灸火脱落烧伤皮肤，烧坏衣被，均为不合格。

考核者：＿＿＿＿＿＿＿＿　　　　　　　　　　　考核时间：＿＿年＿＿月＿＿日

## 二、拔罐法

【学习目标】

1. 能正确陈述拔罐法的目的、适应证、禁忌证和注意事项。

2. 能正确实施拔罐法，实施过程中注意体现人文关怀。

【实验安排】

**1. 学时** 2学时。

**2. 学习方法** 讲授法、观看录像、示教、分组角色互换练习。

**3. 考核方式** 案例导入/分组抽签/角色扮演。

【操作前准备】

**1. 评估患者并解释** 评估患者病情、治疗情况、患者意识状态、对治疗的认知、合作程度及治疗部位的皮肤情况；解释施术目的、注意事项及配合要点。

**2. 患者准备** 排空二便，取舒适体位并暴露治疗部位。

**3. 环境准备** 清洁，通风，温暖，明亮。

**4. 护士准备** 衣帽整洁，洗手，戴口罩。

**5. 用物准备** 治疗盘内：罐具（根据所拔部位，选择大、中、小罐具及数量，并检查罐口边缘是否光滑、有无裂隙）、95%乙醇棉球（干湿适度）、打火机、止血钳、小口瓶、手消毒液。如为走罐，则需另备凡士林或按摩乳、纸巾。

【操作步骤】

**1. 备物** 备齐用物将治疗车推至床旁。

**2. 核对** 核对患者床号、姓名、腕带信息，解释操作目的、配合要点及注意事项。

**3. 体位** 根据治疗需要协助患者采取合理舒适体位，暴露拔罐部位，注意遮挡和保暖。

**4. 定位** 根据病情或遵医嘱明确具体拔罐部位。

**5. 点火** 用止血钳夹紧95%乙醇棉球1只，点燃。

**6. 拔罐** 一手握住罐底，罐口微向下，另一手持止血钳，将点燃的棉球尽快伸进火罐中部转动1~2圈并迅速退出，尽快叩至已选择的拔罐部位上，待罐吸定后手方可离开。

**7. 留罐** 将火插入小口瓶中熄灭，检查吸附力度，覆盖衣物，注意保暖，留罐10~15分钟。

**8. 观察** 留罐过程中，注意观察火罐吸附情况、局部皮肤颜色变化及患者的全身情况。

**9. 起罐** 一手握住罐底，另一手用拇指或示、中两指按压罐口局部皮肤，使空气进入罐内，将罐起下。

**10. 整理** 清洁局部皮肤，协助患者着衣，取舒适体位，整理用物。

**11. 记录** 洗手，记录。

【注意事项】

1. 病室温度适宜，避免直接吹风，防止受凉。冬季要注意保暖，留罐时，应盖好衣被。

2. 拔罐时应选取合理、舒适体位；选择肌肉丰满的部位。

3. 根据所拔部位选择大小适宜的罐，罐口要光滑、无裂隙。

4. 拔罐时动作要稳、准、快。

5. 注意乙醇棉球不能太湿，蘸完后要挤出多余乙醇，不要把火焰烧到罐口，以免烫伤皮肤。

6. 拔罐过程中注意询问患者的感觉，观察全身及局部情况。局部发热、发紧、发酸、疼痛、灼热，应取下重拔。

7. 注意正确起罐，切勿强拉。

【考核评价】

拔火罐法操作考核评价见表11-2。

表 11-2 拔火罐法操作考核评价表

| 项目 | 要求 | 标准分 | 扣分 | 得分 | 说明 |
|---|---|---|---|---|---|
| 素质要求 | 仪表大方，举止端庄，态度和蔼 | 5 | 10 | | |
| | 服装、鞋帽整齐 | 5 | | | |

| 项目 | | 要求 | 标准分 | 扣分 | 得分 | 说明 |
|---|---|---|---|---|---|---|
| 操作前准备 | 护士 | 遵医嘱要求，对患者评估正确、全面<br>洗手，戴口罩 | 5<br>2 | | | |
| | 物品 | 治疗盘：95% 乙醇棉球、止血钳、玻璃罐、打火机、小口瓶 | 6 | 25 | | |
| | 患者 | 核对姓名、诊断，介绍并解释，患者理解与配合<br>体位舒适合理，暴露局部皮肤，保暖 | 6<br>6 | | | |
| 操作流程 | 定位 | 再次核对患者及治疗部位；检查罐口有无损坏 | 5 | | | |
| | 拔罐 | 乙醇棉球干湿适度<br>点燃后明火在罐内中下段环绕，未烧罐口<br>准确扣在已经选定的部位，吸附力强，安全熄火，点燃的明火稳妥、迅速地投入小口瓶 | 5<br>5<br>10 | 35 | | |
| | 观察 | 随时检查罐口吸附情况，局部皮肤红紫为度，皮肤无烫伤或小水泡；留罐时间 10~15 分钟，及时询问患者感觉 | 5 | | | |
| | 起罐 | 起罐方法正确 | 5 | | | |
| 操作后 | 整理 | 整理床单位，合理安排体位<br>清理用物，归还原处，洗手<br>用后的罐具处理符合要求 | 5<br>2 | 15 | | |
| | 评价 | 拔罐部位准确、操作熟练程度、皮肤情况、局部皮肤吸附力、患者感觉、目标达到情况 | 6 | | | |
| | 记录 | 按要求记录及签名 | 2 | | | |
| 技能熟练 | | 拔罐部位方法正确，手法稳、准、快 | 10 | 15 | | |
| 理论提问 | | 回答全面、正确 | 5 | | | |
| 合计 | | | | | | |

注：出现烫伤，或衣服被烧坏者，扣 20 分。

考核者：＿＿＿＿＿＿＿　　　　　　　　　　　考核时间：＿＿＿年＿＿＿月＿＿＿日

## 三、刮痧法

【学习目标】

1. 能正确陈述刮痧法的目的、适应证、禁忌证和注意事项。

2. 能正确实施刮痧法，实施过程中注意体现人文关怀。

【实验安排】

1. 学时　2 学时。

**2. 学习方法**　讲授法、观看录像、示教、分组角色互换练习。

**3. 考核方式**　案例导入 / 分组抽签 / 角色扮演。

【操作前准备】

**1. 评估患者并解释**　评估患者病情、治疗情况、患者意识状态、对治疗的认知、合作程度及治疗部位的皮肤情况；解释施术目的、注意事项及配合要点。

**2. 患者准备**　排空二便，取舒适体位并暴露治疗部位。

**3. 环境准备**　清洁，通风，温暖，明亮。

**4. 护士准备**　衣帽整洁，洗手，戴口罩。

**5. 用物准备**　治疗盘内：刮具（牛角刮板、瓷匙等，检查刮具边缘是否光滑、有无缺损），治疗碗内：润滑剂（可用专业刮痧油、香油或温开水）、治疗巾或纸巾。

【操作步骤】

**1. 备物**　备齐用物将治疗车推至床旁。

**2. 核对**　核对患者床号、姓名、腕带信息，解释操作目的、配合要点及注意事项。

**3. 体位**　根据病情协助患者取舒适、合理体位。如胸腹、下肢内侧、前侧部多选用仰卧位或仰靠坐位；头部、颈部、背部、上肢和下肢外侧部多选用俯卧位或俯伏坐位及坐位。暴露刮痧部位，注意遮挡和保暖。

**4. 定位**　根据病情或遵医嘱明确具体刮痧部位，铺治疗巾或垫纸巾。

**5. 刮治**　手持刮具，蘸润滑剂，在选定部位施刮。刮具与刮拭方向与皮肤保持45°~90°。刮拭方向应从上到下、从内向外，方向单一。刮痧过程中，应保持刮具边缘湿润。

**6. 力度**　刮拭 1~2 下后，询问患者力度是否合适，以便及时调整。用力应均匀，力度适中，禁用暴力。

**7. 观察**　刮痧过程中随时询问患者有无不适，注意观察局部皮肤颜色的变化。一般每次刮 8~10 条，每条刮 6~15cm，每条刮 20 次左右。一般刮至局部皮下出现红色或紫红色痧痕为度。

**8. 整理**　刮痧结束后，擦去油渍或水渍，协助患者着衣，整理用物。

**9. 告知**　嘱患者饮一杯温开水或淡糖盐水，并休息 15~20 分钟。30 分钟内禁洗冷水澡。保持情绪安定，饮食宜清淡，忌食生冷油腻之品。

**10. 记录**　洗手，记录。

【注意事项】

1. 室内空气新鲜、流通，避免直接吹风。

2. 所用力度应适中，以患者耐受为度，禁用暴力。

3. 操作中注意观察局部皮肤颜色变化，随时询问患者感觉。

4. 若患者出现疼痛异常、冷汗不止、胸闷烦躁等，应停止刮痧。

5. 嘱咐患者刮治期间，注意休息，保持心情愉快；饮食清淡易消化，禁食生冷油腻之品；出痧后 30 分钟内忌洗凉水澡。

6. 对不出痧或出痧少者，不可强求出痧。骨骼、关节、肌肉丰满及需要点穴的部位采用刮痧板棱角处点按刮拭。

【考核评价】

刮痧法操作考核评价见表11-3。

表 11-3　刮痧法操作考核评价表

| 项目 | | 要求 | 标准分 | | 扣分 | 得分 | 说明 |
|---|---|---|---|---|---|---|---|
| 素质要求 | | 仪表大方，举止端庄，态度和蔼<br>服装、鞋帽整洁 | 5<br>5 | 10 | | | |
| 操作前准备 | 护士 | 遵照医嘱要求，对患者评估正确、全面<br>洗手，戴口罩 | 5<br>2 | 25 | | | |
| | 物品 | 治疗盘内备牛角刮板或汤匙，治疗碗内盛少量清水或润滑剂 | 6 | | | | |
| | 患者 | 核对姓名、诊断，介绍并解释，患者理解与配合<br>体位舒适合理，暴露刮痧部位；遮挡保暖 | 6<br>6 | | | | |
| 操作流程 | 定位 | 再次核对；明确刮治部位 | 5 | 35 | | | |
| | 手法 | 刮治手法运用正确、角度合适、力度适中<br>刮治方向符合要求<br>刮至局部皮肤出现发红或红紫色痧点，刮治时间合理 | 10<br>5<br>5 | | | | |
| | 力度 | 及时询问调整力度，均匀适中，未用暴力 | 5 | | | | |
| | 观察 | 观察局部皮肤及病情变化，询问患者有无不适 | | | | | |
| 操作后 | 整理 | 清洁局部皮肤，整理床单位，合理安排体位<br>清理用物，归还原处，洗手 | 3<br>5 | 15 | | | |
| | 评价 | 刮法部位准确、操作熟练、刮出痧点、皮肤情况、患者感受、目标达到的程度 | 5 | | | | |
| | 记录 | 按要求记录及签名 | 2 | | | | |
| 技能熟练 | | 操作正确、熟练，运用刮法正确，用力均匀 | 10 | 15 | | | |
| 理论提问 | | 回答全面、正确 | 5 | | | | |
| 合计 | | | 100 | | | | |

注：刮破皮肤，扣20分。

考核者：_____　　　　　　　　考核时间：___年___月___日

## 四、耳穴埋豆法

【学习目标】

1. 能正确陈述耳穴埋豆法的目的、适应证、禁忌证和注意事项。

2. 能正确实施耳穴埋豆法，实施过程中注意体现人文关怀。

【实验安排】

**1. 学时**　2 学时。

**2. 学习方法**　讲授法、观看录像、示教、分组角色互换练习。

**3. 考核方式**　案例导入 / 分组抽签 / 角色扮演。

【操作前准备】

**1. 评估患者并解释**　评估患者当前主要症状、临床表现及既往史，耳郭部位的皮肤情况，女性患者的生育史，有无流产史，当前是否妊娠，对疼痛的耐受程度，心理状况；就施术目的、效果等进行解释。

**2. 患者准备**　排空二便，取舒适体位，充分暴露施术部位。

**3. 环境准备**　清洁，通风；无患者接受治疗或进餐。

**4. 护士准备**　衣帽整洁，洗手，戴口罩。

**5. 用物准备**　治疗盘、王不留行籽耳穴贴、75% 乙醇、医用消毒棉球或棉签、镊子或止血钳、耳穴探棒、胶布、弯盘等。

【操作步骤】

**1. 备物**　备齐用物将治疗车推至床旁。

**2. 核对**　核对患者床号、姓名、腕带信息，解释操作目的、配合要点及注意事项。

**3. 选穴**　遵照医嘱，根据耳穴的选穴原则或用耳穴探查方法在耳郭上获得阳性反应点，选择耳穴部位。

**4. 消毒**　患者体位合理舒适，用 75% 乙醇消毒，消毒范围视耳郭大小而定。

**5. 压丸**　压丸所选材料多用王不留行籽、小磁珠等。一只手捏住耳郭，充分暴露耳穴，另一只手用镊子将耳穴贴敷于耳穴上，并给予适当按压，使耳郭有发热、胀痛感。主要贴压患病侧耳穴，也可双侧同时贴压或交替贴压。一般每天患者可自行按压 2~4 次，贴好的耳豆可保留 3~5 天，复诊时按病情酌情增减或更换穴位。

**6. 操作后处理**

（1）操作完毕，安排舒适体位，整理床单位。

（2）清理用物，做好记录并签名。

【注意事项】

1. 操作所选用的王不留行籽及胶布等应常规消毒，以防感染。

2. 胶布不能潮湿，不能污染，对胶布过敏的患者应改用其他耳穴刺激方法。

3. 贴压后患者自行按摩时，以按压为主，切勿揉搓，以免搓破皮肤造成耳穴感染。

4. 夏季不能贴敷时间太久，冬季耳朵有冻疮或其他疾病时，也不能时间太久。

5. 对扭伤或有运动障碍的患者，按压后宜适当活动患部，有助于提高疗效。

6. 刺激强度视患者情况而定，一般儿童、年迈体弱者用轻刺激法；急性疼痛性病证宜用强刺激法。

7. 有习惯性流产的孕妇或严重心脏病患者禁用此法。

【考核评价】

耳穴埋豆法操作考核评价见表 11-4。

表 11-4 耳穴埋豆法操作考核评价表

| 项目 | | 要求 | 标准分 | 扣分 | 得分 | 说明 |
|---|---|---|---|---|---|---|
| 素质要求 | | 仪表大方，举止端庄，态度和蔼<br>服装、鞋帽整齐 | 5<br>5 | 10 | | |
| 操作前准备 | 护士 | 遵医嘱要求，对患者评估正确、全面<br>洗手，戴口罩 | 5<br>2 | 25 | | |
| | 物品 | 治疗盘、王不留行籽耳穴贴、乙醇、棉球、探棒、棉签、镊子、胶布、弯盘 | 6 | | | |
| | 患者 | 核对姓名、诊断，介绍并解释，患者理解与配合<br>体位舒适合理 | 6<br>6 | | | |
| 操作流程 | 定穴 | 术者一手持耳轮后上方<br>另一手持探棒由上而下在选区内找敏感点 | 5<br>6 | 35 | | |
| | 皮肤消毒 | 再次核对穴位后，用乙醇擦拭（其范围视耳郭大小而定） | 5 | | | |
| | 埋豆 | 埋豆方法正确 | 15 | | | |
| | 观察 | 患者是否有疼痛等不适情况 | 4 | | | |
| 操作后 | 整理 | 整理床单位，合理安排体位<br>清理用物，归还原处，洗手；针具处理符合要求 | 3<br>5 | 15 | | |
| | 评价 | 选穴准确、操作熟练、局部严格消毒、体位合理、患者感觉、目标达到的程度 | 5 | | | |
| | 记录 | 按要求记录及签名 | 2 | | | |
| 技能熟练 | | 操作熟练，轻巧；选穴正确，埋豆方法正确 | 10 | 15 | | |
| 理论提问 | | 回答全面、正确 | 5 | | | |
| 合计 | | | 100 | | | |

考核者：_____  考核时间：___年___月___日

## 五、穴位按压法

【学习目标】

1. 能正确陈述穴位按压法的目的、适应证、禁忌证和注意事项。
2. 能正确实施穴位按压法，实施过程中注意体现人文关怀。

【实验安排】

1. 学时 2学时。

**2.学习方法** 讲授法、教师示教法、学生分组练习。

**3.考核方式** 案例导入/分组抽签。

【操作前准备】

**1.评估患者并解释** 评估患者当前主要症状、临床表现及既往史，施术部位的皮肤情况，女性患者的生育史，有无流产史，当前是否妊娠，对疼痛的耐受程度，心理状况；就施术目的、效果等进行解释。

**2.患者准备** 排空二便，取舒适体位，充分暴露施术部位。

**3.环境准备** 清洁，通风；无患者接受治疗或进餐。

**4.护士准备** 衣帽整洁，洗手，戴口罩。

**5.用物准备** 治疗巾、按摩油、穴位按压棒等。

【操作步骤】

**1.备物** 备齐用物将治疗车推至床旁。

**2.核对** 核对患者床号、姓名、腕带信息，解释操作目的、配合要点及注意事项。

**3.体位** 安排合理体位，必要时协助松开衣着，注意保暖。

**4.选穴** 遵照医嘱，选取腧穴，进行穴位按压。

**5.按压** 根据患者的症状、发病部位、年龄及耐受性，选用适宜的手法和刺激强度，进行按摩。

**6.观察** 操作过程中观察患者对手法的反应，若有不适，应及时调整手法或停止操作，以防发生意外。

**7.整理记录** 操作后协助患者着衣，安排舒适体位，做好记录并签字。

【注意事项】

1.穴位按压前，操作室要保持适宜的温度和空气流通。

2.根据受术者的病情、体质、年龄、性别及操作部位等情况，选择适当的治疗体位，务使受术者感到舒适。

3.穴位按压时，动作应缓慢、有节奏，以使身体不同组织及内脏对刺激产生适宜的反应。切忌生硬、暴力按压方式。

4.患者在过于饥饿、疲劳、精神过度紧张时，不宜立即进行穴位按压；避免饭后立即进行穴位按压，一般在餐后1小时左右再进行穴位按压为宜。

5.妇女怀孕3个月以内者，小腹部的腧穴不宜穴位按压。对怀孕3个月以上的妇女，不宜对其腹部、腰骶部腧穴进行穴位按压。三阴交、合谷、昆仑、至阴等通经活血的腧穴，在怀孕期间禁忌穴位按压。在妇女行经期，若非为了调经，亦不应进行穴位按压。

6.皮肤有感染、溃疡、瘢痕或肿瘤的部位，不宜进行穴位按压。

7.淋巴结部位，如腹股沟、耳后、颌下、乳腺外上侧靠近腋窝部等只能轻用摩法，不能按压。

【考核评价】

穴位按压法操作考核评价见表11-5。

表 11-5　穴位按压法操作考核评价表

| 项目 | | 要求 | 标准分 | 扣分 | 得分 | 说明 |
|---|---|---|---|---|---|---|
| 素质要求 | | 仪表大方，举止端庄，态度和蔼<br>服装、鞋帽整洁 | 5<br>5 | 10 | | |
| 操作前准备 | 护士 | 遵照医嘱要求，对患者评估正确、全面<br>洗手、戴口罩<br>指甲符合要求 | 5<br>2<br>6 | 25 | | |
| | 患者 | 核对姓名、诊断，介绍并解释，患者理解与配合<br>体位舒适合理，暴露按摩部位；保暖 | 6<br>6 | | | |
| 操作流程 | 定穴 | 再次核对；准确选择腧穴部位及推拿手法 | 10 | 35 | | |
| | 手法 | 根据手法要求和腧穴部位的不同，正确运用<br>用力均匀，禁用暴力，推拿时间合理 | 10<br>10 | | | |
| | 观察 | 随时询问对手法反应，及时调整或停止操作 | 5 | | | |
| 操作后 | 整理 | 整理床单位，合理安排体位<br>清理用物，归还原处，洗手 | 3<br>3 | 15 | | |
| | 评价 | 取穴准确、所选穴位与手法、患者感受及目标达到的程度 | 7 | | | |
| | 记录 | 按要求记录及签名 | 2 | | | |
| 技能熟练 | | 操作正确、熟练，运用手法正确，用力均匀 | 10 | 15 | | |
| 理论提问 | | 回答全面、正确 | 5 | | | |
| 合计 | | | 100 | | | |

考核者：_____　　　　考核时间：___年___月___日

## 六、中药煎煮法

【学习目标】
1. 能正确陈述中药煎煮法的目的和注意事项。
2. 能正确煎煮中药。

【实验安排】
1. **学时**　2学时。
2. **学习方法**　讲授法、观看录像、示教、分组练习。
3. **考核方式**　案例导入 / 分组抽签 / 角色扮演。

【操作前准备】
1. **评估患者并解释**　评估患者病情、治疗情况、患者意识状态、对治疗的认知、合作程度及吞咽功能等。解释中药煎煮的方法、注意事项及服用要点。

**2. 患者准备** 了解中药煎煮法的目的、方法、注意事项及服用要点。

**3. 环境准备** 清洁，通风，安全，明亮。

**4. 护士准备** 衣帽整洁，洗手，戴口罩。

**5. 用物准备** 治疗盘内：砂锅、中药1付、纯净水或自来水适量、搅拌棒（或竹筷）、过滤器、药瓶、电磁炉或燃气灶。

【操作步骤】

**1. 备物** 备齐用物将治疗车推至操作台旁。

**2. 核对** 核对患者床号、姓名、腕带、诊断及中药袋上信息、是否有需要特殊煎煮的药物。

**3. 加水** 将药物倒入洁净的砂锅内，摊平，加入纯净水至高出药面3~5cm处。禁忌用热水。

**4. 泡药** 根据药物种类和性质泡药。一般复方汤剂浸泡30~60分钟；以花、叶、草类为主的浸泡20~30分钟；以根茎、种子、果实类为主的浸泡60分钟。注意不可用水洗药。

**5. 一煎** 将砂锅置于热源上，以武火将水煮沸，改用文火，并开始计时。期间用竹筷适时搅拌。

**6. 时间** 一般药物煎煮20~30分钟；解表、芳香类药物15~20分钟；滋补药40~60分钟。

**7. 滤渣** 将煎好的药液用过滤器去渣，倒入药瓶。

**8. 二煎** 返渣再煎，加水至高出药面2~3cm处。一般药物煎煮10~20分钟，解表、芳香类药物10~15分钟，滋补药20~30分钟。滤渣倒入药瓶中。药量约200mL。

**9. 贴签** 贴好标签，注明病区、床号、姓名、用法；注意保温。

**10. 整理** 倒掉药渣，清洗用物；整理用物，物归原处。

**11. 记录** 洗手，记录，签名。

【注意事项】

1. 选择合适的煎药用具及用水。

2. 头煎用凉水或凉开水，不可用开水煎药。应一次性加足水量，不可频频加水。

3. 煎药前，不可用水洗药；可根据药物性质，选择泡药时间、煎煮时间及特殊煎煮方法。

4. 煎煮过程中严格控制煎药火候并适时搅拌，不可把药煎干，若将药煎煳，则不可服用，也不可加水再煎。

【考核评价】

中药煎煮法操作考核评价见表11-6。

表 11-6　中药煎煮法操作考核评价表

| 项目 | | 要求 | 标准分 | 扣分 | 得分 | 说明 |
|---|---|---|---|---|---|---|
| 素质要求 | | 仪表大方，举止端庄，态度和蔼 | 5 | 10 | | |
| | | 衣帽整齐 | 5 | | | |
| 操作准备 | 护士 | 洗手，戴口罩 | 2 | 25 | | |
| | | 遵照医嘱要求，评估患者病情正确、全面 | 5 | | | |
| | 物品 | 灶具、砂锅、中药、过滤器、搅拌棒、纯净水、药瓶 | 6 | | | |
| | 药物 | 核对给药途径、煎煮方法、药物性能、种类、煎煮水量、火候及时间 | 6 | | | |
| | | 灶台、煎药用具干净、整洁，摆放合理 | 6 | | | |
| 操作流程 | 泡药 | 冷水泡药，水温选择合适 | 4 | 35 | | |
| | | 二煎水量均适宜，方法正确 | 6 | | | |
| | | 根据药物性质，泡药时间合适 | 4 | | | |
| | 煎药 | 火候掌握适宜 | 4 | | | |
| | | 二煎煎药时间均掌握合适 | 5 | | | |
| | | 煎药期间搅拌适当，所得药量合适，未煎煳药 | 5 | | | |
| | 滤药 | 用过滤器过滤药液，彻底无遗漏 | 5 | | | |
| | | 倒药入瓶方法正确，无浪费、无洒落 | 2 | | | |
| 操作后 | 整理 | 倒掉药渣，清洗用物 | 3 | 15 | | |
| | | 清理用物，归还原处，洗手 | 5 | | | |
| | 贴签 | 贴好标签，注明病区、床号、姓名、服用方法，注意保温 | 5 | | | |
| | 记录 | 按要求记录及签名 | 2 | | | |
| 技能熟练 | | 操作正确、熟练，动作轻巧 | 10 | 15 | | |
| 理论提问 | | 回答全面、正确 | 5 | | | |
| 合计 | | | 100 | | | |

注：药物煎煳则为不及格。

考核者：＿＿＿＿＿＿＿＿＿　　　　　　　　　　　　考核时间：＿＿＿年＿＿＿月＿＿＿日

# 七、熏洗法

【学习目标】

1. 能正确陈述熏洗法的目的、适应证、禁忌证和注意事项。

2. 能正确实施熏洗法，实施过程中注意体现人文关怀。

【实验安排】

**1. 学时** 1学时。

**2. 学习方法** 讲授法、看录像。

【操作前准备】

**1. 评估患者并解释** 评估患者刻下状态，并就施术目的、效果等进行解释。

**2. 患者准备** 排空二便，取舒适体位，充分暴露施术部位。

**3. 环境准备** 清洁，通风；无患者接受治疗或进餐。

**4. 护士准备** 衣帽整洁，洗手，戴口罩。

**5. 用物准备** 治疗盘、药液、熏洗盆（根据熏洗部位的不同，也可备坐浴椅、有孔木盖浴盆或治疗碗等）、水温计，必要时备屏风及换药用品。

【操作步骤】

**1. 核对** 遵医嘱配制药液。

**2. 备物** 备齐用物，携至床旁，做好解释。

**3. 体位** 根据熏洗部位安排患者体位，暴露熏洗部位，必要时用屏风遮挡，注意保暖。

**4. 施术** 熏洗过程中，观察患者的反应，了解其生理和心理感受。若感到不适，应立即停止，协助患者卧床休息。

**5. 术后操作** 熏洗完毕，清洁局部皮肤，协助衣着，安置舒适卧位。

**6. 整理用物** 做好记录。

【注意事项】

1. 冬季注意保暖，暴露部位尽量加盖衣被。

2. 熏洗药温不宜过热，温度适宜，以防烫伤。

3. 在伤口部位进行熏洗时，按无菌技术操作进行。

4. 包扎部位熏洗时，应揭去敷料。熏洗完毕后，更换消毒敷料。

5. 所用物品需清洁消毒，用具一人一份一消毒，避免交叉感染。

【考核评价】

熏洗法操作考核评价见表11-7。

表 11-7 熏洗法操作考核评价表

| 项目 | | 要求 | 标准分 | 扣分 | 得分 | 说明 |
|---|---|---|---|---|---|---|
| 素质要求 | | 仪表大方，举止端庄，态度和蔼 | 5 | 10 | | |
| | | 服装、鞋帽整洁 | 5 | | | |
| 操作前准备 | 护士 | 遵照医嘱要求，对患者评估正确、全面 | 5 | | | |
| | | 洗手，戴口罩 | 2 | | | |
| | 物品 | 治疗盘、药液、盛放药液容器、水温计等 | 6 | 25 | | |
| | 患者 | 核对姓名、诊断，介绍并解释，患者理解与配合 | 6 | | | |
| | | 体位舒适合理，暴露熏洗部位；保暖 | 6 | | | |

| 项目 | | 要求 | 标准分 | 扣分 | 得分 | 说明 |
|---|---|---|---|---|---|---|
| 操作流程 | 定位 | 再次核对；确定熏洗部位及手法 | 5 | | | |
| | 手法 | 熏洗方法运用正确 | 10 | | | |
| | | 药液温度适宜 | 5 | 35 | | |
| | | 药液量适宜 | 2 | | | |
| | | 药液未沾湿患者衣裤、床单；熏洗时间适宜 | 5 | | | |
| | 观察 | 观察药液温度及病情变化，询问患者有无不适 | 5 | | | |
| | 熏毕 | 清洁局部皮肤，擦干 | 3 | | | |
| 操作后 | 整理 | 整理床单位，合理安排体位 | 3 | | | |
| | | 清理用物，归还原处，洗手 | 5 | | | |
| | 评价 | 熏洗部位准确、皮肤清洁情况、患者感受、目标达到的程度 | 5 | 15 | | |
| | 记录 | 按要求记录及签名 | 2 | | | |
| 技能熟练 | | 操作正确、熟练、轻巧 | 10 | 15 | | |
| 理论提问 | | 回答全面、正确 | 5 | | | |
| 合计 | | | 100 | | | |

考核者：_____　　　　　　　　考核时间：___ 年 ___ 月 ___ 日

## 八、涂药法

【学习目标】

1. 能正确陈述涂药法的目的、适应证、禁忌证和注意事项。

2. 能正确实施涂药法，实施过程中注意体现人文关怀。

【实验安排】

**1. 学时**　1学时。

**2. 学习方法**　讲授法、看录像。

**3. 考核方式**　案例导入 / 分组抽签。

【操作前准备】

**1. 评估患者并解释**　评估患者刻下状态，并就施术目的、效果等进行解释。

**2. 患者准备**　排空二便，取舒适体位，充分暴露施术部位。

**3. 环境准备**　清洁，通风；无患者接受治疗或进餐。

**4. 护士准备**　衣帽整洁，洗手，戴口罩。

**5. 用物准备** 治疗盘、遵医嘱配制的药物、弯盘、棉签、镊子、盐水棉球、干棉球、纱布、胶布、绷带、橡胶单、中单等。

【操作步骤】

**1. 核对解释** 备齐用物，携至床旁，做好解释。

**2. 体位** 根据涂药部位，取合理体位，暴露涂药部位，注意保暖，必要时屏风遮挡。患处酌情铺橡胶中单。

**3. 施术** 清洁皮肤，将配制的药物用棉签均匀地涂于患处。面积较大时，可用镊子夹棉球蘸药物涂布，蘸药干湿度适宜，涂药厚薄均匀。必要时用纱布覆盖，胶布固定。

**4. 术后操作** 涂药完毕，协助患者着衣，安排舒适体位，整理床单位。

**5. 整理用物** 做好记录。

【注意事项】

1. 涂药前需清洁局部皮肤。

2. 涂药次数依病情、药物而定，水剂、酊剂用后须将瓶盖盖紧，防止挥发。

3. 混悬液先摇匀后再涂药。

4. 霜剂则应用手掌或手指反复擦抹，使之渗入肌肤。

5. 涂药不宜过厚、过多，以防毛孔闭塞。

6. 刺激性较强的药物，不可涂于面部。婴幼儿忌用。

7. 涂药后观察局部皮肤，如有丘疹、奇痒或局部肿胀等过敏现象时，停止用药，并将药物拭净或清洗，遵医嘱内服或外用抗过敏药物。

【考核评价】

涂药法操作考核评价见表 11-8。

表 11-8 涂药法操作考核评价表

| 项目 | | 要求 | 标准分 | 扣分 | 得分 | 说明 |
|---|---|---|---|---|---|---|
| 素质要求 | | 仪表大方，举止端庄，态度和蔼 | 5 | 10 | | |
| | | 衣帽整齐 | 5 | | | |
| 操作准备 | 护士 | 洗手，戴口罩 | 2 | | | |
| | | 遵照医嘱要求，对患者评估正确、全面 | 5 | | | |
| | 物品 | 治疗盘、弯盘、药物、棉签、镊子、棉球、纱布、胶布、绷带 | 6 | 25 | | |
| | 患者 | 核对姓名、诊断，介绍并解释，患者理解与配合 | 6 | | | |
| | | 体位舒适合理，暴露涂药部位；保暖 | 6 | | | |

| 项目 | | 要求 | 标准分 | 扣分 | 得分 | 说明 |
|---|---|---|---|---|---|---|
| 操作流程 | 清洁皮肤 | 执行无菌操作，取镊子、清洗方法正确 | 8 | | | |
| | | 揭去原来敷料，方法正确 | 5 | | | |
| | | 用盐水棉球擦去原药迹 | 4 | | | |
| | | 观察伤口情况 | 2 | 35 | | |
| | 准备药物 | 再次核对涂药部位 | 4 | | | |
| | | 将药物摇匀（水剂）或调匀（膏药） | 5 | | | |
| | 涂药 | 涂药正确，薄厚均匀不污染衣物 | 5 | | | |
| | | 包扎松紧适宜、美观 | 2 | | | |
| 操作后 | 整理 | 整理床单位，合理安排体位 | 3 | | | |
| | | 清理用物，归还原处，洗手 | 5 | | | |
| | 评价 | 涂药方法、部位的准确，皮肤清洁情况、患者感受、目标达到的程度 | 5 | 15 | | |
| | 记录 | 按要求记录及签名 | 2 | | | |
| 技能熟练 | | 操作正确、熟练，动作轻巧 | 10 | 15 | | |
| 理论提问 | | 回答全面、正确 | 5 | | | |
| 合计 | | | 100 | | | |

考核者：＿＿＿＿＿＿＿＿　　　　　　　　　　考核时间：＿＿年＿＿月＿＿日

## 九、湿敷法

【学习目标】

1. 能正确陈述湿敷法的目的、适应证、禁忌证和注意事项。

2. 能正确实施湿敷法，实施过程中注意体现人文关怀。

【实验安排】

**1. 学时**　1 学时。

**2. 学习方法**　讲授法、看录像。

**3. 考核方式**　案例导入 / 分组抽签。

【操作前准备】

**1. 评估患者并解释**　评估患者刻下状态，并就施术目的、效果等进行解释。

**2. 患者准备**　排空二便，取舒适体位，充分暴露施术部位。

**3. 环境准备**　清洁，通风；无患者接受治疗或进餐。

**4. 护士准备**　衣帽整洁，洗手，戴口罩。

**5. 用物准备** 治疗盘、遵医嘱配制药液、敷布数块（无菌纱布制成）、凡士林、镊子、弯盘、橡胶单、中单、纱布等。

【操作步骤】

**1. 核对解释** 备齐用物，携至床旁，做好解释。

**2. 体位** 取合理体位，暴露湿敷部位，注意保暖。

**3. 施术** 遵医嘱配制药液，药液温度适宜并倒入容器内，敷布在药液中浸湿后，敷于患处。定时用无菌镊子夹取纱布浸药后淋药液于敷布上，保持湿润及温度。

**4. 术后操作** 操作完毕，擦干局部药液，取下弯盘、中单、橡胶单，协助患者着衣，整理床单位。

**5. 整理记录** 整理用物、洗手，做好记录并签名。

【注意事项】

1. 操作前向患者做好解释，以取得合作。注意保暖，防止受凉。

2. 注意消毒隔离，避免交叉感染。

3. 治疗过程中观察局部皮肤反应，如出现苍白、红斑、水疱、痒痛或破溃等症状时，立即停止治疗，报告医师，配合处理。

【考核评价】

湿敷法操作考核评价见表 11-9。

**表 11-9　湿敷法操作考核评价表**

| 项目 | | 要求 | 标准分 | 扣分 | 得分 | 说明 |
|---|---|---|---|---|---|---|
| 素质要求 | | 仪表大方，举止端庄，态度和蔼 | 5 | 10 | | |
| | | 服装、鞋帽整洁 | 5 | | | |
| 操作前准备 | 护士 | 遵照医嘱要求，对患者评估正确，全面 | 2 | | | |
| | | 洗手，戴口罩，戴手套 | 5 | | | |
| | 物品 | 治疗盘、药液及容器、敷布、镊子、弯盘、一次性治疗巾、手套、洗手液 | 6 | 25 | | |
| | 患者 | 核对姓名、诊断，介绍并解释，患者理解与配合 | 6 | | | |
| | | 体位舒适合理，暴露湿敷部位；保暖 | 6 | | | |
| 操作流程 | 湿敷 | 再次核对湿敷部位 | 5 | | | |
| | | 药液温度适宜 | 5 | | | |
| | | 敷料大小合适 | 3 | | | |
| | | 湿敷时间、部位正确 | 5 | 35 | | |
| | | 未沾湿患者衣裤、床单 | 2 | | | |
| | 观察 | 观察局部皮肤反应 | 5 | | | |
| | | 敷布的湿度适当 | 5 | | | |
| | | 湿敷部位频频淋湿 | 5 | | | |

| 项目 | | 要求 | 标准分 | 扣分 | 得分 | 说明 |
|---|---|---|---|---|---|---|
| 操作后 | 整理 | 整理床单位，合理安排体位<br>清理用物，归还原处，洗手 | 3<br>5 | | | |
| | 评价 | 湿敷部位准确、皮肤清洁情况、患者感受、目标达到的程度 | 5 | 15 | | |
| | 记录 | 按要求记录及签名 | 2 | | | |
| 技能熟练 | | 操作正确、熟练，轻巧 | 10 | | | |
| 理论提问 | | 回答全面、正确 | 5 | 15 | | |
| 合计 | | | 100 | | | |

考核者：_____　　　　　　　　　考核时间：___年___月___日

## 十、穴位贴敷法

【学习目标】

1. 能正确陈述穴位贴敷法的目的、适应证、禁忌证和注意事项。

2. 能正确实施穴位贴敷法，实施过程中注意体现人文关怀。

【实验安排】

**1. 学时**　2 学时。

**2. 学习方法**　讲授法、教师示教法、学生分组练习。

**3. 考核方式**　案例导入 / 分组抽签。

【操作前准备】

**1. 评估患者并解释**　评估患者当前主要症状、临床表现及既往史，施术部位的皮肤情况，是否对药物或胶布过敏，以及患者的心理状况；就施术目的、效果等进行解释。

**2. 患者准备**　排空二便，取舒适体位，充分暴露施术部位。

**3. 环境准备**　清洁，通风，明亮，保暖。

**4. 护士准备**　衣帽整洁，洗手，戴口罩。

**5. 用物准备**　穴位贴 / 纱布 / 胶布 / 绷带、中药粉、赋形剂、量杯、搅拌器皿、棉签、涂药棒等。

【操作步骤】

**1. 备物**　备齐用物将治疗车推至床旁。

**2. 核对解释**　核对患者床号、姓名、腕带信息，解释操作目的、配合要点及注意事项，取得合作。

**3. 选穴及体位** 根据所选穴位协助患者取舒适体位，暴露敷药部位，定准穴位，注意保暖和遮挡。

**4. 清洁皮肤** 首次贴敷者，必要时用生理盐水棉球清洁局部皮肤；更换敷贴者，取下原敷贴，用生理盐水棉球擦洗皮肤上的用药痕迹，观察皮肤情况及敷药效果。

**5. 敷药** 将制好的敷药或研好的新鲜草药准确地贴敷于相应穴位，以纱布（或专用敷贴）覆盖，胶布固定或绷带包扎，松紧适宜，防止药物受热后溢出而污染衣被。

**6. 操作后处理** 敷药完毕，协助患者着衣，安排舒适体位，整理床单位，针对性地进行健康教育。

**7. 整理记录** 整理用物、洗手，做好记录并签名。

**【注意事项】**

1. 凡用溶剂调敷药物时，需现调现用。

2. 若用膏药贴敷，应掌握好温度，以免烫伤或者粘不住。

3. 应固定稳妥，以免移动或脱落，对胶布过敏者可用其他的方法固定。

4. 对刺激性强、毒性大的药物，贴敷穴位不宜过多，面积不宜过大，时间不宜过长，以免发疱过大或引起药物中毒。

5. 对久病体弱或有严重身体疾病时，使用药量不宜过大，贴敷时间不宜过久，并在贴敷期间密切观察患者的病情变化和有无药物不良反应的发生。

6. 对于孕妇、幼儿，应避免为其贴敷刺激性强、毒性大的药物。

7. 对于残留在皮肤上的药膏等，不可用汽油或肥皂等有刺激性的物品擦拭。

**【考核评价】**

穴位贴敷法操作考核评价见表 11–10。

**表 11–10 穴位贴敷法操作考核评价表**

| 项目 | | 要求 | 标准分 | 扣分 | 得分 | 说明 |
|---|---|---|---|---|---|---|
| 素质要求 | | 仪表大方，举止端庄，态度和蔼 | 5 | 10 | | |
| | | 服装、鞋帽整洁 | 5 | | | |
| 操作前准备 | 护士 | 遵照医嘱要求，对患者评估正确，全面 | 5 | 25 | | |
| | | 洗手，戴口罩 | 2 | | | |
| | | 指甲符合要求 | 6 | | | |
| | 患者 | 核对姓名、诊断，介绍并解释，患者理解与配合 | 6 | | | |
| | | 体位舒适合理，暴露穴位贴敷部位；保暖 | 6 | | | |
| 操作流程 | 定穴 | 再次核对；准确选择腧穴部位 | 10 | 35 | | |
| | 贴敷 | 将制好的中药药粉用赋形剂搅拌均匀，干湿度适宜 | 10 | | | |
| | | 贴敷于相应穴位，胶布固定，松紧适宜 | 10 | | | |
| | 观察 | 随时询问对贴敷反应，及时调整或停止操作 | 5 | | | |

续表

| 项目 | | 要求 | 标准分 | 扣分 | 得分 | 说明 |
|---|---|---|---|---|---|---|
| 操作后 | 整理 | 整理床单位，合理安排体位 | 3 | | | |
| | | 清理用物，归还原处，洗手 | 3 | | | |
| | 评价 | 取穴准确，中药药粉调制干湿度适宜，患者感受及目标达到的程度 | 7 | 15 | | |
| | 记录 | 按要求记录及签名 | 2 | | | |
| 技能熟练 | | 操作正确、熟练，选穴准确 | 10 | 15 | | |
| 理论提问 | | 回答全面、正确 | 5 | | | |
| 合计 | | | 100 | | | |

考核者：_____　　　　　　　考核时间：___年___月___日

## 十一、蜡疗法

【学习目标】

1. 能正确陈述蜡疗法的目的、适应证、禁忌证和注意事项。

2. 能熟练进行蜡疗法，实施过程中体现人文关怀。

【实验安排】

**1. 学时**　1 学时。

**2. 学习方法**　讲授法、看录像 1 学时。

【操作前评估】

**1. 评估患者并解释**　评估患者是否对蜡过敏，患者当前的心理状态、体质等，患者的发病部位及局部皮肤情况，患者的性别、年龄，女性患者须了解月经情况；做好核对解释，取得合作。

**2. 患者准备**　排空二便，取舒适体位。

**3. 环境准备**　清洁，通风，保护隐私。

**4. 护士准备**　衣帽整洁，洗手，戴口罩。

**5. 用物准备**　蜡、橡胶单、治疗巾（或一次性尿布）、卫生纸、治疗碗、弯盘、屏风。

【操作步骤】

**1. 核对解释**　核对医嘱，备齐用物，携至床旁，做好核对解释，取得合作。

**2. 体位准备**　协助患者取得舒适卧位，暴露治疗部位。

**3. 按医嘱选择蜡疗的种类和方法**

（1）黄蜡疗法　①碳蜡法：暴露患处，用白面和水揉成面泥，搓成直径为 1cm 左右的细条状，围放在患部周围，面圈内撒上黄蜡末或贴敷黄蜡饼约 1cm 厚，面圈外皮肤以物覆盖，以防灼伤周围部位的皮肤。用铜勺盛炭火，置蜡上烘烤，随化随添蜡末，直至蜡与所围面圈高度相平，蜡冷后去掉，隔日 1 次。②艾蜡法：操作方法同碳蜡法，需要在蜡末上铺撒艾绒，以点燃的艾绒使蜡熔化。

（2）石蜡疗法　①蜡布贴敷法：用无菌纱布垫浸蘸热蜡液，待冷却至患者能耐受的温度后，贴敷于治疗部位上，用另一块较小的温度在 60~65℃ 的高温热蜡布盖在第一块蜡布上，用棉被、大毛巾等物品覆盖保温。每日或隔日 1 次，每次治疗 30 分钟，15 次为 1 个疗程。②蜡饼贴敷法：将适量石蜡加热熔化，倒入一个盘底内铺有一层胶布的瓷盘中，厚度 2~3cm。当蜡层表面温度降至 50℃ 左右时，连同胶布一同取出，贴敷于患处，也可直接倾蜡入盘，待盘中石蜡冷却成饼后，用刀分离，切成适当块状放置患处，保温包扎。每次治疗 30 分钟，15 次为 1 个疗程。③蜡袋贴敷法：将石蜡熔化后装入橡皮袋内，或将石蜡装入袋内再行熔化，蜡液应占袋装容积约 1/3，待蜡袋表面温度达到治疗的要求时，即可贴敷于患处。④蜡液涂贴法：将石蜡加热到 100℃，经 15 分钟消毒后，冷却到 50~60℃，用无菌毛刷向患处涂抹。在涂抹第一层蜡液时，要尽量做到厚薄均匀，面积大些，以形成保护膜。此后可涂抹温度稍高一些的石蜡液，但不可烫伤皮肤。各层尽快涂抹，厚度达 1cm 为止，最后以保温物品（如棉垫）包裹。⑤蜡液浸泡法：将医用石蜡间接熔化，放入保温器皿中，温度控制在 55.5~57.5℃ 为宜，将患部浸入蜡液之中（形成较厚蜡层时开始计算浸入蜡液的时间），15 分钟后抽出，脱去蜡层。每日 1~2 次，15 次为 1 个疗程。本法以四肢疾患为宜。此外还有浇蜡法、喷雾法、面部或眼部涂蜡法，阴道石蜡栓塞法等。

（3）地蜡疗法　地蜡的熔点为 52~55℃，其性质和作用与石蜡相似，使用方法大致相同。

**4. 观察**　操作过程中随时观察患者的局部和全身情况。

**5. 操作后处置**　操作结束后置患者于舒适的体位，嘱患者休息 30 分钟，并有针对性地给予健康教育。

**6. 整理用物**　洗手，做好记录并签名。

【注意事项】

1. 蜡疗过程中出现过敏现象要立即停止蜡疗。

2. 操作加热医用蜡时，要采用隔水加热法，以防烧焦或燃烧。用过的蜡，其性能（可塑性及黏滞性）降低，重复使用时，每次要加入 15%~20% 的新蜡。

3. 用于创面或体腔部位的蜡不能再做蜡疗。

4. 蜡疗的温度要因人因病而异，既要防温度过低而影响疗效，又要防温度过高而烫伤皮肤。

【考核评价】

蜡袋贴敷法操作考核评价见表 11-11。

表 11-11　蜡袋贴敷法操作考核评价表

| 项目 | | 要求 | 标准分 | 扣分 | 得分 | 说明 |
|---|---|---|---|---|---|---|
| 素质要求 | | 仪表大方，举止端庄，态度和蔼<br>服装、鞋帽整齐 | 5<br>5 | 10 | | |
| 操作前评估 | 护士 | 洗手、戴口罩<br>遵照医嘱要求，对患者评估正确，全面 | 2<br>5 | 25 | | |
| | 患者 | 核对姓名、诊断，介绍并解释，患者理解与配合<br>体位舒适合理，暴露施灸部位，保暖 | 6<br>6 | | | |
| | 物品 | 蜡、橡胶单、治疗巾（或一次性尿布）、卫生纸、治疗碗、弯盘、屏风 | 4 | | | |
| | 环境 | 清洁，通风，保护隐私 | 2 | | | |
| 操作流程 | 定位 | 再次核对；明确蜡疗方法及治疗部位 | 5 | 35 | | |
| | 试温 | 先在护士自身前臂内侧试温，然后在患者蜡敷部位试温 | 13 | | | |
| | 蜡敷 | 将蜡袋贴敷于患处 | 8 | | | |
| | 观察 | 观察患者表情和局部蜡疗部位情况 | 9 | | | |
| 操作后 | 整理 | 整理床单位，合理安排体位<br>清理用物，归还原处，洗手<br>艾条处理符合要求 | 3<br>5 | 15 | | |
| | 评价 | 施灸部位准确、操作熟练、皮肤情况、患者感觉及目标达到的程度 | 5 | | | |
| | 记录 | 按要求记录及签名 | 2 | | | |
| 技能熟练 | | 操作熟练，轻巧，运用灸法正确 | 10 | 15 | | |
| 理论提问 | | 回答全面、正确 | 5 | | | |
| 合计 | | | 100 | | | |

注：如有皮肤灼伤情况出现，记为不合格。

考核者：_____ 　　　　　　　　　考核时间：___年___月___日

# 十二、中药保留灌肠法

## 【学习目标】

1. 能正确陈述中药保留灌肠法的目的、适应证、禁忌证和注意事项。

2.能熟练进行中药保留灌肠法，实施过程中注意体现人文关怀。

**【实验安排】**

**1.学时**　1 学时。

**2.学习方法**　讲授法、看录像 1 学时。

**【操作前评估】**

**1.评估患者并解释**　评估患者的病情、病变部位、肛周皮肤及黏膜情况；患者的意识状态、心理状态、对操作的认识及合作程度；做好核对解释，取得合作。

**2.患者准备**　排空二便，取舒适体位。

**3.环境准备**　清洁，通风，保护隐私。

**4.护士准备**　衣帽整洁，洗手，戴口罩。

**5.用物准备**　中药灌肠液、橡胶单、治疗巾（或一次性尿布）、卫生纸、治疗碗、弯盘、肛管、止血钳、石蜡油、棉签、水温计、灌肠桶、橡胶管、镊子、便盆、输液架、屏风。

**【操作步骤】**

**1.核对解释**　备齐用物，携至床旁，核对医嘱；解释治疗目的、方法，以取得患者的配合；嘱患者排二便，遮挡患者。

**2.体位准备**　卧位选择根据病变部位而定，一般多采用左侧卧位。协助患者取左侧卧位，两膝屈曲，松开衣裤，将裤脱至大腿上 1/2 处。臀部移至床边，将橡胶布和治疗巾（或一次性尿布）或卫生纸垫于臀下，弯盘置臀边。用小枕垫高臀下 10cm，利于药液保留，垫上橡胶单及治疗巾。注意保暖。

**3.灌肠液准备**　灌肠液去渣，温度适宜。一般以 39~41 ℃为宜。取灌肠液约 200mL，倒入灌肠桶内。将灌肠桶挂在输液架上，携至患者床旁（液面离肛门 40~50cm）。

**4.插管**　润滑肛管前段，排气，夹紧水夹。左手分开臀部，右手持肛管插入，入肛管要深，以 15~20cm 为宜，溶液流速宜慢，压力要低，以便于药液保留。稍等片刻后固定。松开水夹，滴入通畅，调整滴速。

**5.观察**　询问患者对药液滴入的反应。

**6.拔管**　药液滴完后，用止血钳夹紧肛管缓缓拔出，置弯盘内。分离肛管，用卫生纸轻轻按压肛门。嘱患者平卧 1 小时。

**7.整理用物**　整理、洗净灌肠用物，并消毒备用。

**8.洗手记录**　洗手，做好操作记录并签名。

**【注意事项】**

1.操作前先了解患者的病变部位，以便掌握灌肠的卧位和肛管插入的深度。

2.为减轻肛门刺激，宜选用小号肛管，压力宜低，药量宜小；为促进药液吸收，插管不宜太浅。灌肠前应排空粪便，每次灌肠的药液不应超过 200mL。

3.肠道疾病患者应在夜间睡前灌入，并减少活动。

4.灌肠筒、肛管应做好消毒灭菌处理。

5.清热解毒药温度应偏低，以10~20℃为宜；清热利湿药温度则稍低于体温，以20~30℃为宜；补气温阳、温中散寒之药以38~40℃为宜。老年人药温宜稍偏高。冬季药温宜偏高，夏季可偏低。

6.病变在乙状结肠和直肠者，宜采用左侧卧位；病变在回盲部者，宜采用右侧卧位。

【考核评价】

中药保留灌肠操作考核评价见表11-12。

表 11-12　中药保留灌肠操作考核评价表

| 项目 | | 要求 | 标准分 | 扣分 | 得分 | 说明 |
|---|---|---|---|---|---|---|
| 素质要求 | | 仪表大方，举止端庄，态度和蔼 | 5 | 10 | | |
| | | 服装、鞋帽整齐 | 5 | | | |
| 操作前评估 | 护士 | 遵照医嘱要求，对患者评估正确、全面 | 5 | 25 | | |
| | | 洗手，戴口罩 | 2 | | | |
| | 物品 | 中药灌肠液、橡胶单、治疗巾（或一次性尿布）、卫生纸、治疗碗、弯盘、肛管、止血钳、石蜡油、棉签、水温计、灌肠桶、橡胶管、镊子、便盆、输液架、屏风 | 6 | | | |
| | 患者 | 核对姓名、诊断，介绍并解释，患者理解与配合 | 5 | | | |
| | | 体位舒适合理，充分暴露肛门，保暖 | 5 | | | |
| | 环境 | 病室清洁、通风，保护隐私 | 2 | | | |
| 操作流程 | 插管 | 再次核对；体位合适 | 8 | 35 | | |
| | | 药液倒入灌肠桶，监测药液温度 | 3 | | | |
| | | 连接润滑肛管，排气，夹闭，将肛管插入15~20cm | 8 | | | |
| | 滴药 | 缓慢滴入药液，60~80滴/分钟 | 6 | | | |
| | 观察 | 询问患者耐受情况，及时调节滴速，必要时终止 | 5 | | | |
| | 拔管 | 药液滴完，夹紧并拔出肛管，轻揉肛门片刻 | 5 | | | |
| 操作后 | 整理 | 整理床单位，合理安排体位 | 3 | 15 | | |
| | | 清理用物，归还原处，洗手 | 5 | | | |
| | | 灌肠用品处理符合要求 | | | | |
| | 评价 | 操作熟练、皮肤情况、患者感觉及目标达到的程度 | 5 | | | |
| | 记录 | 按要求记录及签名 | 2 | | | |
| 技能熟练 | | 操作熟练，轻巧，运用灸法正确 | 10 | 15 | | |
| 理论提问 | | 回答全面、正确 | 5 | | | |
| 合计 | | | 100 | | | |

考核者：_____　　　　考核时间：___年___月___日

## 十三、中药离子导入法

【学习目标】

1. 能正确陈述中药离子导入法的目的、适应证、禁忌证和注意事项。

2. 能熟练进行中药离子导入法，实施过程中注意体现人文关怀。

【实验安排】

**1. 学时**　1 学时。

**2. 学习方法**　讲授法、看录像 1 学时。

**3. 考核方式**　分组抽签。

【操作前评估】

**1. 评估患者并解释**　评估患者当前的主要症状、既往史及药物过敏史；患者的体质、当前的心理状态及导入部位皮肤情况、直流电耐受能力；药物属性与作用；做好核对解释，取得合作。

**2. 患者准备**　排空二便，取舒适体位。

**3. 环境准备**　清洁，通风，保护隐私。

**4. 护士准备**　衣帽整洁，洗手，戴口罩。

**5. 用物准备**　中药离子导入治疗仪、中药液、衬垫、治疗碗、镊子、纱包、塑料薄膜、绷带、纱布或卫生纸。

【操作步骤】

**1. 核对解释**　备齐用物，携至床旁，核对医嘱；解释治疗目的、方法，以取得患者的配合。

**2. 体位准备**　协助患者取舒适、合理的体位，充分暴露治疗部位，必要时遮挡患者，告知患者在治疗过程中不要移动体位，以免发生意外。

**3. 仪器准备**　连接电源及电极输出线，检查仪器性能。将 2 块棉衬套浸入中药液加热至 38~42℃，取出棉衬套拧至不滴水。

**4. 治疗**　将正负电极板正确放入衬套内，平置于治疗部位，覆盖隔水布，用绷带或松紧搭扣固定。启动输出，从低到高缓慢调节电流强度，询问患者感受，至耐受为宜。

**5. 观察**　观察仪器运行情况，随时询问患者感受，及时调节电流强度，保暖。告知相关注意事项：治疗时间 20~30 分钟，如有不适及时通知护士。

**6. 关仪器**　取下电极板，擦干皮肤，关闭电源，协助患者取舒适体位，整理床单位。观察皮肤有无红疹、烫伤、过敏。

**7. 整理用物**　拿下药物贴片，用纱布清洁局部皮肤。协助患者穿衣，取舒适体位，整理床单，告知注意事项，再次核对医嘱。按规定分类处理用物。

**8. 洗手、记录**　记录治疗时间，观察局部皮肤情况。

【注意事项】

1. 做好解释工作，告知患者在治疗过程中可能出现的感觉，不可自行调节电流开关，不要随意更换体位，注意遮挡及保暖。

2.操作前检查设备是否完好，各部件连接是否正确，仔细检查各极板和机器极性是否相符。

3.注意检查治疗部位皮肤是否清洁完整，感觉是否正常。如有局部皮肤破损，应加盖小块塑料薄膜。

4.衬垫上药物浓度一般为1%~10%，眼结膜及体腔内导入浓度宜低些。同时要注意药物的pH值，以减少刺激性。

5.衬垫须有标识，正负极分开，一个衬垫供一种药物使用，用后清水洗净，消毒，防止残留离子互相污染。

6.治疗中不能离开患者，需随时观察患者的反应，及时调节合适电流量，以防电灼伤。

【考核评价】

中药离子导入法操作考核评价见表11-13。

表 11-13　中药离子导入法操作考核评价表

| 项目 | | 要求 | 标准分 | | 扣分 | 得分 | 说明 |
|---|---|---|---|---|---|---|---|
| 素质要求 | | 仪表大方，举止端庄，态度和蔼<br>服装、鞋帽整齐 | 5<br>5 | 10 | | | |
| 操作前评估 | 护士 | 遵照医嘱要求，对患者评估正确、全面<br>洗手，戴口罩 | 5<br>2 | 25 | | | |
| | 物品 | 中药离子导入治疗仪、中药液、衬垫、治疗碗、镊子、纱包、塑料薄膜、绷带、纱布或卫生纸 | 6 | | | | |
| | 患者 | 核对姓名、诊断，介绍并解释，患者理解与配合<br>体位舒适合理，暴露治疗部位，保暖 | 5<br>5 | | | | |
| | 环境 | 病室清洁、通风，保护隐私 | 2 | | | | |
| 操作流程 | 离子导入 | 再次核对；体位合适<br>衬垫吸湿药物置患处<br>正确放置电极板<br>调节电流强度 | 5<br>10<br>10<br>5 | 35 | | | |
| | 观察 | 仪器运行情况，随时询问患者感受，及时调节电流强度，保暖 | 5 | | | | |
| 操作后 | 整理 | 整理床单位，合理安排体位<br>清理用物，归还原处，洗手<br>用品处理符合要求 | 3<br>5 | 15 | | | |
| | 评价 | 操作熟练、皮肤情况、患者感觉及目标达到的程度 | 5 | | | | |
| | 记录 | 按要求记录及签名 | 2 | | | | |
| 技能熟练 | | 操作熟练，轻巧，运用灸法正确 | 10 | 15 | | | |
| 理论提问 | | 回答全面、正确 | 5 | | | | |
| 合计 | | | 100 | | | | |

注：如有皮肤灼伤情况出现，记为不合格。

考核者：＿＿＿＿＿＿　　　　　　　　　　　考核时间：＿＿＿年＿＿＿月＿＿＿日

# 第二节　综合型实验教学项目

## 一、痹病的辨证施护

【学习目标】

1. 全面收集主客观资料，识别痹病的临床表现与证候特征。

2. 明确引起痹病的病因病机。

3. 阐释痹病不同证候的护治原则。

4. 正确实施痹病的辨证护理措施。

5. 正确实施适合痹病的适宜技术：艾灸、拔罐、刮痧、耳穴贴豆、熏洗、贴敷、推拿等。

6. 共情体验，有效地与患者沟通与交流。

7. 表现出团队合作精神。

【实验安排】

**1. 学时**　2学时。

**2. 学习方法**　情景模拟教学：角色扮演。

**3. 考核方式**　报告/评价表。

【情景模拟前期课程】

中医基础理论、中医护理学基础、中医饮食护理、中医护理实用技术等。

【建议实训对象】

三年级护理本科生。

【实训前准备】

**1. 学生准备**　有关痹病的辨证施护（评估、诊断、护治原则及护理措施、效果评价）知识；中医护理技术；沟通交流技巧。

**2. 教师准备**

（1）设计和准备情景案例　痹病的中医不同证候案例。

（2）课堂组织形式准备　将学生分组，分成3~4人/小组。学生课前复习理论知识，课上进行案例讨论，然后抽取角色，扮演具体分工：患者1人、医师1人、护士1人或观察者1人。

**3. 用物准备**

（1）基础用物　按摩床、拔罐用物、艾灸用物、刮痧用物、熏洗用物、贴敷用物、耳穴埋豆用物等。

（2）环境/情境　中医模拟治疗室，床单位，清洁，通风。

【病案举例】

中医诊断：寒痹。

护治原则：散寒除湿，疏经通络。

适宜技术：艾灸、拔罐、热敷热熨等。

**【情景模拟流程】**

痹病患者情景模拟流程设置见表11-14。

表 11-14　痹病患者情景模拟流程设置

| 病情变化流程 | 考核要点 |
|---|---|
| 患者，男性，56岁。风湿性关节炎三年余。来诊时症见：四肢关节疼痛，下肢清冷，不可屈伸。查：舌质淡，舌苔薄腻，脉象沉细<br><br>处方：桂枝10g，白芍10g，甘草3g，生姜5片，大枣3枚，另用炮乌头10g，白蜜30g，久煎取浓汁兑服 | 1. 角色扮演的信息体现<br>2. 正确体现中医临床思维路径<br><br>中医内科疾病诊断<br>⇩<br>中医内科"证"的确立<br>⇩<br>护治原则<br>⇩<br>方药<br>⇩<br>护理<br>3. 综合运用各种途径全面评估患者，系统收集病情资料并快速分析<br>4. 适当的、恰当的人文关怀 |

**【实验报告】**

痹病患者辨证施护实验报告见表11-15。

表 11-15　痹病患者辨证施护实验报告

| 班级小组 | 病例（疾病） | 证候分型 | 适宜技术 | 角色分工 | 课堂表现 |
|---|---|---|---|---|---|
| | | | 1. | 患者： | |
| | | | 2. | 医者： | |
| | | | 3. | | |
| | | | 4. | 术者： | |
| | | | 5. | 视者： | |

**【考核评价】**

痹病患者辨证施护操作考核评价见表11-16。

表 11-16　痹病患者辨证施护操作考核评价表

| 项目编号 | 内容归类 | 具体名称 | 执行正确 | 执行错误 | 未执行 | 得分 |
|---|---|---|---|---|---|---|
| 1 | 知识类（20%） | 识别痹病的临床表现与证候特征（10分） | | | | |
| 2 | | 明确引起识别痹病的病因病机（10分） | | | | |
| 3 | 临床思维类（30%） | 全面收集主客观资料（10分） | | | | |
| 4 | | 列出痹病不同证候的护治原则（10分） | | | | |
| 5 | | 正确实施痹病的护理措施（10分） | | | | |
| 6 | 操作技术类（30%） | 选择适宜技术准确（10分） | | | | |
| 7 | | 符合技术操作流程（10分） | | | | |
| 8 | | 技术操作规范（10分） | | | | |
| 9 | 角色扮演现场表现（10%） | 情境学习，共情体验，探究创新（10分） | | | | |
| 10 | 沟通类（5%） | 有效地与患者沟通及安抚（5分） | | | | |
| 11 | 团队合作（5%） | 有分工、有合作（5分） | | | | |
| 总分 | | | | | | |
| 总评语 | | | | | | |

考核者：_____　　　　　　　　考核时间：___年___月___日

## 二、痛经患者的护理

【学习目标】

1. 全面收集病史及四诊资料，识别痛经的临床表现及不同证候类型的判断。

2. 根据中医理论，明确引起痛经的原因。

3. 区分不同证候类型痛经的处理原则。

4. 正确实施痛经患者的辨证施护措施：生活起居护理、情志护理、饮食护理、用药护理。

5. 正确实施操作：穴位按摩、艾灸、耳穴埋豆、中药药熨等。

6. 有效地与患者沟通及安抚。

7. 表现出团队合作精神。

【实验安排】

**1. 学时**　2学时。

**2. 学习方法**　情景模拟教学。

**3. 考核方式**　小组作业流程设计、评价表。

【情景模拟前期课程】

中医学基础、中医护理学等。

【建议训练对象】

三年级护理本科生。

【操作前准备】

**1. 学生准备**　痛经的中医护理知识（疾病诊断、证候特点、辨证施护、健康指导）；基础护理操作技能；学生分组，以组为单位征集女生痛经病例，预采集病史及拍摄舌图，进行角色扮演分工。

**2. 用物准备**　推拿、耳穴埋豆、灸法、穴位贴敷用物。

**3. 环境准备**　病房，清洁，通风。

【情景模拟流程】

痛经患者情景模拟流程设置见表 11-17。

表 11-17　痛经患者情景模拟流程设置

| 流程 | 考核要点 |
| --- | --- |
| **流程（1）**<br>评估及诊断 | 1. 病情观察<br>2. 收集四诊信息<br>3. 综合运用四诊信息进行正确的辨证分析<br>4. 发现患者现存或潜在问题 |
| **流程（2）**<br>给予辨证施护措施<br>1. 生活起居护理<br>2. 情志护理<br>3. 饮食护理<br>4. 给药护理 | 1. 发现患者现存或潜在问题，能根据病情对护理问题进行排序<br>2. 能正确实施护理措施：护治原则正确，措施得当<br>3. 与患者沟通得当 |
| **流程（3）**<br>给予对症护理：中医护理技术操作 | 1. 能根据患者存在的主要护理问题选择合适的中医护理技术操作<br>2. 技术操作规范<br>3. 与患者沟通得当 |
| **流程（4）**<br>健康指导 | 结合患者的病史、疾病的病因病机及患者的疾病特点，给出具体的健康指导 |

【考核评价】

痛经患者护理操作考核评价见表 11-18。

表 11–18 痛经患者护理操作考核评价表

| 项目编号 | 内容归类 | 具体名称 | 执行正确 | 执行错误 | 未执行 | 得分 |
|---|---|---|---|---|---|---|
| 1 | 知识类（15%） | 识别痛经的临床表现及各证候类型的特点（10分） | | | | |
| 2 | | 明确引起痛经的原因（5分） | | | | |
| 3 | 临床思维类（30%） | 全面收集四诊信息（15分） | | | | |
| 4 | | 根据四诊信息得出正确的证候类型（10分） | | | | |
| 5 | | 区分不同证候类型的护治原则（5分） | | | | |
| 6 | 操作技术类（40%） | 生活起居护理（5分） | | | | |
| 7 | | 情志护理（5分） | | | | |
| 8 | | 饮食护理（5分） | | | | |
| 9 | | 给药护理（5分） | | | | |
| 10 | | 对症护理（20分） | | | | |
| 11 | 沟通类（5%） | 有效地与患者沟通及安抚（5分） | | | | |
| 12 | 团队合作（10%） | 有分工有合作（10分） | | | | |
| 总分 | | | | | | |
| 总评语 | | | | | | |

考核者：_____　　　　　　　考核时间：___年___月___日